国家卫生健康委员会"十三五"规划教材

全国中医药高职高专教育教材

供医学美容技术等专业用

# 美容解剖学与组织学

## 第 3 版

主　编　刘荣志

副主编　夏祥河　付抚东　董　博

编　委　（按姓氏笔画排序）

王佳天（黑龙江中医药大学佳木斯学院）

付抚东（江西中医药高等专科学校）

刘荣志（南阳医学高等专科学校）

李媛彬（湖南中医药高等专科学校）

时炳钦（南阳医学高等专科学校）

尚效贤（安徽中医药高等专科学校）

夏祥河（黑龙江中医药大学佳木斯学院）

黄冰洁（四川国际标榜职业学院）

董　博（四川护理职业学院）

U0207837

人民卫生出版社

图书在版编目（CIP）数据

美容解剖学与组织学 / 刘荣志主编 . —3 版 . —北京：人民卫生出版社，2019

ISBN 978-7-117-28383-0

Ⅰ.①美… Ⅱ.①刘… Ⅲ.①美容术 – 人体解剖学 – 高等职业教育 – 教材 Ⅳ.①R622

中国版本图书馆 CIP 数据核字（2019）第 156780 号

| 人卫智网 | www.ipmph.com | 医学教育、学术、考试、健康，购书智慧智能综合服务平台 |
| 人卫官网 | www.pmph.com | 人卫官方资讯发布平台 |

**美容解剖学与组织学**
第 3 版

主　　编：刘荣志

出版发行：人民卫生出版社（中继线 010-59780011）

地　　址：北京市朝阳区潘家园南里 19 号

邮　　编：100021

E - mail：pmph @ pmph.com

购书热线：010-59787592　010-59787584　010-65264830

印　　刷：北京华联印刷有限公司

经　　销：新华书店

开　　本：787×1092　1/16　印张：25

字　　数：576 千字

版　　次：2010 年 7 月第 1 版　　2019 年 8 月第 3 版
　　　　　2024 年 8 月第 3 版第 8 次印刷（总第 14 次印刷）

标准书号：ISBN 978-7-117-28383-0

定　　价：66.00 元

打击盗版举报电话：010-59787491　E-mail：WQ @ pmph.com
　　（凡属印装质量问题请与本社市场营销中心联系退换）

# 《美容解剖学与组织学》数字增值服务编委会

主　编　刘荣志

副主编　夏祥河　付抚东　董　博

编　委　（按姓氏笔画排序）

王佳天（黑龙江中医药大学佳木斯学院）

付抚东（江西中医药高等专科学校）

刘荣志（南阳医学高等专科学校）

李媛彬（湖南中医药高等专科学校）

时炳钦（南阳医学高等专科学校）

尚效贤（安徽中医药高等专科学校）

夏祥河（黑龙江中医药大学佳木斯学院）

徐大增（南阳医学高等专科学校）

黄冰洁（四川国际标榜职业学院）

董　博（四川护理职业学院）

# 修订说明

为了更好地推进中医药职业教育教材建设,适应当前我国中医药职业教育教学改革发展的形势与中医药健康服务技术技能人才的要求,贯彻落实《国家中长期教育改革和发展规划纲要(2010—2020 年)》《医药卫生中长期人才发展规划(2011—2020 年)》《中医药发展战略规划纲要(2016—2030 年)》精神,做好新一轮中医药职业教育教材建设工作,人民卫生出版社在教育部、国家卫生健康委员会、国家中医药管理局的领导下,组织和规划了第四轮全国中医药高职高专教育、国家卫生健康委员会"十三五"规划教材的编写和修订工作。

本轮教材修订之时,正值《中华人民共和国中医药法》正式实施之际,中医药职业教育迎来发展大好的际遇。为做好新一轮教材出版工作,我们成立了第四届中医药高职高专教育教材建设指导委员会和各专业教材评审委员会,以指导和组织教材的编写和评审工作;按照公开、公平、公正的原则,在全国 1 400 余位专家和学者申报的基础上,经中医药高职高专教育教材建设指导委员会审定批准,聘任了教材主编、副主编和编委;确立了本轮教材的指导思想和编写要求,全面修订全国中医药高职高专教育第四轮规划教材,即中医学、中药学、针灸推拿、护理、医学美容技术、康复治疗技术 6 个专业 83 门教材。

第四轮全国中医药高职高专教育教材具有以下特色:

**1. 定位准确,目标明确** 教材的深度和广度符合各专业培养目标的要求和特定学制、特定对象、特定层次的培养目标,力求体现"专科特色、技能特点、时代特征",既体现职业性,又体现其高等教育性,注意与本科教材、中专教材的区别,适应中医药职业人才培养要求和市场需求。

**2. 谨守大纲,注重三基** 人卫版中医药高职高专教材始终坚持"以教学计划为基本依据"的原则,强调各教材编写大纲一定要符合高职高专相关专业的培养目标与要求,以培养目标为导向、职业岗位能力需求为前提、综合职业能力培养为根本,同时注重基本理论、基本知识和基本技能的培养和全面素质的提高。

**3. 重点考点,突出体现** 教材紧扣中医药职业教育教学活动和知识结构,以解决目前各高职高专院校教材使用中的突出问题为出发点和落脚点,体现职业教育对人才的要求,突出教学重点和执业考点。

**4. 规划科学,详略得当** 全套教材严格界定职业教育教材与本科教材、毕业后教育教材的知识范畴,严格把握教材内容的深度、广度和侧重点,突出应用型、技能型教育内容。基础课教材内容服务于专业课教材,以"必须、够用"为度,强调基本技能的培养;专业课教材紧密围绕专业培养目标的需要进行选材。

**5. 体例设计,服务学生**　本套教材的结构设置、编写风格等坚持创新,体现以学生为中心的编写理念,以实现和满足学生的发展为需求。根据上一版教材体例设计在教学中的反馈意见,将"学习要点""知识链接""复习思考题"作为必设模块,"知识拓展""病案分析(案例分析)""课堂讨论""操作要点"作为选设模块,以明确学生学习的目的性和主动性,增强教材的可读性,提高学生分析问题、解决问题的能力。

**6. 强调实用,避免脱节**　贯彻现代职业教育理念。体现"以就业为导向,以能力为本位,以发展技能为核心"的职业教育理念。突出技能培养,提倡"做中学、学中做"的"理实一体化"思想,突出应用型、技能型教育内容。避免理论与实际脱节、教育与实践脱节、人才培养与社会需求脱节的倾向。

**7. 针对岗位,学考结合**　本套教材编写按照职业教育培养目标,将国家职业技能的相关标准和要求融入教材中。充分考虑学生考取相关职业资格证书、岗位证书的需要,与职业岗位证书相关的教材,其内容和实训项目的选取涵盖相关的考试内容,做到学考结合,体现了职业教育的特点。

**8. 纸数融合,坚持创新**　新版教材最大的亮点就是建设纸质教材和数字增值服务融合的教材服务体系。书中设有自主学习二维码,通过扫码,学生可对本套教材的数字增值服务内容进行自主学习,实现与教学要求匹配、与岗位需求对接、与执业考试接轨,打造优质、生动、立体的学习内容。教材编写充分体现与时代融合、与现代科技融合、与现代医学融合的特色和理念,适度增加新进展、新技术、新方法,充分培养学生的探索精神、创新精神;同时,将移动互联、网络增值、慕课、翻转课堂等新的教学理念和教学技术、学习方式融入教材建设之中,开发多媒体教材、数字教材等新媒体形式教材。

人民卫生出版社医药卫生规划教材经过长时间的实践与积累,其中的优良传统在本轮修订中得到了很好的传承。在中医药高职高专教育教材建设指导委员会和各专业教材评审委员会指导下,经过调研会议、论证会议、主编人会议、各专业编写会议、审定稿会议,确保了教材的科学性、先进性和实用性。参编本套教材的近1 000位专家,来自全国40余所院校,从事高职高专教育工作多年,业务精纯,见解独到。谨此,向有关单位和个人表示衷心的感谢! 希望各院校在教材使用中,在改革的进程中,及时提出宝贵意见或建议,以便不断修订和完善,为下一轮教材的修订工作奠定坚实的基础。

人民卫生出版社有限公司

2018 年 4 月

# 全国中医药高职高专院校第四轮
# 规划教材书目

| 教材序号 | 教材名称 | 主编 | 适用专业 |
|---|---|---|---|
| 1 | 大学语文（第4版） | 孙洁 | 中医学、针灸推拿、中医骨伤、护理等专业 |
| 2 | 中医诊断学（第4版） | 马维平 | 中医学、针灸推拿、中医骨伤、中医美容等专业 |
| 3 | 中医基础理论（第4版）* | 陈刚 徐宜兵 | 中医学、针灸推拿、中医骨伤、护理等专业 |
| 4 | 生理学（第4版）* | 郭争鸣 唐晓伟 | 中医学、中医骨伤、针灸推拿、护理等专业 |
| 5 | 病理学（第4版） | 苑光军 张宏泉 | 中医学、护理、针灸推拿、康复治疗技术等专业 |
| 6 | 人体解剖学（第4版） | 陈晓杰 孟繁伟 | 中医学、针灸推拿、中医骨伤、护理等专业 |
| 7 | 免疫学与病原生物学（第4版） | 刘文辉 田维珍 | 中医学、针灸推拿、中医骨伤、护理等专业 |
| 8 | 诊断学基础（第4版） | 李广元 周艳丽 | 中医学、针灸推拿、中医骨伤、护理等专业 |
| 9 | 药理学（第4版） | 侯晞 | 中医学、针灸推拿、中医骨伤、护理等专业 |
| 10 | 中医内科学（第4版）* | 陈建章 | 中医学、针灸推拿、中医骨伤、护理等专业 |
| 11 | 中医外科学（第4版）* | 尹跃兵 | 中医学、针灸推拿、中医骨伤、护理等专业 |
| 12 | 中医妇科学（第4版） | 盛红 | 中医学、针灸推拿、中医骨伤、护理等专业 |
| 13 | 中医儿科学（第4版）* | 聂绍通 | 中医学、针灸推拿、中医骨伤、护理等专业 |
| 14 | 中医伤科学（第4版） | 方家选 | 中医学、针灸推拿、中医骨伤、护理、康复治疗技术专业 |
| 15 | 中药学（第4版） | 杨德全 | 中医学、中药学、针灸推拿、中医骨伤、康复治疗技术等专业 |
| 16 | 方剂学（第4版）* | 王义祁 | 中医学、针灸推拿、中医骨伤、康复治疗技术、护理等专业 |

续表

| 教材序号 | 教材名称 | 主编 | 适用专业 |
|---|---|---|---|
| 17 | 针灸学（第4版） | 汪安宁　易志龙 | 中医学、针灸推拿、中医骨伤、康复治疗技术等专业 |
| 18 | 推拿学（第4版） | 郭　翔 | 中医学、针灸推拿、中医骨伤、护理等专业 |
| 19 | 医学心理学（第4版） | 孙　萍　朱　玲 | 中医学、针灸推拿、中医骨伤、护理等专业 |
| 20 | 西医内科学（第4版）* | 许幼晖 | 中医学、针灸推拿、中医骨伤、护理等专业 |
| 21 | 西医外科学（第4版） | 朱云根　陈京来 | 中医学、针灸推拿、中医骨伤、护理等专业 |
| 22 | 西医妇产科学（第4版） | 冯　玲　黄会霞 | 中医学、针灸推拿、中医骨伤、护理等专业 |
| 23 | 西医儿科学（第4版） | 王龙梅 | 中医学、针灸推拿、中医骨伤、护理等专业 |
| 24 | 传染病学（第3版） | 陈艳成 | 中医学、针灸推拿、中医骨伤、护理等专业 |
| 25 | 预防医学（第2版） | 吴　娟　张立祥 | 中医学、针灸推拿、中医骨伤、护理等专业 |
| 1 | 中医学基础概要（第4版） | 范俊德　徐迎涛 | 中药学、中药制药技术、医学美容技术、康复治疗技术、中医养生保健等专业 |
| 2 | 中药药理与应用（第4版） | 冯彬彬 | 中药学、中药制药技术等专业 |
| 3 | 中药药剂学（第4版） | 胡志方　易生富 | 中药学、中药制药技术等专业 |
| 4 | 中药炮制技术（第4版） | 刘　波 | 中药学、中药制药技术等专业 |
| 5 | 中药鉴定技术（第4版） | 张钦德 | 中药学、中药制药技术、中药生产与加工、药学等专业 |
| 6 | 中药化学技术（第4版） | 吕华瑛　王　英 | 中药学、中药制药技术等专业 |
| 7 | 中药方剂学（第4版） | 马　波　黄敬文 | 中药学、中药制药技术等专业 |
| 8 | 有机化学（第4版）* | 王志江　陈东林 | 中药学、中药制药技术、药学等专业 |
| 9 | 药用植物栽培技术（第3版）* | 宋丽艳　汪荣斌 | 中药学、中药制药技术、中药生产与加工等专业 |
| 10 | 药用植物学（第4版）* | 郑小吉　金　虹 | 中药学、中药制药技术、中药生产与加工等专业 |
| 11 | 药事管理与法规（第3版） | 周铁文 | 中药学、中药制药技术、药学等专业 |
| 12 | 无机化学（第4版） | 冯务群 | 中药学、中药制药技术、药学等专业 |
| 13 | 人体解剖生理学（第4版） | 刘　斌 | 中药学、中药制药技术、药学等专业 |
| 14 | 分析化学（第4版） | 陈哲洪　鲍　羽 | 中药学、中药制药技术、药学等专业 |
| 15 | 中药储存与养护技术（第2版） | 沈　力 | 中药学、中药制药技术等专业 |

续表

| 教材序号 | 教材名称 | 主编 | 适用专业 |
|---|---|---|---|
| 1 | 中医护理(第3版)* | 王 文 | 护理专业 |
| 2 | 内科护理(第3版) | 刘 杰 吕云玲 | 护理专业 |
| 3 | 外科护理(第3版) | 江跃华 | 护理、助产类专业 |
| 4 | 妇产科护理(第3版) | 林 萍 | 护理、助产类专业 |
| 5 | 儿科护理(第3版) | 艾学云 | 护理、助产类专业 |
| 6 | 社区护理(第3版) | 张先庚 | 护理专业 |
| 7 | 急救护理(第3版) | 李延玲 | 护理专业 |
| 8 | 老年护理(第3版) | 唐凤平 郝 刚 | 护理专业 |
| 9 | 精神科护理(第3版) | 井霖源 | 护理、助产专业 |
| 10 | 健康评估(第3版) | 刘惠莲 滕艺萍 | 护理、助产专业 |
| 11 | 眼耳鼻咽喉口腔科护理(第3版) | 范 真 | 护理专业 |
| 12 | 基础护理技术(第3版) | 张少羽 | 护理、助产专业 |
| 13 | 护士人文修养(第3版) | 胡爱明 | 护理专业 |
| 14 | 护理药理学(第3版)* | 姜国贤 | 护理专业 |
| 15 | 护理学导论(第3版) | 陈香娟 曾晓英 | 护理、助产专业 |
| 16 | 传染病护理(第3版) | 王美芝 | 护理专业 |
| 17 | 康复护理(第2版) | 黄学英 | 护理专业 |
| 1 | 针灸治疗(第4版) | 刘宝林 | 针灸推拿专业 |
| 2 | 针法灸法(第4版)* | 刘 茜 | 针灸推拿专业 |
| 3 | 小儿推拿(第4版) | 刘世红 | 针灸推拿专业 |
| 4 | 推拿治疗(第4版) | 梅利民 | 针灸推拿专业 |
| 5 | 推拿手法(第4版) | 那继文 | 针灸推拿专业 |
| 6 | 经络与腧穴(第4版)* | 王德敬 | 针灸推拿专业 |
| 1 | 医学美学(第3版) | 周红娟 | 医学美容技术等专业 |
| 2 | 美容辨证调护技术(第3版) | 陈美仁 | 医学美容技术等专业 |
| 3 | 美容中药方剂学(第3版)* | 黄丽萍 姜 醒 | 医学美容技术等专业 |

续表

| 教材序号 | 教材名称 | 主编 | 适用专业 |
|---|---|---|---|
| 4 | 美容业经营与管理(第3版) | 申芳芳 | 医学美容技术等专业 |
| 5 | 美容心理学(第3版)* | 陈　敏　汪启荣 | 医学美容技术等专业 |
| 6 | 美容外科学概论(第3版) | 贾小丽 | 医学美容技术等专业 |
| 7 | 美容实用技术(第3版) | 张丽宏 | 医学美容技术等专业 |
| 8 | 美容皮肤科学(第3版) | 陈丽娟 | 医学美容技术等专业 |
| 9 | 美容礼仪与人际沟通(第3版) | 位汶军　夏　曼 | 医学美容技术等专业 |
| 10 | 美容解剖学与组织学(第3版) | 刘荣志 | 医学美容技术等专业 |
| 11 | 美容保健技术(第3版) | 陈景华 | 医学美容技术等专业 |
| 12 | 化妆品与调配技术(第3版) | 谷建梅 | 医学美容技术等专业 |
| 1 | 康复评定(第3版) | 孙　权　梁　娟 | 康复治疗技术等专业 |
| 2 | 物理治疗技术(第3版) | 林成杰 | 康复治疗技术等专业 |
| 3 | 作业治疗技术(第3版) | 吴淑娥 | 康复治疗技术等专业 |
| 4 | 言语治疗技术(第3版) | 田　莉 | 康复治疗技术等专业 |
| 5 | 中医养生康复技术(第3版) | 王德瑜　邓　沂 | 康复治疗技术等专业 |
| 6 | 临床康复学(第3版) | 邓　倩 | 康复治疗技术等专业 |
| 7 | 临床医学概要(第3版) | 周建军　符逢春 | 康复治疗技术等专业 |
| 8 | 康复医学导论(第3版) | 谭　工 | 康复治疗技术等专业 |

* 为"十二五"职业教育国家规划教材

# 第四届全国中医药高职高专教育教材建设指导委员会

主 任 委 员　方家选　胡志方

副主任委员　（按姓氏笔画排序）

王义祁　王之虹　刘　斌　李　丽　何文彬
张立祥　张先庚　陈　刚　陈林兴　周建军
秦晓明　郭争鸣

委　　　员　（按姓氏笔画排序）

王秀兰　卞　瑶　孔令俭　刘　勇　李灿东
李治田　李景儒　李榆梅　吴　彬　张　科
张美林　张登山　张震云　陈文松　陈玉奇
陈景华　金玉忠　周忠民　顾　强　徐家正
唐家奇　曹世奎　龚晋文　董维春　董辉光
谭　工　潘年松

秘　　　书　滕艺萍　范　真　马光宇

# 第四届全国中医药高职高专医学美容技术专业教材评审委员会

主 任 委 员　陈景华

副主任委员　黄丽平　陈丽娟　卢　萍

委　　　员　申芳芳　陈美仁　胡　玲　范俊德

# 前　言

----------

　　高等职业教育作为高等教育发展中的一个类型,肩负着培养面向生产、建设、服务和管理第一线需要的高技能人才的使命。为了贯彻落实《国家中长期教育改革和发展规划纲要(2010—2020 年)》和《医药卫生中长期人才发展规划(2011—2020 年)》,推动中医药高职高专教育的发展,培养中医药类高级技能型人才,按照《国家教育事业发展"十三五"规划》提出的"积极促进信息技术与教育的融合创新发展,努力构建网络化、数字化、个性化、终身化的教育体系,形成人人皆学、处处能学、时时可学的学习环境"的指导思想,在总结汲取前 2 版教材成功经验的基础上,在全国中医药高职高专教育教材建设指导委员会的组织规划下,按照全国中医药高职高专院校各专业的培养目标,确立本课程的教学内容,并编写了第 3 版数字融合教材。

　　本版教材以细胞、基本组织和系统解剖为基础,强化人体皮肤及头面部、躯体局部美容解剖学内容,突出医学人体美的特点,力求教材具有系统性、科学性、创新性、启发性和实用性的特点。本版教材适当精简了系统解剖学内容,将皮肤和美容局部解剖学整合为人体美学观察与测量、皮肤美容解剖、头颈部美容解剖和躯体美容解剖 4 个章节,以满足美容技术专业职业岗位的要求。本版教材除了纸质教材外,还充分运用现代信息技术,通过扫描二维码即可快速获得学习重点、PPT 课件、案例分析、练习题,以及对应的彩图等数字化教学内容,满足随时随地碎片化学习的需求。

　　本教材由南阳医学高等专科学校刘荣志、时炳钦,黑龙江中医药大学佳木斯学院夏祥河、王佳天,江西中医药高等专科学校付抚东,四川护理职业学院董博,湖南中医药高等专科学校李媛彬,安徽中医药高等专科学校尚效贤,四川国际标榜职业学院黄冰洁等,参加编写。教材中的专业名词以全国科学技术名词审定委员会公布的《人体解剖学名词》(2014 年第 2 版)、《组织学与胚胎学名词》(2014 年第 2 版)及《医学美学与美容医学名词》(2015 年第 1 版)为准。在编写过程中,为保持教材的延续性,着重参考了前 2 版教材,在此特向主编杨海旺教授及所有编写者表示感谢;本版教材的编写得到人民卫生出版社以及各兄弟院校的大力支持,同时也参考引用了其他相关教材和资料,在此一并致以衷心的谢意!

　　本教材适用于中医药高职高专三年制专科、五年高职和中专医疗美容技术专业教学,也适用于广大从事医疗美容和美容技术专业的工作者。

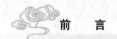

　　尽管十分努力，但限于编写者的经验和水平，教材中仍有许多不足之处，敬请各位同仁和广大读者在使用过程中提出宝贵意见，以便再版修订时不断完善。

《美容解剖学与组织学》编委会
2019 年 2 月

# 目　录

----------

## 上篇　细胞、组织与系统解剖

# 下篇　人体美容局部解剖

# 绪　论

课件

绪论PPT

 学习要点

　　美容解剖学与组织学的定义和任务;学习美容解剖学与组织学的基本原则和方法;人体的组成、分部;常用解剖学术语。

扫一扫
知重点

## 课程导入

　　人体在自然界来说是无与伦比的。人体结构精巧,安排精密,功能完美,外表匀称,具有美感。自然界怎会有如此高水准的杰作,这是所有医学者、艺术家乃至整个人类都感到惊奇的,也引起人类不断地对其进行研究。人体可以说是一个奇迹,每一个人体都是那么的妙趣横生,然而,这么美的人体,这么美的自己,你究竟了解了多少? 美容解剖学与组织学带您一起探寻生命奥秘,感受人体之美!

医学生
第一课

## 一、美容解剖学与组织学的定义和任务

　　美容解剖学与组织学是为改善或塑造容貌形体美而研究正常人体形态结构的一门学科,其主要任务是探讨和阐明人体表面形态特征、微细结构、局部结构、器官位置及其相互之间的层次和毗邻关系,为医疗美容技术的临床实践构筑形态学基础。本学科是人体解剖学的一门新兴分支学科,是医疗美容技术专业重要的基础课程之一。

　　人体解剖学包括大体解剖学和微体解剖学。大体解剖学又称巨视解剖学,是用刀剖和肉眼观察的方法,研究正常人体形态结构及其发生发展规律的科学,包括系统解剖学和局部解剖学;微体解剖学也称微视解剖学,是借助显微镜观察的方法观察人体的微细结构,包括细胞学、组织学和胚胎学。

　　系统解剖学是按照人体的器官系统(如运动系统、消化系统等)阐述其形态结构的科学。

　　局部解剖学是按照人体的部位(如头、颈、胸、腹等)由浅入深,描述人体器官的配布、位置关系、层次结构及其毗邻关系的科学。

　　细胞学是研究细胞的形态结构、生理功能及其发生发展的科学。

　　组织学是研究正常人体组织、器官微细结构的科学。

胚胎学是研究人体在发生发育过程中形态结构变化规律的科学。

从应用的角度,大体解剖学越分越细,如研究个体生长发育、年龄变化的解剖学,称生长解剖学;联系临床应用,研究人体表面特征的解剖学,称表面解剖学;研究人体各局部或器官的断面形态结构的解剖学,称断层解剖学;运用 X 线摄影技术研究人体形态结构的解剖学,称 X 线解剖学;研究人体的外形特征和结构比例为绘画造型打基础的解剖学,称艺术解剖学等。

美容解剖学与组织学内容包含系统解剖学、组织学,以及与美容相关的局部解剖学等,其任务是为医学美容技术专业提供所必需的人体细胞、组织与器官的位置、形态、结构及其相互关系的解剖学依据,使学生获得本专业必须具备的美容解剖学与组织学基础理论、基本知识和基本技能,为学习医学美容技术专业课程奠定形态学基础。

随着人们对医学审美需求的不断提高,追求自身之美的范围逐渐拓宽,逐渐由过去侧重研究暴露部位的人体美,如头面部和手的形体美等,扩大到非暴露部位,如胸、腹和会阴等部位的美容。因此,美容解剖学与组织学的研究范围逐渐拓宽,研究的科技含量不断增加。在研究方法上,显示出从宏观到微观研究的逐步深入;在研究内容上,具有科学性、先进性和实用性相结合的特点。随着数字化虚拟人体的研究、计算机技术与医学美容技术的结合,实现了人体美的数字化,为医学美容技术的临床实践开拓了崭新的应用前景。

## 二、学习美容解剖学与组织学的基本原则和方法

美容解剖学与组织学是建立在人体解剖学研究基础之上的学科。因此,本学科应以系统解剖学为基础,系统研究细胞、组织结构,器官的位置和形态结构,突出美容局部解剖学和组织学内容。学习时应遵循以下基本原则和方法:

1. 进化发展的原则　人类是亿万年来由低等动物进化发展而来的。人的形态结构至今仍保留着许多低等动物、特别是与哺乳类动物接近的特点。但在漫长的进化发展与劳动实践相结合的发展过程中,人类逐步进化为身体直立,可行走、劳动和思维,富有情感等区别于动物的万物之灵。因此,只有用进化发展的原则来学习美容解剖学与组织学,才能正确、全面地认识和理解人体的形态结构存在的个体差异,从而引导美容技术的发展。

2. 局部与人体结构整体系统性的原则　人体是一个具有复杂结构的有机整体。人体各部之间、局部与整体之间、形态结构与功能之间,以及人体与其所处的自然环境之间,都是相互影响、相互制约、彼此协调的,从而保持人的整体系统的和谐统一。学习美容解剖学与组织学,虽然是从细胞、基本组织,局部结构与器官位置及其相互之间的毗邻、层次关系入手,但必须注意各局部、各系统相互之间的联系,从整体的观念来理解局部,由局部更深入地来理解整体。例如:学习眼睑、口唇、乳房、手指和臀部等时,既要注意该局部结构的形态、位置、比例等局部美的标准,又要考虑这些局部结构在整体上的配布和比例是否和谐、是否协调,从而构筑人体形态之美。

3. 人体审美的原则　医学美容技术专业的学生在今后的工作中是为了改善或塑造人体容貌形体美,一方面要具有较强的审美观和审美能力,另一方面还应掌握人体的局部美与整体美的标准以及塑造人体美的技能。因此,学习美容解剖学与组织学

应以医学美学理论为指导,科学地运用医学美与医学审美、医学形式美、生命活力美等知识于美容解剖学与组织学学习过程中,以便在临床实践中满足人皆有之的爱美需求。

4. 形态与功能相互联系的原则　人体的每个器官都有其特定的功能。器官的形态结构是功能的物质基础,功能也会影响器官的形态。因为劳动和实践,使得上、下肢的形体和功能有着明显的差异。坚持锻炼,可使肌发达,骨粗壮;长期卧床,则导致肌萎缩,骨疏松。在学习过程中,既要观察形态,又要联系功能。未来在美容技术工作过程中,注重美容效果的同时,更要注重功能的改善。

5. 理论与实践相结合的原则　美容解剖学与组织学属于形态学科范畴,名词多、描述多、实践性强是其特点,因此理论联系实际的学习方法是学习美容解剖学与组织学的主要方法。教学活动不仅要以课堂讲授、实验室观察为主,同时还需配合多媒体教学、课堂讨论、图表对照和活体对照等形式。在教学过程中应尽可能通过尸体解剖,观察组织切片、标本、模型和活体,以加深印象、巩固记忆。只有这样,才能理解和认识人体形态结构、局部结构和器官位置及其相互之间的毗邻、比例和层次关系,为学习医疗美容技术专业课程奠定形态学基础。

## 三、美容解剖学的发展简史

解剖学是一门历史悠久的科学。早在古希腊时代,希波克拉底(Hippocrates)和亚里士多德(Aristotle)就已做过动物解剖,并有专著。现存第一部比较完整的解剖经典著作是盖伦(Galen,130—201)的《医经》。书中已有许多解剖学资料和名词,并对血液运行、神经分布和脑、心等器官进行了较具体的记载。

在 15 世纪欧洲文艺复兴时期,医师维萨里(A.Vesalius,1514—1564)在 28 岁出版了巨著《人体构造》,为人体解剖学奠定了基础。

我国传统医学中的解剖学起源很早。早在战国时代的医学著作《黄帝内经》中,就已明确提出了“解剖”的认识方法,以及一直沿用至今的脏器的名称。汉代的华佗,已使用酒服麻沸散施行麻醉,为患者进行腹部手术。宋代宋慈所著的《洗冤集录》广泛地描述了解剖学知识,对人体骨骼做了比较详细的记载,并附有检骨图。清代名医王清任亲自做过尸体解剖,并著有《医林改错》一书,描述了人体各器官系统的解剖学知识,对古医书中的错误进行订正。这些都说明我们的祖先在解剖学上积累了不少经验,这对当时和后世解剖学的发展都具有一定的影响。

随着美容事业的蓬勃发展,在美容解剖学方面的研究有了长足的进展。人体新的黄金点和黄金矩形的发现、国人美貌人面部的美学特点、面部 Langer 皮肤分裂线的深入研究、浅表肌腱膜系统(SMAS)的确立、人体脂肪的分层结构、国人体型特点的研究等大量的新成果,大大推动了我国美容事业的发展。1999 年李福耀主编《医学美容解剖学》,涉及与人体美容有密切关系的解剖学知识。王向义于 2002 年主编《美容局部解剖学》、2006 年主编普通高等教育“十一五”国家级规划教材《人体美学解剖学》。魏凤辉于 2005 年主编全国卫生院校高职高专教学改革实验教材《美容解剖学基础》等。此后,一批与美容相关的解剖学专著和教材相继出版。这些教材均以人体解剖学为基础,重点强化了美容解剖的内容,为医学美容学和医学美容技术的实践奠定了形态学理论基础。

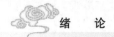

## 四、人体的组成

组成人体结构和功能的基本单位是细胞。细胞之间存在一些非细胞结构的物质，称细胞间质。许多形态相似、功能相近的细胞，借细胞间质按一定的规律有机地结合在一起，构成组织。人体有四大类基本组织，即上皮组织、结缔组织、肌组织和神经组织。几种不同的组织按一定的规律有机结合，构成具有一定形态、完成一定功能的结构，称器官，如心、肺、肝、胃、胰、肾等。许多共同完成某一特定的连续性生理功能的器官联合在一起，组成系统。人体有九大系统，即运动系统、消化系统、呼吸系统、泌尿系统、生殖系统、脉管系统、感觉器、内分泌系统和神经系统。其中消化系统、呼吸系统、泌尿系统、生殖系统的大部分器官都位于体腔内，并借一定孔道直接或间接与外界相通，总称内脏。

人体各系统之间互相联系、相互影响，在神经 - 体液调节下，统一协调地完成正常生理功能，共同构成一个完整统一的人体。

## 五、人体的分部

人体从外形上，通常分成四大部分，每大部分又可分为若干小部分（图绪 -1）。
1. 头部　包括颅和面部。
2. 颈部　包括前部的颈和后部的项。
3. 躯干　躯干的前面为胸部、腹部、盆部、会阴部，躯干的后面为背部、腰部。

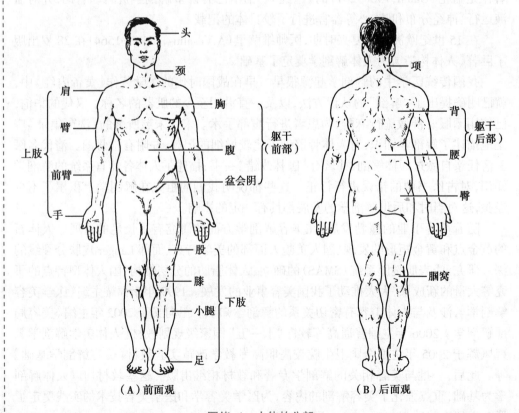

（A）前面观　　　　　　　　　　　（B）后面观

图绪 -1　人体的分部

4. 四肢　包括左、右上肢(肩、臂、前臂、手)和左、右下肢(臀、大腿、小腿、足)。

## 六、人体体型及分类

体型是人体的外形特征和体格的类型。骨骼与肌肉的发育、发达程度,以及皮下脂肪的多少是构成体型的基础。人体体型受遗传、环境、职业、性别、年龄、营养、锻炼和疾病等因素的影响,因此,每个人都可以通过改变影响体型的因素,来能动地、有意识地塑造自己的体型美。体型的分类方法有很多,如希尔顿法、希斯-卡特法和体型指数法等,但不外乎表现 3 种体型:①矮胖型:头部较大,四肢短小,腹围大于胸围;②瘦长型:头小,颈细,四肢相对较长,胸围大于腹围;③适中型:比例介于前两者之间。

## 七、常用解剖学术语

### (一) 解剖学姿势

解剖学姿势是身体直立,两眼平视正前方,两上肢下垂于躯干两侧,手掌向前,下肢并拢,足尖向前。此姿势为人体的标准姿势。描述人体任何结构时,无论人体或器官处于什么样的位置和体位,标本或模型以何种位置放置,均应依解剖学标准姿势进行描述。

### (二) 方位术语

按照人体解剖学姿势,规定了一些表示方位的术语,用于描述人体结构的相互位置关系。常用的有:

1. 上和下　是描述器官或结构距颅顶或足底的相对远近关系的术语。按照解剖学姿势,近头者为上(头侧),近足者为下(尾侧)。

2. 前和后　是指距身体前、后面距离相对远近的术语。近腹者为前(腹侧),近背者为后(背侧)。

3. 内侧和外侧　是描述与人体正中矢状面相对距离大小的术语。近正中矢状面者为内侧,远离正中矢状面者为外侧。在前臂,其内侧又称尺侧,其外侧又称桡侧。在小腿,其内侧又称胫侧,其外侧又称腓侧。

4. 内和外　是描述空腔器官相互位置关系的术语。近内腔为内,远内腔为外。

5. 浅和深　是描述与皮肤表面相对距离关系的术语。近体表者为浅,远体表者为深。

6. 近侧和远侧　多用于四肢。近躯干的一侧为近侧,远躯干的一侧为远侧。

### (三) 人体的轴与切面术语

人体或某一局部均可在解剖学姿势下设计相互垂直的 3 种轴,即垂直轴、矢状轴和冠状轴;依据上述 3 种轴,还可设计人体相互垂直的 3 种面,即矢状面、冠状面和水平面(图绪 -2)。

1. 轴

(1) 垂直轴:是在上下方向,与人体的头侧、尾侧并与地平面相垂直的轴。

(2) 矢状轴:是在前后方向,与人体的垂直轴和冠状轴都互相垂直的轴。

(3) 冠状轴:又称额状轴,是在左右方向,与人体的垂直轴和矢状轴都互相垂直的轴。

2. 切面术语

(1) 矢状面:在前后方向上,垂直将人体切为左右两部分的切面。如将人体纵切

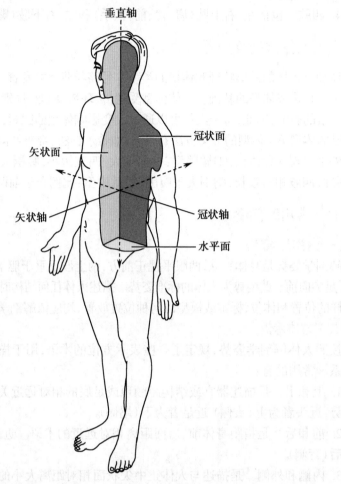

图绪-2　人体的轴和面

为左右完全相等的两半,称正中矢状面。

（2）冠状面:又称额状面,在左右方向上,垂直将人体切为前后两部分的切面。

（3）水平面:又称横切面,是与矢状面和冠状面互相垂直,将人体分为上下两部分的切面。

在描述器官切面时,常以器官自身的长轴为标准,与其长轴平行的切面称纵切面,与其长轴垂直的切面称横切面。

（刘荣志）

## 复习思考题

1. 何谓美容解剖学与组织学?

2. 学习美容解剖学与组织学应坚持哪些基本原则?

3. 人体包括哪些系统?

4. 人体常用方位术语有哪些?

# 上篇

## 细胞、组织与系统解剖

# 第一章

## 细胞、组织与修复

 **学习要点**

　　细胞的形态、结构特点，及增殖方式；四大基本组织的类型、结构特点、分布范围；四大基本组织的再生与修复。

**案例分析**

　　患者，37岁，以"规律性上腹部疼痛2年，加重1周"为主诉入院。体格检查显示上腹部剑突下偏左有明显压痛。胃镜检查提示"胃窦部溃疡"。经给予胃黏膜保护剂治疗，症状逐渐缓解，6周后复查胃镜见溃疡已愈合。

　　讨论：在溃疡愈合过程中哪些组织进行了修复再生？其中哪些是属于完全再生？哪些是不完全再生？

　　人体组织是由细胞和细胞间质共同构成。细胞是人体形态结构和功能的最基本单位，是一切生物体新陈代谢、生长发育、繁殖分化的形态学基础。细胞间质是细胞间的非细胞成分，对细胞具有支持和营养等作用。形态相似、功能相近的细胞与细胞间质有机结合构成组织。人体包括上皮组织、结缔组织、肌组织和神经组织。这四种组织是构成人体器官的基本成分，故又称基本组织。

## 第一节　细　　胞

### 一、细胞的大小和形态

　　人体细胞很小，大多数需借助显微镜才能观察。细胞的形态多样，如扁平形、立方形、柱形、锥体形和不规则形等。细胞的形态与其生理功能和所处环境相适应。如血液中的白细胞多呈球形；具有收缩功能的肌细胞为长圆柱形或长梭形；具有传导功能的神经细胞为多突起等（图1-1）。

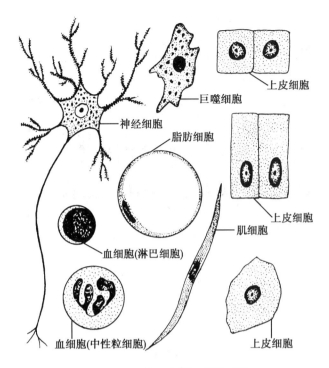

图 1-1 各种形态的细胞模式图

## 二、细胞的结构

细胞一般包括细胞膜、细胞质和细胞核三部分。

### (一) 细胞膜

细胞膜是位于细胞表面的一层薄膜,在光镜下一般难分辨,在电子显微镜下可分为内、中、外 3 层结构。其中,内层和外层电子密度高,呈深暗色;中间层电子密度低,呈浅色。这种两暗夹一明的 3 层结构的膜,通常称单位膜(图 1-2)。细胞膜的主要成分是蛋白质、类脂和碳水化合物。

细胞膜是限制细胞外物质自由进出细胞的屏障,从而维持细胞内环境的相对稳定,使各种生化反应能够有序运行。细胞通过细胞膜与其周围环境进行着复杂的联系,并选择性进行物质交换。细胞膜还参与细胞的吞噬和吞饮作用。

### (二) 细胞质

细胞质位于细胞膜和细胞核之间,主要由基质、细胞器和包含物构成。

1. 基质 又称胞质溶胶,是细胞质中均质而呈半透明的胶体部分,充填于其他有形结构之间,是细胞质的基本成分。基质主要含有水(约 80%)、脂质、蛋白质、多种可溶性酶、糖、无机盐等。基质的主要功能是为各种细胞器维持其正常结构和功能提供所需要的离子环境,同时也是细胞进行物质代谢的主要场所。

2. 细胞器 是分布于细胞质内、具有一定形态与功能的细微结构,包括线粒体、内质网、高尔基复合体、核糖体、溶酶体、过氧化物酶体、微丝、微管、中心体等(图 1-3)。这些细胞器均是互相分隔的封闭性区室,各具备一套独特的酶系,执行着专一的生理功能。

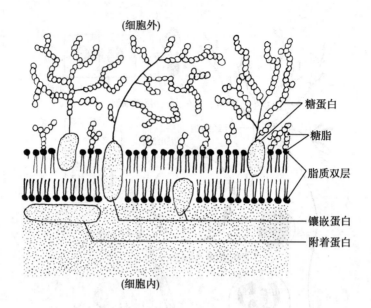

(细胞外)

糖蛋白

糖脂

脂质双层

镶嵌蛋白

附着蛋白

(细胞内)

图 1-2 细胞膜分子结构模型图

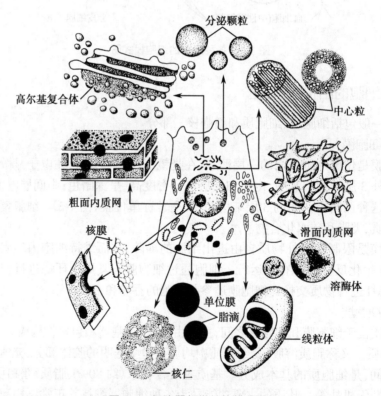

分泌颗粒

高尔基复合体

中心粒

粗面内质网

滑面内质网

核膜

溶酶体

单位膜
脂滴

线粒体

核仁

图 1-3 细胞器超微结构模式图

（1）线粒体：除成熟的红细胞外，所有的细胞都有线粒体。线粒体在光镜下呈颗粒状或小杆状，是细胞进行有氧呼吸的主要场所。线粒体是细胞内产生 ATP 的重要场所，是细胞内动力工厂或能量转换器，又称"动力车间"。细胞生命活动所需的能量，大约 95% 来自线粒体。

知识链接

### 线粒体与美容

线粒体的另一个功能是可以合成一些蛋白质。目前推测,在线粒体中合成的蛋白质约占线粒体全部蛋白质的10%。这些蛋白质疏水性强,和内膜结合在一起。线粒体合成蛋白质均是按照细胞核基因组的编码合成。如果没有细胞核遗传系统,线粒体RNA则不能表达,由此表明线粒体合成蛋白质的半自主性。由于人体皮肤细胞线粒体较少,尤其是常年在室外劳作的人员,皮肤细胞线粒体发生早期凋亡的概率明显增大。线粒体损伤过大,供给细胞的能量就会减少,导致细胞死亡。因此,保持线粒体完好无损,就是保持了细胞的活力,也就保持了健康美丽的肌肤。(参考文献:徐建兴.线粒体与美容.《北京日化》2006年第3期)

(2) 内质网:由单位膜连接而成的网状结构。内质网根据其表面是否有核糖体附着分为粗面内质网和滑面内质网。粗面内质网上所附着的核糖体是蛋白质合成的场所;滑面内质网上没有核糖体,但在膜上却镶嵌着许多具有活性的酶,其主要功能是参与糖原和脂质的合成与分解。

(3) 高尔基复合体(内网器):由一系列扁平小囊、大泡和小泡所组成,为分泌旺盛的细胞器,较发达。高尔基复合体能将内质网合成的蛋白质进行加工与修饰,参与细胞的分泌、溶酶体的形成和合成多糖。

(4) 核糖体:由RNA和蛋白质构成,是蛋白质合成的场所,是生产蛋白质的"机器"。有的依附在内质网上,称为附着核糖体,合成向细胞外分泌的蛋白质;有的游离分布在细胞质中,称为游离核糖体,合成细胞质留存的蛋白质。

(5) 溶酶体:散在于细胞质内,由高尔基复合体断裂产生的囊状小体,外包单层膜,内含多种能够水解多糖、磷脂、核酸和蛋白质的酸性酶。溶酶体既能分解细胞吞噬的异物、致病菌等,又可以消化自身衰老、损伤的细胞器,故溶酶体有细胞内"消化器"之称。

(6) 过氧化物酶体:又称微体,是有膜包裹的圆形小体,多见于肝细胞与肾小管上皮细胞。过氧化物酶体内含有多种氧化酶和过氧化氢酶,可清除细胞内的过氧化物,对细胞有保护作用。

(7) 微丝(肌动蛋白纤维):由肌动蛋白组成的实心的细丝状结构。微丝与细胞的收缩、变形运动等有关。

(8) 微管:由微管蛋白二聚体组成的微细的管状结构。微管壁由13个原纤维排列组成。微管的功能是维持细胞形态,与细胞内运输、鞭毛运动、纤毛运动、纺锤体和染色体运动等活动有关。

(9) 中心体:多位于细胞核周围,由1对互相垂直的中心粒构成。中心粒呈短圆筒状,由9组三联微管组成。相邻的三联微管相互斜向排列,状如风车旋翼。中心体与细胞的分裂活动有关。

3. 包涵物 是细胞质中本身没有代谢活性,却有特定形态的结构。有的是贮存的能源物质,如糖原颗粒、脂滴;有的是细胞产物,如分泌颗粒。

(三) 细胞核

细胞核是细胞中最大、最重要的组成部分,是遗传物质的主要存在场所。细胞核是细胞的活动控制中心,在细胞的代谢、生长、发育、繁殖和分化中起着重要作用。除成熟红细胞外,人体内所有的细胞都有细胞核。大多数种类的细胞只有一个细胞核,少数双核或多核。细胞核一般位于细胞中央,有的偏于一侧。细胞核的形状有球形、椭圆形和不规则形等。细胞核的基本结构包括核膜、染色质、核仁和核基质。

1. 核膜　包裹在核表面,由基本平行的内、外两层膜构成。两层膜的间隙,称为核周隙。核膜上有核孔穿通,是细胞核和细胞质之间进行物质交换的孔道。核膜表面有核糖体附着,并与粗面内质网相续;核周隙亦与内质网腔相通,因此,核膜也参与蛋白质合成。

2. 染色质和染色体　是同一物质在细胞不同功能阶段的两种构型,主要由脱氧核糖核酸(DNA)和蛋白质构成,是遗传物质的载体。染色质是细胞分裂间期遗传物质的存在形式。在 HE 染色的切片上,染色质有的部分着色浅淡,称为常染色质,是核中进行 RNA 转录的部位;有的部分呈强嗜碱性,呈粒状和块状,称异染色质,是功能静止的部分。染色体是指细胞进入分裂期时,由染色质缩聚而成的棒状结构。

人体除生殖细胞为 23 个染色体外,其他细胞均有 46 条染色体,组成 23 对,其中 22 对为常染色体,1 对为性染色体。性染色体与性别有关,男性为 XY,女性为 XX。

3. 核仁　是形成核糖体前身的部位。大多数细胞可具有 1~4 个核仁。核仁经常出现在分裂间期细胞核中,并且在合成蛋白质旺盛的细胞中,核仁多而大。核仁的主要功能是进行核糖体、RNA 的合成。

4. 核基质　是核中除染色质与核仁以外呈透明的液态胶状物质,包括核液与核骨架两部分。核液含水、离子、各种酶类等;核骨架是由多种蛋白质形成的三维纤维网架,对核的结构具有支持作用,并参与 DNA 复制、基因表达及染色体包装构建。

### 三、细胞的增殖

细胞增殖是机体生长发育的基础。通过细胞增殖,人体不断产生新细胞以更替衰老、死亡的细胞,从而保证生命活动的延续。细胞增殖通过细胞分裂的方式实现。细胞分裂包括无丝分裂、有丝分裂和成熟分裂 3 种形式。无丝分裂在人体少见,故不叙述。

#### (一) 有丝分裂

有丝分裂是人体细胞的主要分裂方式。从上一次有丝分裂结束开始,到下一次有丝分裂结束,所经历的全过程,称为细胞增殖周期,简称细胞周期。细胞周期包括分裂间期和分裂期。

1. 分裂间期　细胞从上一次分裂结束到下一次分裂开始的一段时间,称为分裂间期。此期是细胞的生长阶段,主要进行 DNA 复制。分裂间期可分为 3 个阶段:

(1) $G_1$ 期(DNA 合成前期):此期物质代谢活跃,细胞体积显著增大,主要功能是合成 DNA 的前身物质,同时进行 RNA 和蛋白质的生物合成,为下阶段 S 期的 DNA 复制做好物质和能量的准备。不同细胞 $G_1$ 期持续时间长短不一,有数小时、数天以至数月不等。因此,可以通过延长 $G_1$ 期的时间来控制细胞的增殖。

(2) S 期(DNA 合成期):此期是细胞周期的关键时刻,主要是进行 DNA 复制,使 DNA 含量增加 1 倍,保证将来分裂时两个子细胞的 DNA 含量不变。从 $G_1$ 期进入 S 期是分裂间期的关键时刻,通常只要 DNA 合成一开始,细胞的增殖活动就会进行下去,直到形成两个子细胞。在 S 期,如果某些因素干扰,影响到 DNA 的复制,就能抑制细胞分裂。

(3) $G_2$ 期(DNA 合成后期):此期主要为分裂期做准备,合成少量 RNA 和蛋白质,DNA 合成终止。

2. 分裂期 又称 M 期。这一期的特点是复制的遗传物质平均分给两个子细胞。细胞分裂是一个连续的动态变化过程,根据其主要变化特征,将分裂期分为前期、中期、后期和末期(图 1-4)。

(1) 前期:中心体内两个中心粒复制成两对,分别移向细胞的两极,中间以纺锤丝相连。染色质形成染色体。在染色体形成的同时,核膜、核仁逐渐消失。

(2) 中期:每条染色体纵裂成两条染色单体。两条染色单体中间在着丝点处相连。在纺锤丝的作用下,染色体逐渐移向细胞中央,排列在细胞中央的赤道面上。此期染色体的形态结构最清晰,便于观察。

(3) 后期:染色体在着丝点处完全分离,在纺锤丝的牵引下分别向细胞的两极移动,形成了数目完全相等的两组染色体。与此同时,细胞中部缩窄呈哑铃状,最后分别集中于细胞的两极。

(4) 末期:染色体到达细胞两极后即逐渐恢复成为染色质,新的核膜和核仁出现。与此同时,细胞膜在中央赤道面处横缢,将细胞质分割成两等份,形成两个子细胞。

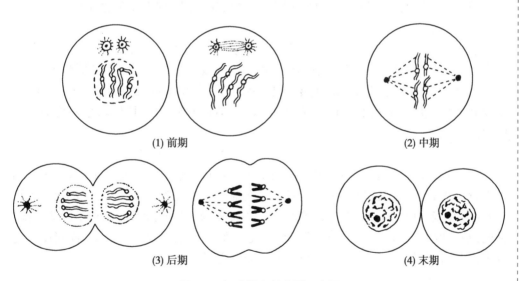

图 1-4 细胞的有丝分裂示意图

在细胞周期中,分裂间期的生理意义是合成 DNA,复制两套遗传物质。分裂期的生理意义是通过染色体的形成、纵裂和移位,把两套遗传物质平均分配到两个子细胞内,使子细胞具有与母细胞相同的染色体,从而使遗传性一代一代传下去,保持遗传的稳定性。

(二)成熟分裂

成熟分裂又称减数分裂,是人体生殖细胞在成熟过程中所发生的一种特殊的细胞分裂方式。其特点是:整个分裂过程包括 2 次连续的分裂,而 DNA 只复制 1 次,结果子细胞中染色体的数目比原来母细胞中的染色体数目(23 对)减少了一半(23 条),

故称减数分裂。

　　成熟的两性生殖细胞染色体的数目为 23 条（单倍体），为体细胞染色体数目的一半，它们在结合成受精卵后，染色体的数目恢复为 23 对（双倍体）。成熟分裂的意义在于产生单倍体的生殖细胞，经过受精的子代才能保持具有和亲代相同数目的染色体，使世世代代的遗传物质在数量上保持稳定。

　　细胞进行分裂繁殖有一定的限度，超越这个限度即称为增生。有些细胞增生是属于功能适应性的，如受频繁摩擦部位表皮细胞的增生。若细胞极度增生，形态和功能发生质的变化，即成为癌细胞。

# 第二节　组织与修复

## 一、上皮组织

　　上皮组织简称上皮，是人体最大的组织。上皮组织由排列紧密的上皮细胞和少量细胞间质构成。其结构特点是：细胞多、结合紧密，细胞间质少；有极性（两个面），一面为游离面，朝向体表和有腔器官腔面，一面为基底面，借基膜与结缔组织相连；上皮组织内一般无血管，靠结缔组织内血管供应其所需营养物质；上皮组织内有丰富的神经末梢。上皮组织根据分布和功能的不同，分为被覆上皮、腺上皮和感觉上皮。

　　（一）被覆上皮

　　被覆上皮分布于体表，以及体内各种管、腔、囊的内面。根据细胞层次不同，分成单层上皮和复层上皮。根据细胞形态不同，单层上皮又分为单层扁平（鳞状）上皮、单层立方上皮、单层柱状上皮和假复层纤毛柱状上皮；复层上皮又包括复层扁平（鳞状）上皮和变移上皮。被覆上皮具有保护、吸收、分泌与排泄作用，可以防止外物损伤和病菌侵入。

　　1. 单层上皮　由单层细胞组成，常见于物质易于通过的部位。

　　（1）单层扁平（鳞状）上皮：由一层扁平细胞组成（图 1-5），主要分布于心、血管和淋巴管的内表面，以及腹膜、胸膜、心包、肺泡壁与肾小囊等处。其中分布于心、血管和淋巴管内表面的单层扁平上皮，称内皮。内皮很薄，且很光滑，故有利于血液、淋巴液的流动和物质交换。分布于胸膜、腹膜、心包膜等处的单层扁平上皮，称间皮。间皮表面湿润、光滑，有利于器官的活动，减少器官之间的摩擦。

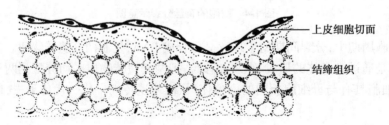

　　　　　　　　　　　　　　　　　　　　　　　　　——上皮细胞切面

　　　　　　　　　　　　　　　　　　　　　　　　　——结缔组织

图 1-5　单层扁平上皮

　　（2）单层立方上皮：由一层紧密排列的立方形细胞组成，主要分布于肾小管、小叶间胆管、甲状腺滤泡、视网膜的色素层等处，执行分泌和吸收的功能（图 1-6）。

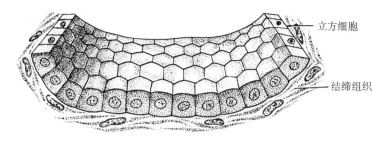

图 1-6 单层立方上皮

（3）单层柱状上皮：由一层紧密排列的棱柱状细胞组成，主要分布在胃、肠、胆囊、子宫等器官的腔面，具有分泌和吸收的功能（图 1-7）。分布在肠壁的柱状细胞之间，常夹有单个分泌黏液，呈高脚酒杯状的杯形细胞，可润滑和保护上皮。

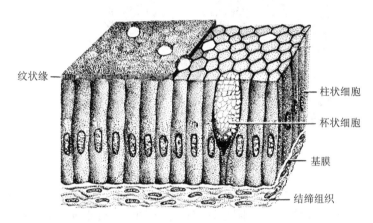

图 1-7 单层柱状上皮

（4）假复层纤毛柱状上皮：由一层高矮不等的柱状细胞、杯形细胞、梭形细胞和锥体形细胞等组成（图 1-8）。从侧面观，由于各种细胞的高矮不同，各细胞核并不排列在同一水平上，看起来形似多层细胞，实际上只有一层细胞，其特点是所有细胞的基底部都附着在基膜上。其中柱状细胞游离面有纤毛，故称为假复层纤毛柱状上皮。

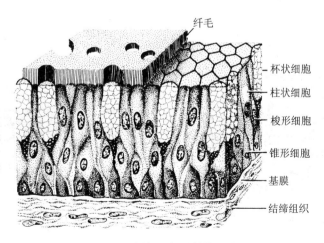

图 1-8 假复层纤毛柱状上皮

假复层纤毛柱状上皮主要分布在呼吸道腔面,具有清洁和保护呼吸道的功能。

2. 复层上皮　由多层细胞组成,更有利于保护作用。

(1) 复层扁平(鳞状)上皮:由多层细胞组成,细胞排列紧密。表层细胞为数层扁平形细胞;中间数层细胞为梭形或多边形细胞;基底细胞是一层矮柱状或立方形细胞,此层细胞有较强的分裂增生能力(图1-9)。新生的细胞不断向表层推移,以取代表层衰老、脱落的细胞。

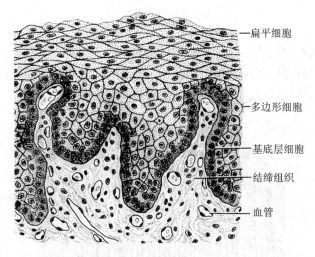

图 1-9　复层扁平上皮

复层扁平上皮主要分布于皮肤表面和角膜、口腔、食管、肛门、阴道等处,具有很强的机械保护功能,耐摩擦,并可阻止异物侵入,受损后,有很强的修复能力。

(2) 变移上皮:又称移行上皮,由多层细胞组成。变移上皮细胞的层数及形态随所在器官容积变化而发生相应改变。当器官收缩时,上皮细胞的体积增大,细胞层数增多。表层细胞呈大立方形,胞质丰富,常有双核。一个表层细胞可覆盖其深面的几个细胞,称盖细胞。盖细胞有防止尿液侵蚀的作用。中层细胞呈多边形。基层细胞为矮柱状或立方形。当器官扩张时,上皮变薄,细胞层数减少,表层细胞呈扁平状(图1-10)。

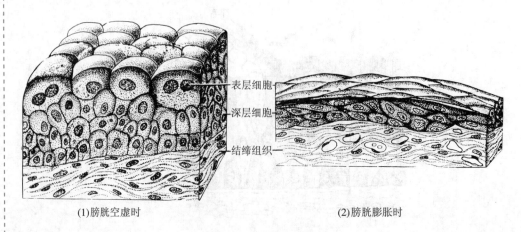

(1)膀胱空虚时　　　　　　(2)膀胱膨胀时

图 1-10　变移上皮

变移上皮分布于肾盏、肾盂、输尿管和膀胱等器官的腔面,具有保护功能。

3. 上皮组织的特殊结构 上皮细胞在其游离面、基底面和侧面常形成一些特殊结构。上皮细胞依靠这些结构,能更充分地发挥其生理功能。

(1) 上皮细胞的游离面

1) 微绒毛:是上皮细胞游离面细胞膜和细胞质共同伸出的微小指状突起,在电镜下才能看到。微绒毛的主要功能是扩大细胞表面积,有利于细胞对物质的吸收。

2) 纤毛:由上皮细胞游离面细胞膜和细胞质伸向腔面且能摆动的细长突起,比微绒毛粗而长,在光镜下就能看到。纤毛具有向一定方向节律性摆动的能力,可将黏附于细胞表面的分泌物或异物等定向推送排出。

(2) 上皮细胞的基底面

1) 基膜:是上皮细胞基底面与结缔组织之间的一层薄膜(图 1-11)。基膜的主要成分是糖蛋白。基膜对上皮细胞起连接、支持和固定作用,具有选择性通透作用,并有利于上皮细胞与结缔组织之间进行物质交换。

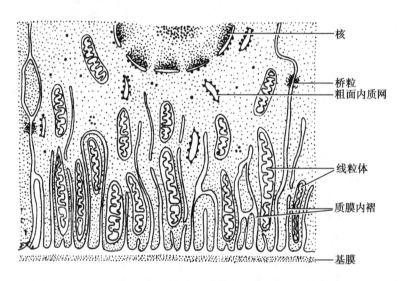

图 1-11 基膜和质膜内褶模式图

2) 质膜内褶:某些上皮细胞基底面的细胞膜向胞质内凹陷,形成质膜内褶(图 1-11)。质膜内褶扩大了细胞基底面的表面积,增强了细胞对水和电解质的运转。

(3) 上皮细胞的侧面:上皮细胞侧面的细胞相邻面常凹凸不平,互相嵌合,存在特殊构造的细胞连接。常见的有:①紧密连接,又称闭锁小带,位于上皮细胞顶部,由相邻细胞膜相互融合形成;②中间连接,又称黏着小带,位于紧密连接的深部,呈连续带状环绕着上皮细胞;③桥粒,又称黏着斑,位于中间连接的深部,是上皮细胞间最常见的连接方式;④缝隙连接,又称通讯连接,为相邻两细胞膜之间呈间断融合形成的许多规则小管,故又称缝管连接(图 1-12)。

细胞连接能够增强细胞间的紧密结合,有利于防止大分子物质进入细胞间隙,在相邻细胞进行物质交换和信息传递等方面还具有重要作用。

(二) 腺上皮

腺上皮是具有分泌功能的上皮。以腺上皮为主要成分的器官为腺体。根据分泌物排出方式,腺体可分为外分泌腺和内分泌腺。

1. 外分泌腺 又称有管腺,由腺上皮围成的腺泡和导管组成。腺细胞所产生的分泌物流入其中央腔内,再由导管排到管腔或体表,如胃腺、肠腺、汗腺等。

2. 内分泌腺 又称无管腺,腺细胞常排列成团状、索状或泡状,没有导管。内分泌腺分泌的物质,称为激素。激素分泌后进入毛细血管和淋巴管,循环全身,以调节组织和器官的功能活动,如肾上腺、垂体、甲状腺、性腺等。

### (三) 感觉上皮

感觉上皮是具有接受特殊感觉功能的上皮组织,如味觉上皮、嗅觉上皮、视觉上皮和听觉上皮等。

### (四) 上皮组织的再生与修复

上皮组织具有较强的再生能力。在正常生理状态下,复层上皮的表浅细胞不断衰老、死亡脱落,深部细胞不断分裂增生,以更新补充衰老死亡的细胞,使上皮保持动态平衡,这是生理性再生。

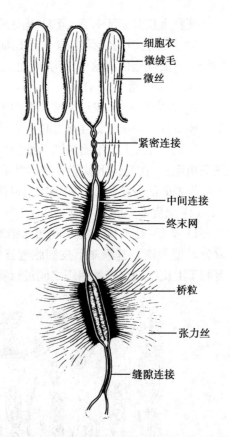

图 1-12 单层柱状上皮细胞连接超微结构模式图

上皮组织对于炎症或创伤具有很强的修复能力。若复层上皮受损伤,创伤面不大,可由受损伤边缘的基底部细胞增生,向伤口表面推进,并逐渐分化成新的上皮,覆盖创面;单层上皮受损伤则由邻近的细胞增殖补充;间皮受损时,则由残留的细胞增殖补充,这是病理性再生。

上皮组织的再生和与修复,常受季节、温度、营养状况、内分泌激素等因素影响。

## 二、结缔组织

结缔组织由少量细胞和大量细胞间质构成。其特点是:细胞数量少,种类较多,无极性分布;细胞间质多,包括基质和纤维;基质含量丰富,纤维较少,排列稀疏;有丰富的毛细血管和神经末梢,不直接与外界环境接触。

结缔组织均起源于胚胎时期的间充质。间充质由间充质细胞和大量稀薄的无定形基质构成。间充质细胞呈星状,细胞间以突起相互连接成网,核大,核仁明显,胞质弱嗜碱性。间充质细胞分化程度低,在胚胎时期能分化成各种结缔组织细胞、内皮细胞和平滑肌细胞等。

结缔组织分布广泛,形态多样。根据形态和结构特点,结缔组织可分为固有结缔组织、软骨组织、骨组织和血液。

### (一) 固有结缔组织

按其结构和功能的不同分为疏松结缔组织、致密结缔组织、脂肪组织和网状组织。

1. 疏松结缔组织 疏松结缔组织又称蜂窝组织,由细胞和细胞间质构成(图1-13)。疏松结缔组织位于器官之间、组织之间以及细胞之间,起填充、连接、支持、营养、防御、保护和修复等功能。

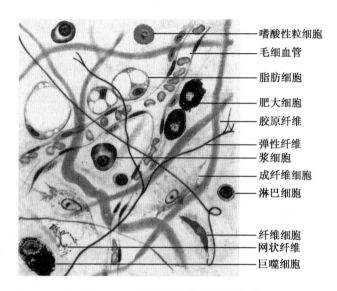

图 1-13 疏松结缔组织铺片模式图

（1）细胞

1）成纤维细胞:是疏松结缔组织的主要细胞成分。细胞形态不规则,胞体大,呈扁平多突起。细胞质较丰富,呈弱嗜碱性。细胞核较大,呈扁卵圆形,位于细胞中央,核仁明显,染色质疏松着色浅。

成纤维细胞具有合成纤维和基质的功能,这种功能在机体生成、发育时期和创伤修复过程中表现得尤其明显。成纤维细胞处于功能静止状态时,称为纤维细胞。在创伤修复,结缔组织再生时,纤维细胞再转变为成纤维细胞。成纤维细胞在合成胶原纤维过程中需要维生素 C,如机体内缺乏维生素 C,则会导致胶原纤维合成障碍,故在手术及创伤后,适当补充维生素 C,以促进伤口愈合。

2）巨噬细胞:是体内广泛存在并具有强大吞噬功能的细胞,由血液内单核细胞穿出血管后分化而成,常沿纤维散在分布。巨噬细胞形态多样,通常呈圆形和椭圆形,功能活跃时常伸出较长的伪足而形态不规则。细胞质丰富,多呈嗜酸性,内含大量初级溶酶体、次级溶酶体、吞噬体、吞饮小泡和残余体。细胞核较小,呈卵圆形或肾形,多为偏心位,着色深,核仁不明显。

巨噬细胞不仅能吞噬并清除结缔组织内的异物及衰老、死亡的细胞,同时可以分泌多种生物活性物质,如溶菌酶、干扰素、补体等,参与机体的防御;还能分泌血管生成因子、造血细胞集落刺激因子、血小板活化因子等激活和调节有关细胞功能活动的多种物质,参与和调节人体免疫应答等功能。

3）浆细胞:浆细胞呈卵圆形或圆形。细胞质丰富,嗜碱性。细胞核圆形,多偏居细胞一侧,核仁明显,核内染色质成粗块状,沿核膜内面排列呈"车轮状"。

浆细胞来源于B淋巴细胞。在抗原的刺激下,B淋巴细胞激活、增殖,转变为浆细胞。浆细胞具有合成、贮存与分泌抗体(即免疫球蛋白)的功能,参与体液免疫应答。

4) 肥大细胞:肥大细胞的祖细胞来源于骨髓,经血流迁移到结缔组织内,发育为肥大细胞,多见于小血管和淋巴管周围。肥大细胞较大,呈圆形或卵圆形。细胞质内充满异染性嗜碱性颗粒。细胞核小而圆,多位于中央。

肥大细胞可合成和分泌多种活性介质,包括组胺、白三烯、嗜酸性粒细胞趋化因子和肝素等。组胺、白三烯能使细支气管平滑肌收缩,使微静脉及毛细血管扩张,通透性增加。嗜酸性粒细胞趋化因子能吸引嗜酸性粒细胞到变态反应的部位。肝素具有抗凝血作用。

 **知识链接**

### 肥大细胞与美容

肥大细胞与变态反应有密切关系。机体受过敏原(如花粉、某些药物等)的刺激后,浆细胞产生抗体IgE,与肥大细胞表面的IgE受体结合后,机体即对该过敏原呈致敏状态。当机体再次接触相同的过敏原时,启动肥大细胞脱颗粒,释放介质,引起过敏反应,如在皮肤引起荨麻疹、在呼吸道引起支气管哮喘等。肥大细胞广泛存在于人体皮肤中,是过敏反应、炎症反应,及正常生理过程的效应细胞。研究表明,皮肤中的神经多肽P物质能导致肥大细胞脱颗粒释放介质,引起组胺的快速释放,导致一系列免疫炎症反应和多种病理变化,有的形成增生性瘢痕,严重影响美容。

5) 脂肪细胞:常沿血管单个或成群分布。细胞体积大,常呈圆球形。细胞质内含有大量脂滴。细胞核被挤压成扁圆形,连同部分胞质呈新月形,位于细胞一侧。在HE标本中,脂滴被溶解,细胞呈空泡状。脂肪细胞有合成和贮存脂肪、参与脂质代谢的功能。

6) 未分化的间充质细胞:常分布于毛细血管周围,是一种分化程度较低且保持分化潜能的干细胞,在一定条件下,能分化为血管壁的平滑肌细胞和内皮细胞。在炎症与创伤修复时可增殖分化为成纤维细胞和脂肪细胞。

(2) 细胞间质:由纤维和基质组成。

1) 纤维:是细胞间质的有形成分,埋于基质中。纤维根据其形态、结构和化学特性分为胶原纤维、弹性纤维和网状纤维3种。

胶原纤维是结缔组织中的主要纤维,数量最多,新鲜时呈白色,有光泽,又称为白纤维。HE染色切片中呈嗜酸性,着浅红色。纤维粗细不等,呈波浪状,并互相交织。化学成分主要是胶原蛋白分子,简称为胶原。电镜下显示,胶原纤维由胶原原纤维构成,由于胶原纤维的胶原蛋白分子呈规律性排列,呈现明暗相间的横纹。胶原纤维的特性是:韧性大,抗拉力强,弹性差。在组织损伤时,胶原纤维增生修补而形成瘢痕。

弹性纤维数量少,新鲜状态下呈黄色,又名黄纤维。在HE标本中,着色轻微,不易与胶原纤维区分。弹性纤维较细,直行,表面光滑,分支交织成网状。电镜下观察,弹性纤维由均质的弹性蛋白和微原纤维组成。弹性蛋白分子能任意卷曲,在外力牵拉下,卷曲的弹性蛋白分子伸展拉长,当外力去除后,弹性蛋白分子又回复成卷曲状态;微原纤维由较大的原纤维蛋白构成,在日光曝晒下,皮肤内的微原纤维网断裂,导致皮肤失去弹性和产生皱纹。弹性纤维的特性是:富有弹性而韧性差,与胶原纤维交织在一起,使疏松结缔组织既有弹性又有韧性,有利于器官和组织既保持形态位置的相对恒定,又具有一定的可变性。

网状纤维较细,分支多,彼此交织成网。网状纤维由胶原蛋白构成,纤维表面被覆蛋白多糖和糖蛋白。用银染法,网状纤维呈黑色,故又称嗜银纤维。网状纤维多分布于上皮的基膜、肾小管周围、毛细血管周围、造血器官、淋巴器官和内分泌腺等处,构成它们的支架。

2)基质:基质是无定形的胶状物质,具有一定黏性。基质的主要成分是蛋白多糖和糖蛋白。

蛋白多糖主要是透明质酸,其次是硫酸软骨素 A、硫酸软骨素 C、硫酸角质素 A、硫酸角质素 C 和硫酸乙酰肝素等,统称糖胺多糖。蛋白多糖复合物的立体构型形成有许多微孔隙的分子筛,便于血液与细胞之间进行物质交换,使基质成为限制细菌扩散的防御屏障。溶血性链球菌、癌细胞和蛇毒液中含有透明质酸酶,可破坏基质的防御屏障,致使感染和肿瘤浸润扩散。

糖蛋白的主要成分是蛋白质,有纤维黏连蛋白、层黏连蛋白和软骨黏连蛋白等。它们影响细胞的附着和移动,并参与调节细胞的生长和分化。

从毛细血管动脉端渗入基质内的液体,称组织液。组织液经毛细血管静脉端和毛细淋巴管回流到血液及淋巴内,不断地循环更新,有利于血液与细胞进行物质交换,成为组织和细胞赖以生存的内环境。当组织液出现渗出、回流或机体水盐、蛋白质代谢发生障碍时,基质中的组织液含量可增多或减少,导致组织水肿或脱水。

2. 致密结缔组织　致密结缔组织的组成与疏松结缔组织基本相同。两者的主要区别是:致密结缔组织中的纤维成分特别多,且排列紧密,细胞和基质成分很少。根据纤维性质和排列方式的不同,可分为不规则致密结缔组织和规则致密结缔组织(图1-14)。不规则致密结缔组织,以胶原纤维为主,粗大的胶原纤维束互相交织成致密的网状或板层结构,分布于真皮的网状层、骨膜和巩膜等处;规则致密结缔组织,胶原纤维束平行而紧密排列,束间有沿其长轴成行排列的细胞,称为腱细胞,分布于项韧带、黄韧带、声带等处。致密结缔组织具有连接、支持和保护等功能。

3. 脂肪组织　主要由大量脂肪细胞集聚而成(图1-15)。脂肪细胞之间被疏松结缔组织分隔成许多脂肪小叶。脂肪组织主要分布于皮下、网膜、系膜及肾脂肪囊等处,具有贮存脂肪、支持、保护和防止体温散发等作用,并参与能量的代谢。如脂肪细胞过度增生,则形成脂肪瘤。

4. 网状组织　是由网状细胞、网状纤维和基质组成(图1-16)。网状细胞为星形多突起细胞,其突起彼此连接成网;细胞质较多,粗面内质网丰富,弱嗜碱性;细胞核较大,呈椭圆形,染色浅,核仁清楚。网状纤维由网状细胞产生,细而多分支,沿着网状细胞的胞体和突起分布,成为网状细胞依附的支架。基质是带黏性的液体。网状组织构成淋巴组织、淋巴器官和造血器官的基本成分,为淋巴细胞发育和血细胞发生提供适宜的环境。网状组织主要分布于消化道、呼吸道黏膜固有层和淋巴结、脾、扁桃体及红骨髓中。

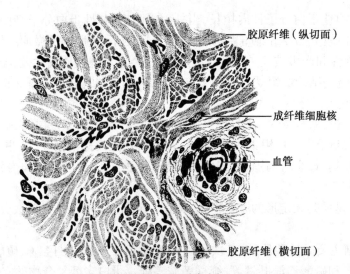

不规则致密结缔组织（真皮）

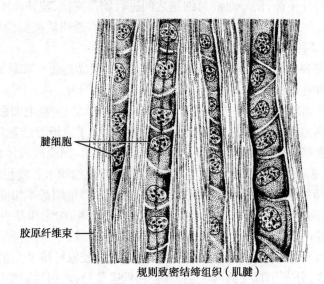

规则致密结缔组织（肌腱）

图 1-14　致密结缔组织

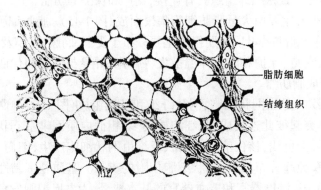

图 1-15　脂肪组织

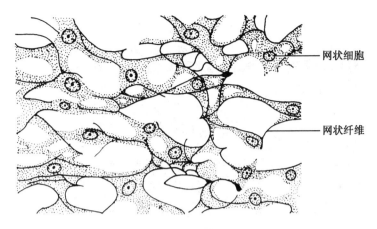

图 1-16 网状组织

（二）软骨组织和软骨

1. 软骨组织 软骨组织由软骨细胞和细胞间质构成。

（1）软骨细胞：包埋在软骨基质内，细胞形态不一，与其发育程度有关。靠近软骨表面的软骨细胞较幼稚，扁而小。深层的软骨细胞趋于成熟，呈圆形或卵圆形，常成群分布。由同一个幼稚软骨细胞分裂增殖而来的一群细胞，称为同源细胞群。软骨细胞有形成纤维和基质的功能。

（2）细胞间质：包括基质和纤维。基质呈凝胶状，具有韧性，主要由水和软骨黏蛋白构成；纤维包埋于基质中，主要是胶原纤维和弹性纤维。

2. 软骨 软骨由软骨膜和软骨组织共同构成。软骨膜由致密结缔组织构成，被覆在软骨组织周围，富含血管，为软骨提供营养，故软骨膜对软骨有保护、营养和促进生长的作用。软骨根据其基质中所含纤维的不同，可分为透明软骨、弹性软骨和纤维软骨 3 种。

（1）透明软骨：基质内含有少量胶原纤维（图 1-17），新鲜时呈半透明状。透明软骨主要分布于喉、气管、支气管及肋软骨、关节软骨等处。

（2）弹性软骨：基质内含有大量弹性纤维，并互相交织成网（图 1-18）。弹性软骨具有较好的弹性，主要分布于耳郭、外耳道和会厌等处。

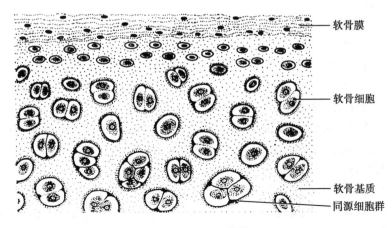

图 1-17 透明软骨

23

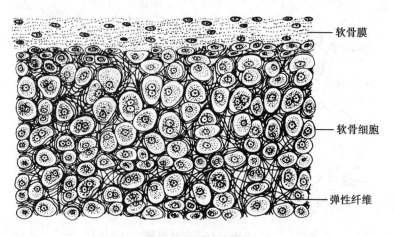

———— 软骨膜

———— 软骨细胞

———— 弹性纤维

图 1-18　弹性软骨

（3）纤维软骨：基质内含有大量呈平行或交错排列的胶原纤维束（图 1-19）。软骨细胞小而少，常成行排列在纤维束之间。纤维软骨分布于椎间盘、耻骨联合、关节盘等处。

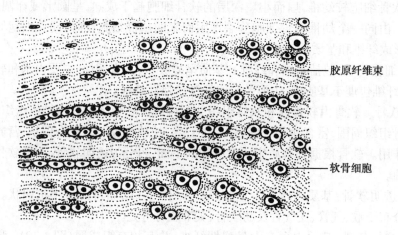

———— 胶原纤维束

———— 软骨细胞

图 1-19　纤维软骨

（三）骨组织

骨组织是骨的主要成分，由细胞和细胞间质构成。

1. 细胞　骨组织中的细胞有骨原细胞、成骨细胞、破骨细胞和骨细胞 4 种。

（1）骨原细胞：又称骨祖细胞，位于骨组织的表面。细胞较小，呈梭形。细胞质较少，呈弱嗜碱性。细胞核呈椭圆形。骨原细胞是一种干细胞，当骨组织生长或重建时，分裂活跃，并分化为成骨细胞。

（2）成骨细胞：位于成骨活跃的骨组织表面。细胞较大，呈立方形或柱状，表面有许多细小突起。细胞质嗜碱性，染成深蓝色。细胞核大而圆，核仁明显。成骨细胞具有合成和分泌骨胶纤维和有机基质，形成类骨质的功能。

（3）破骨细胞：常位于骨组织表面被吸收形成的小凹内。细胞数量少，是一种多核巨细胞，含 2~100 个细胞核。细胞质呈泡沫状，嗜酸性。破骨细胞具有溶解和吸收骨基质的能力。

（4）骨细胞：位于骨基质内，是骨组织中数量最多的一种。细胞呈星形，有许多突起，细胞之间借突起相连。骨细胞的胞体呈扁椭圆形，位于骨陷窝内；突起伸入骨小管。相邻近的骨陷窝借骨小管彼此相通。

2. 细胞间质　由有机质和无机质组成。有机质主要是胶原纤维和少量无定形的基质。胶原纤维具有很强的韧性，基质呈凝胶状，主要化学成分是糖胺多糖；无机质主要是钙盐。糖胺多糖使胶原纤维黏合在一起，并有钙盐沉积形成坚硬的薄板状结构，称骨板。骨板是骨质的基本结构形式，根据骨板的排列方式，可将骨组织分为骨密质和骨松质。

（1）骨密质：分布于骨的外面，结构致密，具有更大的坚固性。骨板排列方式有3种类型（图1-20）。

1）环骨板：略呈环形，构成骨密质的外层（外环骨板）和内层（内环骨板）。在内环骨板和外环骨板均有横向穿行的管道，称穿通管。它是骨膜血管、神经进入骨板到达中央管的管道。

2）骨单位：又称哈弗系统，位于骨密质的中层，内环骨板和外环骨板之间。骨单位中央有与骨的长轴平行的中央管，称哈弗管，内有血管、神经分布。周围为4~20层同心圆排列的骨板，又称哈弗骨板。

3）间骨板：位于骨单位之间，排列不规则，方向不一致。

（2）骨松质：分布于骨的内部，结构疏松。骨板排列成粗细不等呈针状或片状的骨小梁。骨小梁互相吻合成网，网眼内充满了红骨髓。

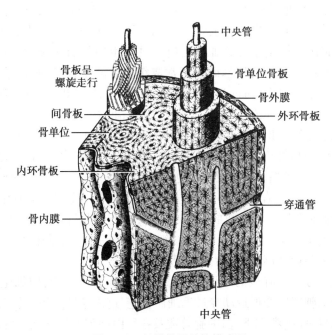

图1-20　长骨骨干结构模式图

（四）血液

血液是循环流动在心血管系统内的红色液态组织。成人血液总量为4 000~5 000ml，约占体重的7%~8%，是结缔组织的一种类型。

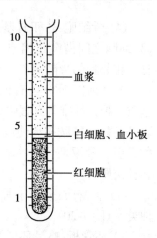

血液由血浆和血细胞组成。在采取的新鲜血液中加入抗凝剂(肝素或枸橼酸钠),经自然沉淀或离心沉淀后,血液可分为3层:上层淡黄色的液体是血浆;下层红色的是红细胞;中间薄层灰白色的是白细胞和血小板(图1-21)。

1. 血浆 血浆为淡黄色液体,相当于结缔组织的细胞间质,占血液容积的55%。血浆中90%是水,其余是血浆蛋白(白蛋白、球蛋白、纤维蛋白原等)、酶、激素、糖、脂类、维生素、无机盐及代谢产物等。

图 1-21 血浆、血细胞(红细胞、白细胞和血小板)比容

血液流出血管后,溶解状态的纤维蛋白原转变为不溶解状态的纤维蛋白,于是,液体状态的血液就会凝固成血块。血块静置后即析出淡黄色液体,称血清。血清与血浆的区别是不含纤维蛋白原。

2. 血细胞 血细胞悬浮于血浆中,占血液容积的45%,可分为红细胞、白细胞和血小板(图1-22)。在光镜下观察血细胞,通常采用瑞特(Wright)染色或吉姆萨(Giemsa)染色的血液涂片标本。

正常情况下,血细胞有相对稳定的形态结构、数量和比例,血浆保持相对恒定的物理特性和化学成分。当机体发生某些疾病时,它们可发生明显变化,所以血液检查是临床诊断疾病和判断疾病预后最基本、最常用的方法。

(1) 红细胞:红细胞呈双面微凹的圆盘状,直径约 7.5μm,中央较薄,周边较厚。光镜下观察,细胞呈球形,中央部染色较淡,周围部染色较深。成熟的红细胞无细胞核及细胞器,但细胞质内含有大量血红蛋白。血红蛋白具有运输 $O_2$ 及 $CO_2$ 的功能,是红细胞实现生理功能的物质基础。正常成年人血液中,红细胞正常值:男性 $(4.0\sim5.5)\times10^{12}$/L(400 万 ~550 万 /mm³),女性 $(3.5\sim5.0)\times10^{12}$/L(350 万 ~500 万 /mm³)。血红蛋白的正常含量:男性为 120~150g/L,女性为 110~140g/L。

红细胞数量及血红蛋白含量,可随生理或病理因素而改变。一般情况下,红细胞少于 $3.0\times10^{12}$/L,或血红蛋白低于 100g/L,则为贫血。红细胞平均寿命约 120 天。衰老红细胞会被肝、脾、骨髓等处的巨噬细胞所吞噬。

在正常人的血液中,存在着刚从骨髓进入血流尚未完全成熟的红细胞,称网织红细胞。网织红细胞占红细胞总数的 0.5%~1.5%,在新生儿可达 3%~6%。网织红细胞离开骨髓后 24 小时,即完全成熟。网织红细胞计数是反映骨髓生成红细胞能力的一项指标,对血液病诊断、疗效和预后的判断有重要意义。

(2) 白细胞:为无色有核的球形细胞。正常成年人血液中,白细胞正常值为 $(4\sim10)\times10^9$/L。白细胞能以变形运动穿过毛细血管壁,进入结缔组织,具有很强的防御和免疫功能。在某些疾病状态下,白细胞总数及各种白细胞的百分比皆可发生改变。

白细胞根据细胞质内有无特殊颗粒,可分为粒细胞和无粒细胞两大类。粒细胞又按其特殊颗粒的嗜色性,分为中性粒细胞、嗜酸性粒细胞和嗜碱性粒细胞 3 种。无粒细胞包括淋巴细胞和单核细胞 2 种。

1) 中性粒细胞:占白细胞总数的 50%~70%。细胞呈球形,直径 10~12μm。细胞核呈杆状或分叶状,核叶间有细丝相连,多数分为 2~5 叶,较幼稚的细胞分叶少,较衰

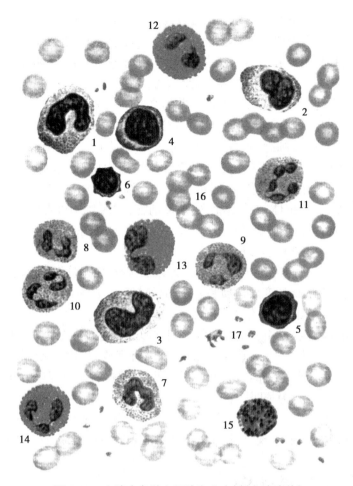

图 1-22 血液中各种血细胞和血小板(血液涂片)

1~3. 单核细胞 4~6. 淋巴细胞 7~11. 中性粒细胞 12~14. 嗜酸性
粒细胞 15. 嗜碱性粒细胞 16. 红细胞 17. 血小板

老的细胞分叶多。细胞质中充满细小、分布均匀的中性颗粒,染成淡紫红色,颗粒内含有碱性磷酸酶和溶菌酶等。

中性粒细胞具有活跃的变形运动和吞噬异物的能力,在人体内起重要防御作用。当机体受到某些细菌感染发生炎症时,除白细胞总数增加外,中性粒细胞的比例也会显著升高。

2)嗜酸性粒细胞:占白细胞总数的 0.5%~3%。细胞呈球形,直径 10~15μm。细胞核呈分叶状,多数分为两叶。细胞质内含有大而均匀的嗜酸性颗粒,染成橘红色,颗粒中含有组胺酶和多种水解酶等。

嗜酸性粒细胞能吞噬抗原抗体复合物,灭活组胺或抑制其释放,从而减轻过敏反应;还可借助抗体与某些寄生虫表面结合,释放颗粒内物质,杀死虫体或虫卵。因此,在患过敏性疾病或某些寄生虫病时,嗜酸性粒细胞数量会增多。

3)嗜碱性粒细胞:仅占白细胞总数的 0~1%。细胞呈球形,直径 10~12μm。细胞核呈 S 形或不规则形,染色较淡。细胞质内含有大小不一且分布不均的嗜碱性颗粒,常遮盖细胞核,染成紫蓝色。颗粒中含有肝素、组胺和慢反应物质等。肝素具有抗凝血作用;组胺和慢反应物质参与机体过敏反应。

4) 淋巴细胞:占白细胞总数的 25%~30%。细胞呈球形,大小颇不一致,直径6~16μm。细胞核呈圆形或椭圆形,相对较大,占据细胞大部分,一侧常见凹陷,核染色质致密,染成深蓝色。细胞质很少,嗜碱性,染成天蓝色。

淋巴细胞是人体内功能与分类最复杂的细胞群。根据发生部位、表面特性和免疫功能的不同,淋巴细胞可分为胸腺依赖淋巴细胞(T 淋巴细胞)、骨髓依赖淋巴细胞(B 淋巴细胞)、杀伤细胞(K 细胞)和自然杀伤细胞(NK 细胞)等。T 淋巴细胞产生于胸腺,约占淋巴细胞的 75%,能识别、攻击和杀灭异体细胞、肿瘤细胞、感染病毒的细胞等,参与细胞免疫;B 淋巴细胞产生于骨髓,约占淋巴细胞的 10%~15%,受抗原刺激后增殖分化为浆细胞,产生抗体,参与体液免疫;K 细胞和 NK 细胞可直接杀伤靶细胞。

5) 单核细胞:占白细胞总数的 3%~8%,是血液中体积最大的细胞。细胞呈球形,直径 14~20μm。细胞核形态多样,呈肾形、马蹄形或卵圆形,染色浅淡。细胞质丰富,呈弱嗜碱性,染成淡灰蓝色,胞质内有嗜天青颗粒,颗粒内含过氧化物酶等。

单核细胞具有活跃的变形运动和一定的吞噬能力,在血液中停留 1~2 天后,穿过毛细血管壁进入结缔组织,转化为巨噬细胞。

(3) 血小板:血小板是由骨髓内的巨核细胞形成。正常值为 $(100~300) \times 10^9/L$。血小板呈双凸圆盘状,大小不一,直径 2~4μm,表面有完整的胞膜,无细胞核。在血液涂片标本中,血小板多成群分布在血细胞之间,外形不规则,中央部呈紫红色,称为颗粒区,周围部呈浅蓝色,称为透明区。

血小板参与止血和凝血过程。血液中的血小板数量低于 $100 \times 10^9/L$ 为血小板减少,出现皮下和黏膜出血等现象,临床上称为血小板减少性紫癜;低于 $50 \times 10^9/L$,则有出血的危险。

(五) 结缔组织的再生与修复

固有结缔组织的再生能力很强,损伤后主要通过成纤维细胞的分裂增殖和不断新生的纤维和基质修复创面。

软骨组织的再生能力较差,成人的软骨细胞几乎失去分化能力。当软骨损伤时,通常无法直接再生,主要依靠软骨膜的细胞增殖形成新的软骨,或损伤处肉芽组织中的成纤维细胞转变为软骨细胞,分泌软骨基质,形成新的软骨。

骨组织的再生能力较强。骨折后,一般都可完全愈合,经过炎症期、修复期和重建期,最后恢复骨的原有形态和结构。

循环中的各种血细胞不断地衰老和死亡,同时又有相同数量的生成和补充。生成血细胞的原始细胞是造血干细胞。造血干细胞先增殖为各类血细胞的祖细胞,这些造血祖细胞再定向增殖分化成各类成熟血细胞。

## 三、肌组织

肌组织主要由肌细胞组成。肌细胞呈细而长的纤维状,又称为肌纤维。肌细胞的细胞膜,称肌膜;肌细胞的细胞质,称肌浆。肌浆内充满了肌红蛋白,含有许多与肌纤维长轴平行排列的肌丝,是肌纤维收缩和舒张的主要物质基础。肌浆内的滑面内质网,又称肌浆网,是储存与释放钙离子的细胞器。肌纤维之间有少量的结缔组织以及丰富的毛细血管、淋巴管和神经。

肌组织根据结构和功能的不同,可分为骨骼肌、平滑肌和心肌 3 类。

(一) 骨骼肌

骨骼肌是体内最多的组织,约占体重的 40%,一般借肌腱附着于骨骼,主要分布于头部、颈部、躯干和四肢。骨骼肌主要由骨骼肌纤维组成。

1. 骨骼肌纤维的一般结构　骨骼肌纤维呈细长的圆柱状。细胞核呈扁椭圆形,数量较多,一条肌纤维内含有几十个甚至几百个细胞核,位于肌纤维周边,靠近肌膜。肌浆内有大量的肌原纤维,与肌纤维长轴平行,每条肌原纤维上有明暗相间的带,相邻各条肌原纤维的明带和暗带互相对齐,排列在同一水平面上,使整个肌纤维呈现明暗相间的横纹,故称横纹肌(图 1-23)。

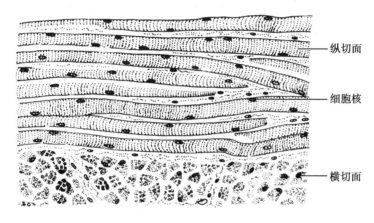

図 1-23　骨骼肌

肌原纤维上着色较浅的部分,称明带,又称 I 带;着色较深的部分,称暗带,又称 A 带。在暗带中间色淡的区域,称 H 带。在 H 带的中央有一条较深的线,称 M 线。在明带中央有一条较深的细线,称 Z 线。两个相邻 Z 线之间的一段肌原纤维,称为一个肌节(图 1-24)。每个肌节包括 1/2 明带 +1 个暗带 +1/2 明带,在正常舒张状态下长约 2.5μm。一条肌原纤维可由几百个肌节组成。肌节是肌原纤维结构和功能的基本单位,是骨骼肌纤维收缩和舒张的结构基础。

2. 骨骼肌纤维的超微结构

(1) 肌原纤维:由大量的粗肌丝和细肌丝构成,两种肌丝有规律地平行排列。

粗肌丝由许多肌球蛋白分子构成,位于肌节中部的暗带(A 带)内,固定于 M 线,两端游离。肌球蛋白分子向外伸出于粗肌丝表面而形成横桥。

细肌丝由肌动蛋白、原肌球蛋白和肌钙蛋白构成。一端附着在 Z 线,另一端插于粗肌丝之间,止于 H 带外侧(图 1-25)。

(2) 横小管:为肌膜向肌浆内凹陷形成的小管,由于走行方向与肌纤维长轴垂直,故称横小管,又称 T 小管(图 1-26)。横小管可将肌膜的兴奋冲动迅速传入肌纤维内,引起肌节的收缩。

(3) 肌浆网:是肌纤维内特化的滑面内质网,位于肌原纤维周围,并沿其长轴纵行排列,故又称纵小管。靠近横小管两端的纵小管扩大呈囊状,称终池。终池与横小管平行紧密相贴,但不相通。每条横小管及其两侧的终池共同组成三联体。肌浆网有贮存 $Ca^{2+}$ 的能力,肌浆网膜上有丰富的钙泵和钙通道,可调节肌浆中 $Ca^{2+}$ 的浓度。

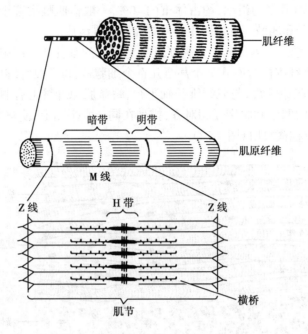

图 1-24　骨骼肌纤维逐级放大模式图

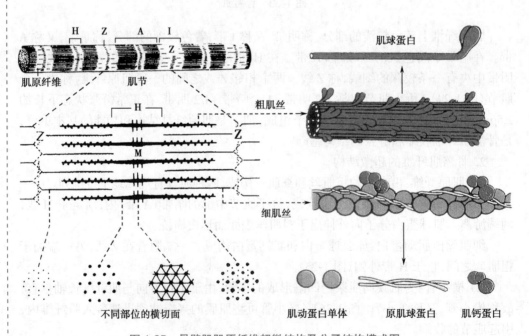

图 1-25　骨骼肌肌原纤维超微结构及分子结构模式图

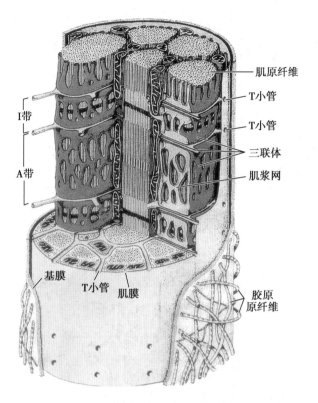

I带

A带

肌原纤维

T小管

T小管

三联体

肌浆网

基膜

T小管 肌膜

胶原
原纤维

图 1-26 骨骼肌纤维超微结构模式图

(4) 线粒体:肌浆内有丰富的线粒体,位于肌膜下和细胞核附近。线粒体产生 ATP,为肌肉收缩和舒张提供能量。

骨骼肌纤维在躯体神经支配下收缩或舒张,进行随意运动,收缩快而有力,但容易疲劳。

(二) 心肌

心肌主要由心肌纤维构成。心肌纤维之间有少量的结缔组织、血管、淋巴管和神经。心肌纤维分布于心壁及靠近心脏的大血管根部管壁上。

1. 心肌纤维的一般结构 心肌纤维呈短圆柱状,有分支,互相连接成网。细胞核通常是单个,呈椭圆形,位于肌纤维中央。肌浆丰富,内含丰富的线粒体、糖原及少量的脂滴和脂褐素。心肌纤维纵切面上有明暗相间的横纹,故也属横纹肌,但没有骨骼肌纤维明显。心肌纤维之间有一染色较深的结构,称闰盘(图 1-27)。

2. 心肌纤维的超微结构 心肌纤维的超微结构与骨骼肌纤维相似(图 1-28),但具有以下特征:①心肌纤维的肌原纤维粗细差别很大,绕核而行,核的两端富有肌浆,其中含有丰富的糖原颗粒和线粒体,以适应心肌持续性节律收缩活动的需要。②从横断面来看,心肌纤维的直径比骨骼肌纤维小。从纵切面来看,心肌纤维的肌节长度比骨骼肌纤维的肌节短。③心肌纤维的横小管位于 Z 线水平,管径较粗。④心肌纤维的肌浆网居中间,纵小管不发达,终池扁而小,靠横小管一侧的纵小管末端略显膨大,与横小管紧贴形成二联体。所以心肌纤维储存钙的能力不如骨骼肌纤维。⑤闰盘位于 Z 线水平,由相邻心肌纤维的连接面嵌合而成,常呈阶梯状。在横位相接处有

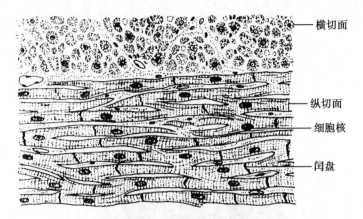

横切面

纵切面

细胞核

闰盘

图 1-27 心肌纤维的一般结构

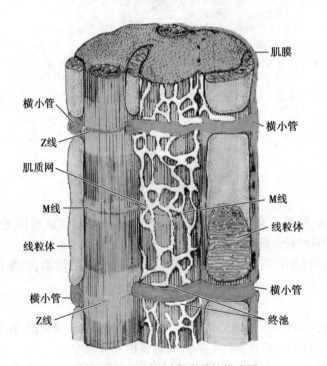

肌膜

横小管

Z线

肌质网

横小管

M线

M线

线粒体

线粒体

横小管

横小管

Z线

终池

图 1-28 心肌纤维的超微结构模式图

中间连接和桥粒,起牢固的连接作用;在纵向相接处有缝隙连接,有利于细胞间的兴奋传递,保证心肌纤维同步收缩。

心肌纤维收缩有节律性,缓慢而持久,不易疲劳,不受意识支配,属不随意肌。

(三)平滑肌

平滑肌主要由平滑肌纤维组成,分布于血管、淋巴管、气管、胃、肠等内脏器官的壁内。

1. 平滑肌纤维的一般结构　平滑肌纤维呈长梭形,无横纹。肌膜薄而不明显。细胞核常为1个,呈椭圆形或杆状,位于肌纤维中央。平滑肌纤维大小不一,小血管壁平滑肌短至 $20\mu m$,而妊娠子宫平滑肌可长达 $500\mu m$。平滑肌纤维在少数器官单独存在,绝大部分器官是成束或成层分布,两肌层之间有结缔组织、毛细血管、淋巴管和

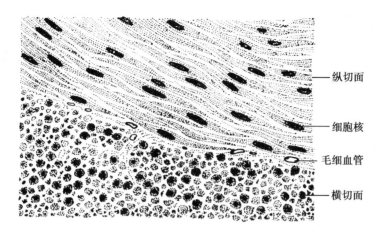

纵切面

细胞核

毛细血管

横切面

图 1-29　平滑肌纤维的一般结构

神经(图 1-29)。

2. 平滑肌纤维的超微结构　平滑肌纤维表面为肌膜,肌膜向下凹陷形成数量众多的小凹。这些小凹相当于横纹肌的横小管。肌浆网发育很差,呈小管状,位于肌膜下与小凹相邻近。

平滑肌纤维内含有细肌丝和粗肌丝,不形成肌原纤维。细肌丝主要由肌动蛋白组成;粗肌丝呈圆柱形,由肌球蛋白构成,均匀分布于细肌丝之间,表面有纵行排列的横桥。平滑肌纤维没有肌节,若干条细肌丝和粗肌丝聚集形成肌丝单位,又称收缩单位。

平滑肌受自主神经支配,为不随意肌。该肌收缩缓慢、持久,有较大的伸展性。

(四) 肌组织的再生与修复

骨骼肌纤维属于高度分化的细胞,在正常情况下很少见到细胞的分裂现象。出生后随着个体的发育,骨骼肌不断生长,经常锻炼者具有发达的肌肉,但仅是肌纤维的体积变大,并非数量增多。大多数情况下,新生的肌纤维无法完全修复缺损部分,往往被结缔组织充填而替代。

心肌纤维的再生能力较差。通常情况下,受损伤的心肌纤维不易再生,大都被增生的结缔组织所代替,形成瘢痕。

平滑肌纤维不是高度分化的细胞,在某些情况下,可以自身分裂繁殖,也可由未分化的间充质细胞演变而成。平滑肌受损伤后,有一定的再生能力,如胃、肠壁的平滑肌遭受损伤时,可由邻近部位未损伤的平滑肌纤维进行分裂增殖来修复。

## 四、神经组织

神经组织由神经细胞和神经胶质细胞组成。神经细胞是神经组织中的主要成分,具有接受刺激和传导兴奋的功能,在结构和功能上是一个独立的单位,也称为神经元。神经胶质细胞在神经组织中起着支持、保护和营养作用。

(一) 神经元

1. 神经元的形态和结构　神经元的形态多种多样,但结构上大致都分为胞体和突起两部分(图 1-30)。

(1)胞体:胞体是神经元的代谢和营养中心。胞体的形态不一,有球形、梭形、锥体形和星形等。胞体大小差异很大,小的直径仅 $5\sim6\mu m$,大的可达 $100\mu m$ 以上。胞体结构包括细胞膜、细胞质和细胞核。

1) 细胞膜:为单位膜,具有接受刺激、传导神经冲动的作用。

2) 细胞质:为半流动的胶体物质。细胞质内除含有线粒体、高尔基复合体、溶酶体和中心体等一般细胞器外,还有丰富的尼氏体和神经原纤维。尼氏体又称嗜染质,是细胞质内的一种嗜碱性物质,呈颗粒状或块状。电镜下,尼氏体由游离核糖体和粗面内质网组成,具有合成蛋白质、酶和神经递质的功能;神经原纤维呈细丝状,互相交织成网,并伸入到突起内。电镜下,神经原纤维由排列成束的神经丝和微管构成,具有对神经元的支持作用,还参与物质运输。

3) 细胞核:大而圆,位于胞体中央,核仁大而明显。

(2) 突起:突起由胞体发出,形态、数量和长短各不相同,可分为树突和轴突两种。

1) 树突:每个神经元有一至多个树突,多呈树状分支,粗而短。在树突表面有许多棘状的小突起,称为树突棘,是神经元之间形成突触的主要部位。树突可接受刺激并将冲动传向胞体。

2) 轴突:每个神经元只有 1 个轴突,呈细索状,表面光滑,从胞体发出,长短不一,中途分支较少,末端则形成许多分支,每个分支末梢部膨大呈球状,称为突触小体。在轴突发起的部位,胞体常形成一锥形隆起,称为轴丘。轴丘与轴突内无尼氏体,但有神经原纤维。轴突的功能是将冲动从胞体传向终末。

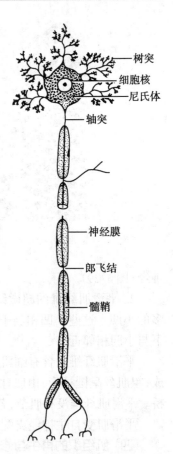

图 1-30 神经元模式图

2. 神经元的分类 神经元的分类方法很多,常用以下几种分类法(图 1-31,图 1-32)。

(1) 根据神经元突起的数量,可分为:①多极神经元:有 1 个轴突,多个树突;②双极神经元:有 1 个轴突,1 个树突;③假单极神经元:从胞体伸出 1 个突起,离开不远再分两支,一支为周围突(树突),一支为中枢突(轴突)。

(2) 根据神经元的功能,可分为:①感觉神经元(传入神经元):是感受刺激,形成冲动,并将冲动传入中枢的神经元;②运动神经元(传出神经元):是将中枢发出的神经冲动传到效应器的神经元;③联络神经元(中间神经元):起联络作用。

(3) 根据神经元释放神经递质的性质,可分为:①胆碱能神经元;②肾上腺素能神经元;③肽能神经元;④胺能神经元;⑤氨基酸能神经元。一个神经元通常只释放一种神经递质。

3. 突触 突触是神经元与神经元之间,或神经元与非神经元之间特化的一种细胞连接结构,可分为化学性突触和电突触两类。

(1) 化学性突触:即通常所指的突触,是以化学物质(神经递质)作为传递信息的媒介。根据接触部位的不同,主要可分为 3 类:①轴突 - 胞体式突触;②轴突 - 树突式

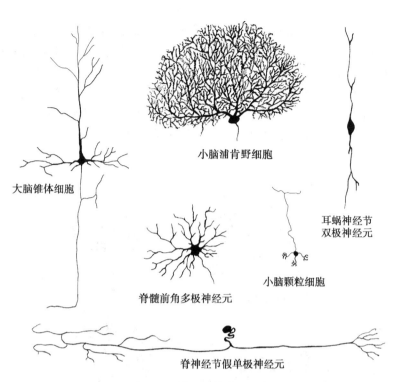

图 1-31 神经元的主要形态

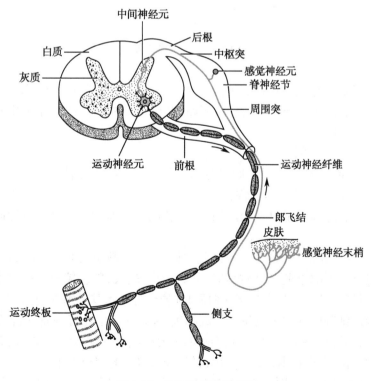

图 1-32 不同功能的神经元

突触;③轴突 - 轴突式突触。

在电镜下,化学性突触结构包括突触前成分、突触间隙和突触后成分三部分(图 1-33)。突触前成分、突触后成分彼此相对的细胞膜,分别称突触前膜和突触后膜。在靠近突触前膜的细胞质内含有线粒体和突触小泡。突触小泡内含有神经递质。突触后膜上有能与神经递质特异性结合的受体。当突触前神经元传来的冲动到达突触前膜时,突触小泡内的神经递质即从突触前膜释放出来,进入突触间隙,并作用于突触后膜上相应的受体,引起突触后神经元产生兴奋或抑制反应。

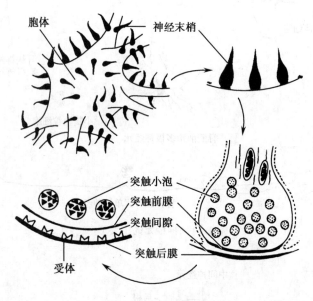

图 1-33　突触模式图

(2) 电突触:也称缝隙连接。神经元之间的信息联系还可通过缝隙连接来完成,是以电流(电信号)为媒介传递信息。例如,大脑皮质的星状细胞、小脑皮质的篮状细胞等都有缝隙连接。

(二) 神经胶质细胞

根据分布位置,神经胶质细胞可分为中枢神经系统中的神经胶质细胞(图 1-34)和周围神经系统中的神经胶质细胞。

1. 中枢神经系统中的神经胶质细胞　包括星形胶质细胞、少突胶质细胞、小胶质细胞和室管膜细胞

(1) 星形胶质细胞:是神经胶质细胞中体积最大、数量最多的。细胞体呈星形并发出许多突起,交织成网。细胞核圆形或卵圆形,较大,染色较浅。星形胶质细胞可分为纤维性星形胶质细胞(多分布在白质)和原浆性星形胶质细胞(多分布在灰质)两种。星形胶质细胞的突起末端膨大形成脚板,终止在毛细血管表面(血管周足),覆盖了毛细血管表面积的 85%,是血 - 脑屏障的重要组成部分,可以产生神经营养因子,维持神经元的生长、发育和生存,在神经元的物质交换中起媒介作用。

(2) 少突胶质细胞:胞体较小,突起少,突起末端扩展成扁平薄膜,反复包绕神经元的轴突,构成中枢神经系统中有髓神经纤维的髓鞘,使神经纤维之间的活动基本上

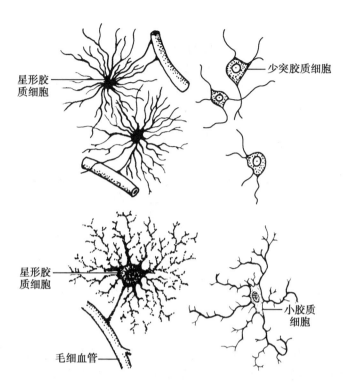

图 1-34　中枢神经系统神经胶质细胞

互不干扰。

（3）小胶质细胞：是神经胶质细胞中体积最小的。胞体呈细长或椭圆形，突起细长有分支，表面有许多小棘突，细胞核小，染色深。小胶质细胞来源于血液中的单核细胞，可转变为巨噬细胞，通过吞噬作用清除因衰老、疾病而变性的神经元及其细胞碎片。

（4）室管膜细胞：分布在脑室及脊髓中央管腔面，形成单层上皮，称室管膜。细胞呈立方形或柱状，表面有许多微绒毛或纤毛。有些细胞基底面有细长的突起伸向深部，称伸长细胞。室管膜细胞在脑脊液、神经元与血管之间起主动运输的作用，参与脉络丛的构成。

2. 周围神经系统中的神经胶质细胞　包括神经膜细胞和卫星细胞等。

（1）神经膜细胞：又称施万细胞，是周围神经系统的髓鞘形成细胞。细胞排列成串，包裹在轴突周围，形成有髓神经纤维的髓鞘。神经膜细胞外面有一层基膜，对周围神经纤维再生起诱导作用。

（2）卫星细胞：又称被囊细胞，是神经节内包裹神经元胞体的一层扁平或立方形细胞。细胞核呈圆形或卵圆形，染色较深。卫星细胞对神经元有支持和保护作用。

（三）神经纤维和神经

1. 神经纤维　由神经元轴突或长的树突外包神经胶质细胞（神经膜细胞或少突胶质细胞）组成。根据包裹轴突的神经胶质细胞是否形成髓鞘，分为有髓神经纤维和无髓神经纤维（图 1-35）。

（1）有髓神经纤维：由中央的轴索及周围的髓鞘和神经膜构成。髓鞘和神经膜呈

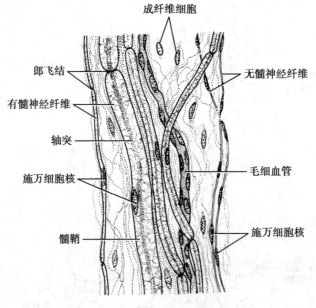

图 1-35 周围神经纤维

节段性,相邻节段间的缩窄部无髓鞘,称郎飞结。两个郎飞结之间的一段神经纤维,称结间体。髓鞘有保护和绝缘作用;神经膜对神经纤维有营养、保护和再生作用。

(2) 无髓神经纤维:由较细的轴索和包裹在外面的神经膜细胞构成。神经膜细胞不形成髓鞘,无郎飞结。一个神经膜细胞可包裹多条轴索。

神经纤维的主要功能是传导神经冲动。有髓神经纤维神经冲动的传导呈跳跃式,即从一个郎飞结跳到下一个郎飞结,故传导速度快;无髓神经纤维因无髓鞘、无郎飞结,神经冲动沿轴突膜连续传导,其传导的速度比有髓神经纤维慢。

2. 神经 周围神经系统中功能相似的神经纤维集合在一起,外包致密结缔组织膜,构成神经(图 1-36)。每条神经包括若干神经束,每一神经束包括许多神经纤维。

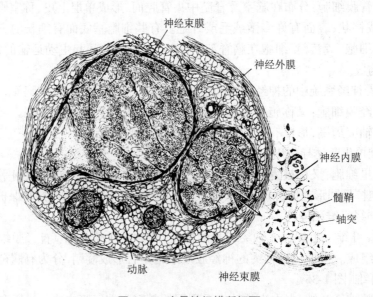

图 1-36 坐骨神经横断切面

在一条神经内,神经纤维多为混合性,即含感觉神经纤维、运动神经纤维和内脏神经纤维。

#### (四) 神经末梢

周围神经纤维的终末部分,终止于其他组织中所形成的特有结构,称为神经末梢。按其功能,神经末梢可分为感觉神经末梢和运动神经末梢两类。

1. 感觉神经末梢 感觉(传入)神经元周围突的终末部分与其他组织结构共同形成的特定结构,称为感受器。它能感受人体内、外环境变化的各种刺激,并转化为神经冲动,传向中枢。感觉神经末梢按其结构又可分为游离神经末梢和有被囊神经末梢。

(1) 游离神经末梢:由感觉神经元周围突的终末部分形成,髓鞘消失,裸露反复分支,游离分散在上皮细胞或结缔组织中,能感受疼痛和冷热的刺激(图 1-37)。

(2) 有被囊神经末梢:由感觉神经元的终末外包结缔组织被囊构成(图 1-38)。常见的有:

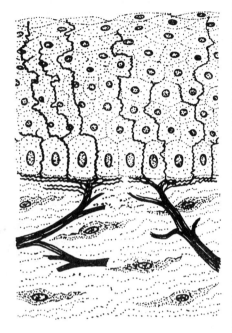

图 1-37 游离神经末梢

1) 触觉小体:又称梅氏小体,呈椭圆形,周围有结缔组织形成被囊,内有许多横列的扁平触觉细胞。有髓神经纤维在被囊处失去髓鞘穿入被囊内,分支盘绕,分布在皮肤的真皮乳头内,以手指掌面和足趾底面最多,能感受触觉。

2) 环层小体:又称潘申尼小体,呈圆形或椭圆形,大小不一,其直径约为0.5~3mm。环层小体内有多层呈同心圆排列的扁平细胞,中央是一均质圆柱体。有髓

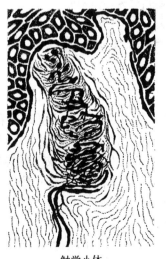

触觉小体

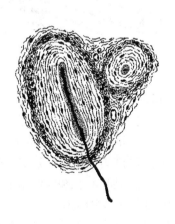

环层小体

图 1-38 有被囊神经末梢

神经纤维失去髓鞘后进入圆柱体。此种小体分布广泛,多见于真皮深层、皮下组织、肠系膜和胰腺的结缔组织中,能感受压力、震动和张力觉等。

3)肌梭:为分布于骨骼肌中的细长梭形小体,长约2~5mm,表面有结缔组织被囊,其内含有3~10条较细的骨骼肌纤维,称梭内肌纤维。肌梭主要感受骨骼肌纤维的伸缩变化刺激,使机体感知姿势和位置变化,并调节骨骼肌张力。

2. 运动神经末梢 是运动神经纤维的终末部分,终止于骨骼肌、心肌、平滑肌及腺体等,支配肌肉收缩或腺体分泌,故称效应器。运动神经末梢按其分布有两种:

(1)躯体运动神经末梢:它来自脊髓前角或脑干的运动神经元的轴突末梢。轴突末梢到达骨骼肌纤维的肌膜处失去髓鞘,再分成爪状细支,其终末膨大,在骨骼肌纤维的表面形成椭圆形的板状隆起,称运动终板(图1-39)。

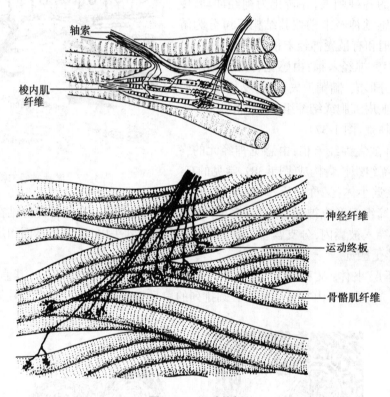

图1-39 运动终板

(2)内脏运动神经末梢:从中枢到效应器一般由两个神经元组成。第一个神经元称节前神经元,胞体位于脊髓灰质侧角或脑干神经核内,其轴突称节前纤维;第二个神经元称节后神经元,胞体位于自主神经节或神经丛,轴突组成节后神经纤维,多为无髓神经纤维,结构简单,经反复分支,终末支呈串珠状膨大,称神经终末小结,附着在内脏及血管的平滑肌、心肌和腺细胞上,构成突触(图1-40)。

(五)神经组织的再生与修复

成人体内的神经元是高度分化的细胞,失去分裂增殖能力。神经元胞体严重损伤后,常导致神经元的死亡,不能再生。胞体的存活是神经纤维再生的必要条件。当突起受伤后,只要胞体无损,仍可生成新的突起。胞体约于损伤后第3周开始恢复,

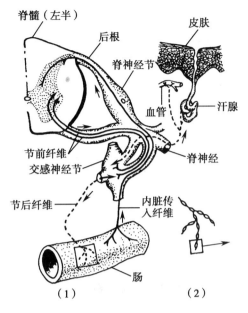

图 1-40　内脏运动神经末梢

不断合成新的蛋白质及其他产物输向轴突,使残留的近侧端轴突生长出许多新生的轴突支芽。中枢神经纤维的再生较弱,故中枢神经纤维损伤后,其功能不易恢复。

(李媛彬)

 **复习思考题**

1. 细胞器包括哪些? 各有何功能?
2. 四大基本组织的结构特点及分类如何?
3. 疏松结缔组织的细胞、纤维有哪些? 各有何功能?
4. 神经元的分类如何? 突触连接的方式有哪些?
5. 有被囊神经末梢的名称、分布和功能如何?
6. 四大基本组织的再生特点如何?

# 第二章

# 运 动 系 统

## 学习要点

运动系统的组成;骨和肌的表面特征;骨的形态和分类;骨的构造;躯干骨的组成;椎骨的一般形态;各部椎骨的主要特征;胸骨的位置和形态;上肢骨、下肢骨的名称、位置;颅的组成和分部;关节的基本结构和运动形式;躯干骨连结;四肢骨连结;颅骨连结;肌的形态和构造;全身各部肌和肌群的名称和位置;全身主要的骨性标志和肌性标志。

## 案例分析

患者,女,68 岁。入院前 1 小时在家不慎滑倒,右上肢着地,右肘肿痛畸形,活动受限。X 线片示右肘关节后脱位,未见明显骨折线,遂由急诊拟以"右肘关节后脱位"收入院。

讨论:肘关节的组成、特点及运动方式,怎么鉴别肘关节后脱位?

## 第一节 概 述

### 一、运动系统的组成和主要功能

运动系统由骨、骨连结和骨骼肌三部分组成,约占成人体重的 60%。

全身各骨和骨连结构成骨骼。骨骼与骨骼肌共同形成人体的支架,赋予人体基本形态,构成颅腔、胸腔、腹腔、盆腔、脊柱等体腔的壁,从而保护脑、心、肺、肝、脾、膀胱、脊髓等重要器官。附着于骨骼上的肌肉,为骨骼肌。在运动过程中,骨起杠杆的作用,骨连结起枢纽的作用,骨骼肌提供运动的动力,从而产生运动。因此,运动系统对机体具有支持、保护和运动的功能。

### 二、骨和肌的表面特征

人体某些部位的骨或肌,在人体表面形成较为明显的突起或凹陷。我们将在体表能看到或摸到的骨和肌的突起或凹陷,称之为骨性标志或肌性标志。临床上将这些标志作为认定血管和神经的走行、确定器官的位置、选取手术切口的部位等的依据。

骨的表面受肌肉的牵拉、血管神经的走行和邻近脏器的影响形成特定的表面形态,解剖学上赋于一定的名称。主要名称如下:

1. 骨表面突起　突然高起的骨面,称突;较尖锐的小突起,称为棘;基底较大的突起,称隆起;粗糙的隆起,称粗隆;圆形的隆起,称结节和小结节;细长的锐缘,称嵴;低而粗涩的嵴,称线。

2. 骨表面凹陷　大的凹陷,称窝;小的凹陷,称凹或小凹;长的凹陷,称沟;浅的凹陷,称压迹。

3. 骨的空腔　骨内的腔,称腔、窦、房。小的空腔,称小房;长形的空腔,称管或道。

4. 骨端的膨大　较圆的膨大,称头或小头;头下略细的部分,称颈;椭圆膨大,称髁;髁上突出部分,称上髁。

# 第二节　骨　学

## 一、概述

骨是人体重要器官之一,每块都具有一定的形态和功能,含有丰富的血管、淋巴管和神经。它不但能进行新陈代谢、生长发育,并有自身改建修复和再生的功能。

（一）骨的分类和形态

成人骨共有206块(图2-1)。按其所在的部位可分为躯干骨、四肢骨和颅骨三部分。其中躯干骨51块,四肢骨126块,颅骨(含听小骨)29块。

骨按其形态可分为长骨、短骨、扁骨和不规则骨4类。

1. 长骨　呈长管状,多分布于四肢,在运动中起杠杆作用。长骨具有一体两端。体称骨干,骨质致密,内有空腔,称髓腔,容纳骨髓;骨两端膨大,称骺,其表面有光滑的关节面,与相邻骨的关节面构成关节。

2. 短骨　一般呈立方形,多分布于既稳定又承重且运动复杂的部位,如腕骨和跗骨。

3. 扁骨　呈板状,主要构成颅腔、胸腔和盆腔的壁,对其内部器官起支持和保护作用。

4. 不规则骨　形态不规则,主要分布于颅底、面部和躯干,如椎骨和颞骨等。头面部的不规则骨部分含有空腔,称含气骨。

（二）骨的构造

骨的基本构造由骨质、骨膜、骨髓等构成(图2-2)。

1. 骨质　为骨的主要成分,由骨组织构成,分骨密质和骨松质。骨密质坚硬致密,耐压性强,主要分布于骨的外层和长骨体;松质呈蜂窝状,由相互交织的骨小梁构成,骨小梁排列方式与承受的张力和压力方向一致,主要分布于长骨的两端及其他类型骨的内部。在颅骨,骨密质构成外板和内板;骨松质位于内、外板之间,称板障。

2. 骨膜　包裹除关节面以外的所有骨面,是一层致密结缔组织膜,内含丰富的血管、神经和幼稚的成骨细胞。骨膜对骨的营养、生长和修复等方面具有重要作用。如骨膜被剥离,则骨不易修复,甚至坏死,所以在临床上,手术时应尽量保留骨膜。

3. 骨髓　骨髓为柔软而富含血液的组织,充填于骨髓腔和骨小梁间的腔隙内。

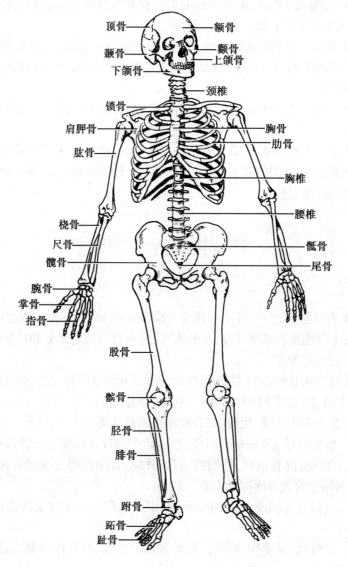

顶骨 —— 额骨
颞骨 —— 颧骨
—— 上颌骨
下颌骨 ——
—— 颈椎
锁骨 ——
肩胛骨 —— 胸骨
肱骨 —— 肋骨
—— 胸椎
—— 腰椎
桡骨 ——
尺骨 —— 骶骨
髋骨 —— 尾骨
腕骨 ——
掌骨 ——
指骨 ——
股骨 ——
髌骨 ——
胫骨 ——
腓骨 ——
跗骨 ——
跖骨 ——
趾骨 ——

图 2-1  人体全身的骨骼(前面)

骨髓可分红骨髓和黄骨髓两种,成人总量约 1 500ml。红骨髓呈红色,主要由网状组织和不同发育阶段的血细胞构成,具有造血功能。胎儿和幼儿的骨髓都是红骨髓。自 6 岁开始,长骨的骨髓腔内红骨髓逐渐被脂肪组织代替,形成黄骨髓,从而失去造血功能,但保留造血的潜力。当机体贫血和大量失血时,黄骨髓可转变成红骨髓,恢复造血功能。成人的红骨髓仅保留在某些长骨的骺、扁骨和短骨的骨松质内,继续造血。

（三）骨的化学成分和物理性质

骨质主要由有机质和无机质两部分组成。有机质主要由黏多糖蛋白和骨胶原纤维组成,使骨具有一定的弹性和韧性;无机质主要由碳酸钙和磷酸钙组成,使骨具有一定的硬度。有机质和无机质结合,使骨既具有一定的弹性,又具有一定的硬度。

随着年龄的不同,有机质和无机质的比例也会发生变化,从而导致骨的化学成分和物理性质发生变化。成人的骨,有机质和无机质的比例约为 3：7,不仅具有很大的

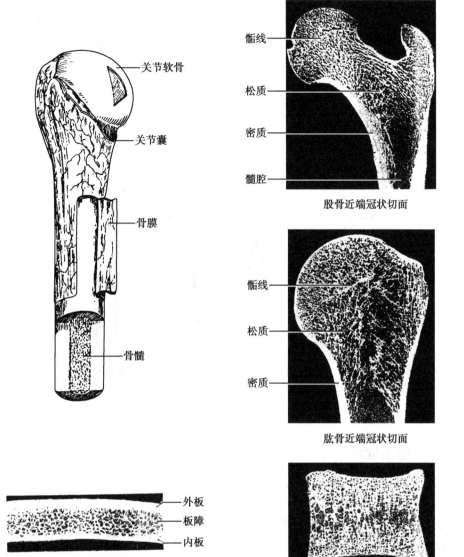

关节软骨

关节囊

骨膜

骨髓

胻线

松质

密质

髓腔

股骨近端冠状切面

胻线

松质

密质

肱骨近端冠状切面

外板

板障

内板

椎体冠状切面

图 2-2 骨的构造

坚硬度,而且有一定的韧性和弹性;小儿的骨,有机质和无机质的比例大于 3∶7,有机质相对较多,无机质相对较少,因而弹性大而硬度小,易发生骨折变形,但骨折端不易完全分离,临床上称为青枝骨折(不完全骨折);老年人的骨,有机质和无机质的比例小于 3∶7,有机质相对较少,无机质相对较多,骨的脆性较大,因而易发生骨折(粉碎性骨折)。

（四）骨的发生和生长

骨发生在中胚层的间充质,自第 8 周开始,间充质分布成膜状,然后在膜的基础上骨化,称膜化骨,如颅盖骨都是膜化骨形成;间充质发育成软骨,再骨化,称软骨化骨,如躯干骨、四肢骨等。

以长骨的骨化为例,幼稚的结缔组织先形成与成人骨形态相似的软骨性骨锥形,然后骨化成骨。当骨化开始时,软骨中部首先出现原发骨化点,随着胚胎的发育,骨化不断向软骨的两端扩展,至胎儿出生前后,大部分长骨在骺处出现另外骨化中心,称继发骨化点,在骺部造骨。最后,原发骨化点形成骨干,继发骨化点形成骺,但两者之间仍然保留一定范围的软骨,称骺软骨。骺软骨不断骨化、不断增生,使骨不断增长。当机体发育到一定年龄,骺软骨不再生长,同时被骨化,形成界于骨干与骺之间的骺线。从此,骨不再生长,机体也不再长高(图2-3)。

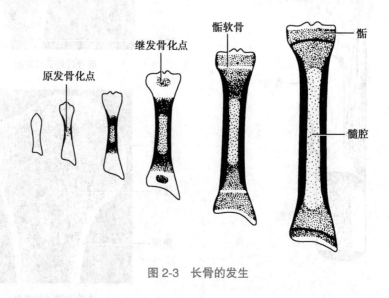

图2-3　长骨的发生

## 二、躯干骨

躯干骨包括26块椎骨、1块胸骨和12对肋,共51块。

（一）椎骨

幼年时,椎骨包括颈椎7块、胸椎12块、腰椎5块、骶椎5块、尾椎3~5块,共32~34块。成年人5块骶椎融合成为1块骶骨,3~5块尾椎融合成1块尾骨。

1. 椎骨的一般形态　椎骨为不规则骨,由前方短圆柱形的椎体和后方板状的椎弓两部分组成。椎体内部主要由骨松质构成,表面覆一层较薄的骨密质,是椎骨的主要负重部位,故易发生压缩性骨折;椎弓是弓形骨板,呈半环形,由前方的椎弓根和后方的椎弓板构成。椎弓根为连于椎体的缩窄部位,其上、下缘各有一切迹,分别称椎上切迹和椎下切迹;椎弓板为椎弓围成椎孔后壁的部分,从椎板上伸出7个突起。其中有向两侧伸出的1对横突、向上和向下分别伸出的1对上关节突和1对下关节突、向后方伸出的1个棘突。相邻椎骨的上、下切迹围成椎间孔,孔内有脊神经通过。椎体与椎弓共同围成椎孔。所有的椎孔连成椎管,容纳脊髓(图2-4)。

2. 各部椎骨的主要特征

（1）颈椎:椎体较小,横断面呈椭圆形,横突上有横突孔。第3~7颈椎椎体上面两侧有向上的突起,称椎体钩,与上位颈椎相对应部位形成钩椎关节。在某些病理情况下,导致椎体钩骨质增生,使椎间孔变狭窄,压迫脊神经,产生颈椎病的体征和症状。第2~6颈椎的棘突较短,末端分叉(图2-5)。

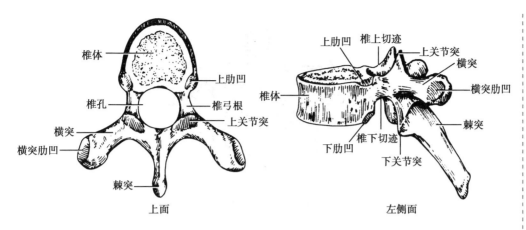

图 2-4　椎骨的一般形态(胸椎)

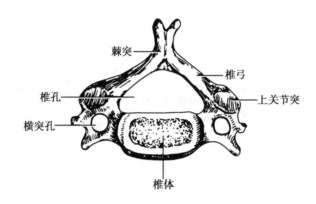

图 2-5　颈椎(上面)

　　第 1 颈椎又称寰椎,呈环状,无椎体和棘突,由前弓、后弓及两侧侧块构成。前弓后面正中有齿突凹,与枢椎的齿突相关节。侧块上、下有关节面,与枕髁和枢椎相关节(图 2-6)。

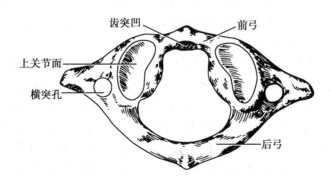

图 2-6　寰椎(上面)

　　第 2 颈椎又称枢椎,其主要特点是椎体向上伸出 1 个齿突,与寰椎的齿突凹形成寰枢关节(图 2-7)。

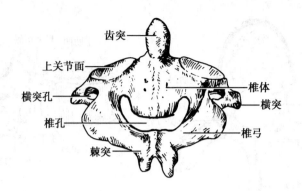

图 2-7 枢椎(上面)

第 7 颈椎又称隆椎,棘突较长,末端不分叉,为临床上计数颈椎骨的标志。在其下方的凹陷中,可取大椎穴(图 2-8)。

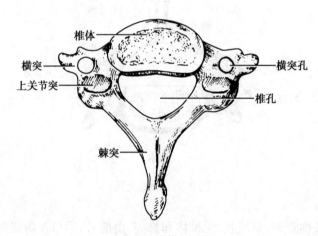

图 2-8 隆椎(上面)

(2) 胸椎:椎体横断面呈心形。椎体侧面上、下缘分别有上、下肋凹;横突末端有横突肋凹;均与肋骨相关节。胸椎的棘突较长,并向后下方倾斜(图 2-4)。

(3) 腰椎:椎体体积最大,横断面呈肾形。棘突宽而短,呈板状,水平伸向后。因棘突间的间隙较大,临床上可在此处做腰椎穿刺(图 2-9)。

(4) 骶骨:由 5 块骶椎融合而成,呈倒置三角形。骶骨底朝上与第 5 腰椎相连,前缘向前突出,称岬。骶骨尖朝下与尾骨相连。骶骨侧面上部有关节面,称耳状面,与髋骨的耳状面,形成骶髂关节。骶骨的前面(盆面)略凹陷,有 4 对骶前孔;后面(背面)粗糙并向后隆突,有沿中线的纵行隆起,称骶正中嵴,其两侧有 4 对骶后孔。骶骨内有纵行管道,称骶管。骶管与骶前孔和骶后孔相通,其下端向后裂开,形成骶管裂孔。骶管裂孔两侧向下的突起,称骶角,在体表可触及,是临床上进行骶管麻醉和针灸取穴的骨性标志(图 2-10)。

(5) 尾骨:由 3~4 块退化的尾椎融合而成,形体较小,上端与骶骨尖相接,下端游离(图 2-10)。

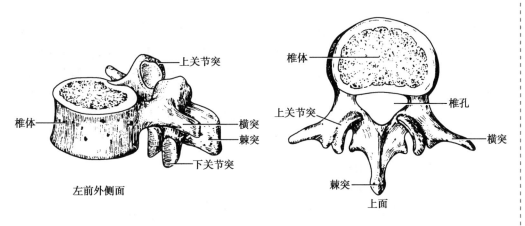

左前外侧面

图 2-9 腰椎

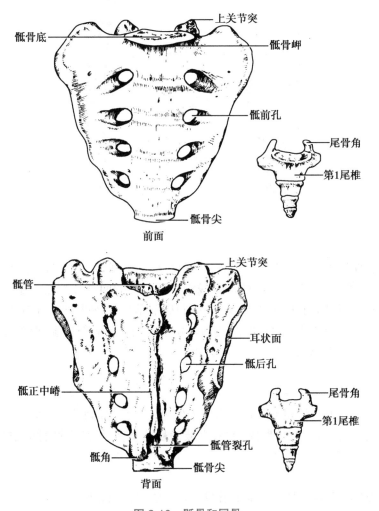

图 2-10 骶骨和尾骨

## （二）胸骨

胸骨是一块扁骨,位于胸前壁正中,前凸后凹。胸骨全体可在体表摸到,从上到下,可分为胸骨柄、胸骨体和剑突三部分。胸骨柄上宽下窄,其上缘中部凹陷,称颈静脉切迹。胸骨柄两侧有锁切迹和第1肋切迹,与锁骨和第1肋相连结。胸骨柄与胸骨体相接处向前微凸,称胸骨角,两侧平对第2肋,可在体表扪及,是临床上确定肋和肋间隙的骨性标志;胸骨体呈长方形,外侧缘有与第2~7肋软骨相关节的肋切迹;剑突薄而细长,形状变化较大,下端游离(图2-11)。

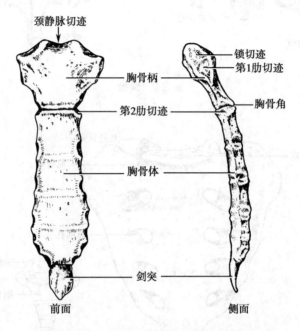

图 2-11 胸骨

## （三）肋

肋由肋骨和肋软骨组成,共12对。肋骨可分为体和前、后两端。肋体扁长,有上、下两缘和内、外两面,内面下缘处有一浅沟,称肋沟,肋间神经和血管走行其中;肋体的后份急转处,称肋角;肋前端接肋软骨;肋后端稍膨大,称肋头,与胸椎肋凹形成关节。肋头外侧缩细的部分,称肋颈,与肋体相接处的后方有粗糙隆起,称肋结节,与胸椎横突肋凹相关节(图2-12)。

## 三、四肢骨

四肢骨包括上肢骨和下肢骨。由于人体直立,上肢成为劳动器官,下肢起支持和移位的作用。所以,上肢骨形体较小,下肢骨粗壮坚实。上、下肢骨的数目和排列方式基本相同。

### （一）上肢骨

上肢骨包括上肢带骨和自由上肢骨,每侧32块,共64块。

1. 上肢带骨　包括锁骨和肩胛骨。

（1）锁骨:位于胸廓前方,呈"~"形,内侧2/3凸向前,外侧1/3凸向后,全长可以体表扪及,是重要的骨性标志。内侧端粗大,称胸骨端,有关节面与胸骨柄相关节,形成

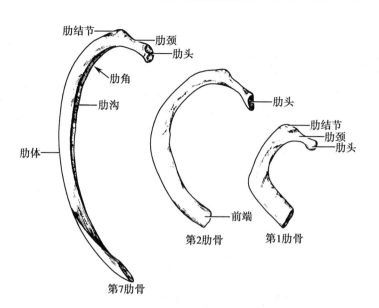

图 2-12　肋骨(右侧)

胸锁关节;外侧端扁平,称肩峰端,有关节面与肩胛骨的肩峰相关节,形成肩锁关节。锁骨的内侧 2/3 呈三棱形,外侧 1/3 呈扁平形,两者之间较细,易发生骨折(图 2-13)。

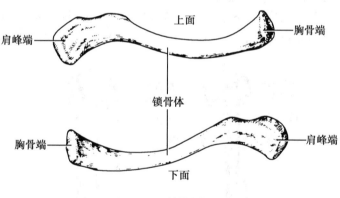

图 2-13　锁骨(右侧)

(2) 肩胛骨:为三角形扁骨,位于胸廓后面的外上方,平对第2~7肋之间。有两面、三缘和三角(图 2-14)。

肩胛骨的前面(腹侧面或肋面),为一大的浅窝,称肩胛下窝;后面上方有一骨嵴,斜向外上方,称肩胛冈。肩胛冈将肩胛骨的后面分为冈上窝和冈下窝两部分。肩胛冈向外侧伸出扁平突起,称肩峰,与锁骨的肩峰端相关节。

肩胛骨内侧缘薄而锐利,靠近脊柱,称脊柱缘;外侧缘较厚,靠近腋窝,称腋缘;上缘较短,近外侧有一小切迹,称肩胛切迹,切迹的外侧向前的突起,称喙突。

肩胛骨上角为脊柱缘和上缘的会合处,平对第2肋;下角为腋缘和脊柱缘会合处,平对第7肋;外侧角为上缘和腋缘的会合处,有卵圆形的关节面,称关节盂,与肱骨头相关节。肩胛骨的上角和下角为临床上计数肋骨和肋间隙的重要骨性标志。

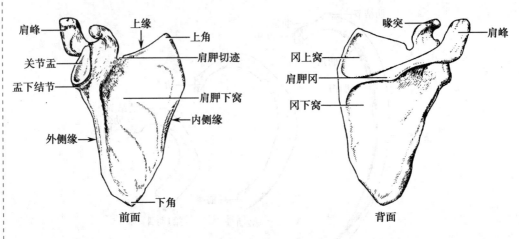

图 2-14　肩胛骨(右侧)

2. 自由上肢骨　包括肱骨、尺骨、桡骨和手骨。

(1) 肱骨:为一长骨,分一体两端,位于臂部。肱骨上端有朝向上后内方的半球形的肱骨头,与肩胛骨的关节盂相关节。肱骨头周围环状浅沟,称解剖颈。肱骨头的外侧和前方有两个隆起。外侧较大的隆起,称大结节,向下延伸的嵴,称大结节嵴;前面较小的隆起,称小结节,向下延伸的嵴,称小结节嵴。两结节之间纵行的沟,称结节间沟。肱骨上端与肱骨体交界处较细,称外科颈,此处易发生骨折(图 2-15)。

肱骨体上半部呈圆柱形,下半部呈三棱柱形。中部前外侧面有一粗糙隆起,称三角肌粗隆。在三角肌粗隆的后下方有一由内上斜向外下的浅沟,称桡神经沟,有桡神

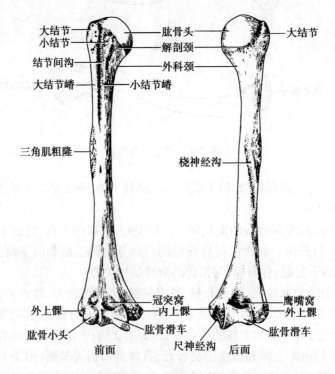

图 2-15　肱骨(右侧)

经通过。所以肱骨中段骨折时,易损伤桡神经。

肱骨下端较扁,内侧部有肱骨滑车,与尺骨的滑车切迹相关节;外侧部有肱骨小头与桡骨头相关节。小头外侧和滑车内侧各有一突起,称外上髁和内上髁。在外上髁和内上髁稍上方,肱骨下端与体交界处,骨质较薄,易发生肱骨髁上骨折。内上髁后方有尺神经沟,尺神经由此通过。肱骨滑车后上方有一窝,称鹰嘴窝;肱骨滑车前上方有一窝,称冠突窝。

(2)尺骨:位于前臂内侧部,分一体两端,上粗下细。尺骨上端有两个向前突起,上方较大称鹰嘴,下方较小称冠突。两个突起间的半圆形深凹,称滑车切迹,与肱骨滑车相关节。冠突外侧面有桡切迹,与桡骨头相关节。尺骨体呈三棱柱形,上段粗,下段细,外缘锐利。尺骨下端略呈球形的,称尺骨头;头的后内侧向下的突起,称尺骨茎突(图2-16)。尺骨体、尺骨头、鹰嘴均可在体表扪及。

(3)桡骨:位于前臂外侧部,分一体两端,上细下粗。桡骨上端膨大称桡骨头,其上面有关节凹,与肱骨小头相关节。桡骨头周围有环状关节面与尺骨的桡切迹相关节。桡骨体呈三棱柱形。桡骨下端前凹后凸,外侧向下突起,称茎突;内面有凹形关节面,称尺切迹,与尺骨头相关节;下面有腕关节面,与腕骨相关节(图2-17)。桡骨茎突和桡骨头在体表可扪及(图2-16)。

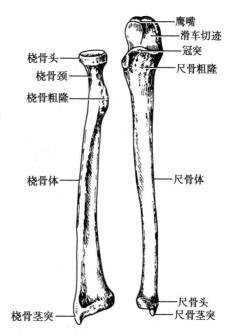

图 2-16 桡骨和尺骨(右侧)

(4)手骨:包括腕骨、掌骨和指骨(图2-17)。

1)腕骨:属短骨,每侧8块,排成远、近两列,每列4块。从桡侧向尺侧、从近侧向远侧数,分别是手舟骨、月骨、三角骨、豌豆骨、大多角骨、小多角骨、头状骨和钩骨。

2)掌骨:属长骨,每侧5块。从桡侧向尺侧分别称第1~5掌骨。掌骨近端为底,接腕骨;远端为头,接指骨;中间部为体。

3)指骨:属长骨,每侧14块。除拇指为2节外,其余各指均为3节,分别称为近节指骨、中节指骨和远节指骨。各节指骨又分指骨底、指骨体和指骨滑车三部分。

(二)下肢骨

下肢骨包括下肢带骨和自由下肢骨,每侧31块,共62块。

1. 下肢带骨　包括一块髋骨。

(1)髋骨:位于盆部,为上部扁阔、中部窄厚的不规则骨。髋骨外侧面有一深窝,称髋臼,与股骨头相关节。髋骨下方有一卵圆形大孔,称闭孔。幼儿时期的髋骨由髂骨、耻骨和坐骨三部分组成,16岁左右时,3块骨融合成1块髋骨(图2-18)。

1)髂骨:构成髋骨的上部,分体和翼两部分。体构成髋臼的上部,翼位于体的上方,为宽阔的厚板,其上缘厚而钝,称髂嵴,呈弓形。两侧髂嵴最高点的连线平对第4腰椎棘突,是临床上计数椎骨序数的骨性标志。髂嵴前端突起,称髂前上棘;后端突

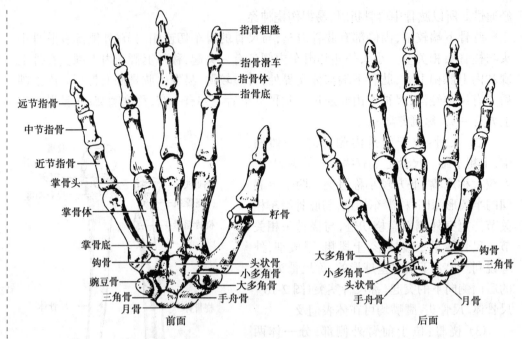

图 2-17 手骨(右侧)

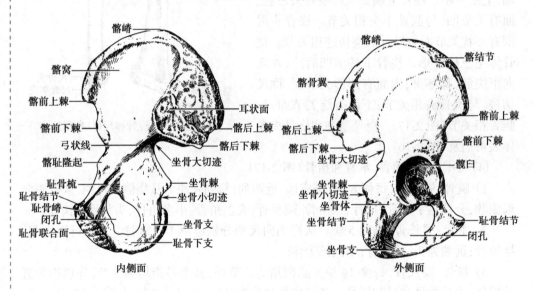

图 2-18 髋骨

起,称髂后上嵴。髂前上棘后方 5~7cm 处,髂嵴向外侧突起,称髂结节,是临床上一个重要的骨性标志。临床上常选用髂结节处进行骨髓穿刺。髂骨内面的浅窝,称髂窝。髂窝的后部下方有粗糙的耳状面,与骶骨耳状面相关节。髂窝下界有圆钝骨嵴,称弓状线。

2) 耻骨:构成髋骨的前下部。耻骨分耻骨体、耻骨上支和耻骨下支三部分。耻骨体构成髋臼的前下 1/5;耻骨体向前下延伸部分,称耻骨上支;耻骨体向后下延伸部分,称耻骨下支。耻骨上、下支相互移行处内侧的椭圆形粗糙面,称耻骨联合面。耻骨上支上面有一锐嵴,称耻骨梳,向后与弓状线相续,向前终于耻骨结节。

3）坐骨：构成髋骨的后下部。坐骨分坐骨体和坐骨支两部分。坐骨体构成髋臼的后下 2/5，下部向前形成坐骨支。坐骨体与坐骨支会合处的粗糙隆起，称坐骨结节。坐骨体后缘有尖形坐骨棘，其上、下方各有一切迹，分别称坐骨大切迹和坐骨小切迹。

髂嵴、髂前上棘、髂后上棘、髂结节、耻骨结节及坐骨结节均可在体表扪及，是临床上重要的骨性标志。

2. 自由下肢骨　包括股骨、髌骨、胫骨、腓骨和足骨。

（1）股骨：位于股部，是人体最粗大的长骨，长度约为身高的 1/4。股骨分上、下两端和体三部分（图 2-19）。

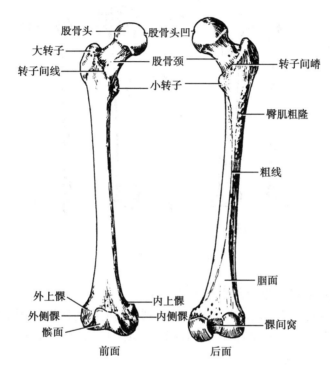

图 2-19　股骨（右侧）

股骨上端有朝向前内上方的股骨头，与髋臼相关节。股骨头下外侧的狭细部，称股骨颈。股骨颈与股骨体连接处上外侧的方形隆起，称大转子；内下方的隆起，称小转子。

股骨体呈圆柱形，略弓向前，体的后面有纵行骨嵴，称粗线。粗线向上延续于粗糙的臀肌粗隆。

股骨下端有两个向后的膨大，分别称内侧髁和外侧髁。两髁的前面、后面和下面有光滑的关节面，与胫骨和髌骨相关节。两髁后分之间的深窝，称髁间窝。两髁的侧面分别有突起，称内上髁和外上髁，是重要的骨性标志。

（2）髌骨：是人体内最大的籽骨，位于膝关节前方的股四头肌腱内。髌骨呈三角形，底朝上，尖朝下，前面粗糙，后面有关节面，与股骨的髌面相关节。髌骨全体可以体表扪及。

（3）胫骨：位于小腿的内侧部，分上、下两端和体三部分。胫骨上端膨大，向两侧突出,形成内侧髁和外侧髁。两髁上面有微凹的关节面,与股骨内侧髁和外侧髁相关节。两关节面之间的隆起,称髁间隆起。胫骨上端前面有粗糙的隆起,称胫骨粗隆;胫骨体呈三棱柱形,前缘锐利,内侧面平坦,均直接位于皮下;胫骨下端稍膨大,内下方有一突起,称内踝,外侧面有腓切迹,与腓骨相连。下端下面有关节面,与距骨相关节(图2-20)。胫骨内侧髁、外侧髁、胫骨粗隆和内踝均可在体表扪及。

(4)腓骨:位于小腿的外侧部,分上、下两端和体三部分。上端稍膨大称腓骨头;下端膨大称外踝(图2-20)。腓骨头和外踝均可以体表扪及,是重要的骨性标志。

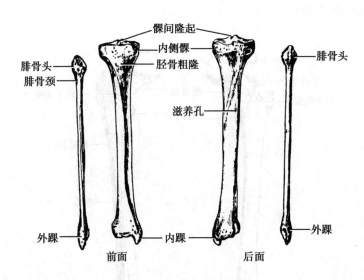

图2-20 胫骨和腓骨(右侧)

(5)足骨:包括跗骨、跖骨和趾骨(图2-21)。

1)跗骨:属短骨,共7块。分前、中、后三列。前列有内侧楔骨、中间楔骨、外侧楔骨和前外侧的骰骨;中列有足舟骨;后列有上方的距骨和下方的跟骨。

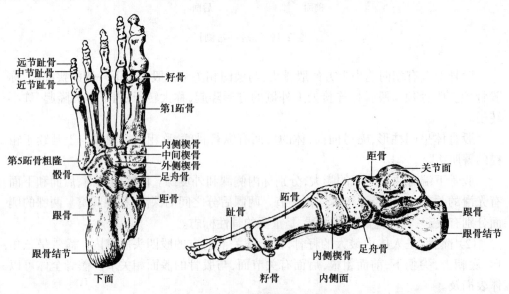

图2-21 足骨(右侧)

2）跖骨:属长骨,共 5 块。形状和排列与掌骨相类似,自内侧向外侧依次为第 1~5 跖骨。跖骨分头、体、底三部分。远端称头,与近节趾骨相接;近端称底,与跗骨相接;中间为体。

3）趾骨:属长骨,共 14 块。形态和命名与指骨相同。

## 四、颅骨

### (一) 颅的组成

颅位于脊柱上方。成人的颅由 23 块颅骨组成(不含中耳的 3 对听小骨),多为扁骨或不规则骨,除下颌骨和舌骨外,其余各骨都通过缝或软骨连成一个整体。颅可分为后上部的脑颅和前下部的面颅两部分。

1. 脑颅骨　共 8 块,包括成对的颞骨、顶骨和不成对的额骨、筛骨、蝶骨、枕骨,共同组成颅盖和颅底。颅盖是由额骨、顶骨和枕骨构成;颅底是由前方的额骨和筛骨、后方的枕骨、两侧的颞骨和中部的蝶骨构成。脑颅围成颅腔,容纳和保护脑。重点介绍蝶骨、颞骨和筛骨。

(1) 筛骨:为脆弱的含气骨,位于两眶之间,构成鼻腔的上部、外侧壁和鼻中隔。筛骨呈"巾"字形,分筛板、垂直板和筛骨迷路三部分。筛板为多孔的水平骨板,构成鼻腔的顶;垂直板自筛板正中线下垂,呈矢状位,构成骨性鼻中隔上部;筛骨迷路位于垂直板两侧,由许多含气小房的筛窦构成(图 2-22)。

(2) 颞骨:参与构成颅底和颅腔侧壁,为不规则骨,以外耳门为中心可分鳞部、鼓部和岩部三部分。鳞部位于外耳门上方,形似鳞片;鼓部位于下颌窝后方,为卷曲的骨片,从前、下、后三面包绕外耳道;岩部位于外耳门的内侧和后方,前内侧份呈三棱锥形参与构成颅底,后外侧份呈圆锥形位于外耳门后方,称乳突,岩部后面的中份有内耳门(图 2-23)。

(3) 蝶骨:位于颅底中部,形似蝴蝶,可分体、大翼、小翼和翼突四部分。体位于中间部,呈立方形,上部凹陷,称垂体窝,体内有腔,称蝶窦;大翼和小翼为自体向两侧延伸的两对突起,前上份称小翼,后下方称大翼;翼突为从体与大翼连接处下垂,伸出的

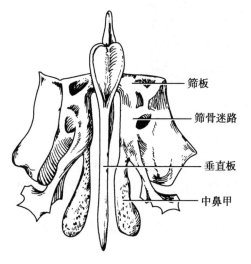

图 2-22　筛骨(前面)

筛板
筛骨迷路
垂直板
中鼻甲

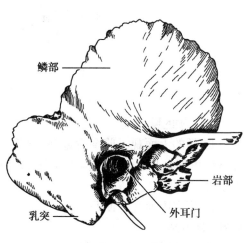

图 2-23　颞骨

鳞部
岩部
乳突
外耳门

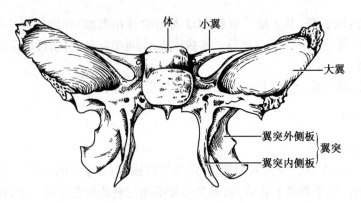

图 2-24 蝶骨

一对突起(图 2-24)。

2. 面颅骨 共 15 块,包括成对的上颌骨、鼻骨、泪骨、颧骨、腭骨、下鼻甲骨和不成对的下颌骨、梨骨、舌骨。其中,下颌骨为面颅骨最大者,分一体两支。下颌体呈蹄铁形,位于前部,上缘形成牙槽弓,牙槽弓有一列容纳牙根的深窝,称牙槽,两外侧面各有一小孔,称颏孔;下颌支是由下颌体后端向上耸出的长方形骨板,其上缘有两个突起,前方的突起,称冠突,后方的突起,称髁突。髁突上端膨大部分,称下颌头,与下颌窝相关节。下颌支内面中部有下颌孔,由此入下颌管,此管在下颌骨内走向前下方,开口于颏孔。下颌体与下颌支后缘会合处形成下颌角,可在体表扪及(图 2-25)。面颅骨共同形成面部轮廓,构成眼眶、鼻腔和口腔的骨架。

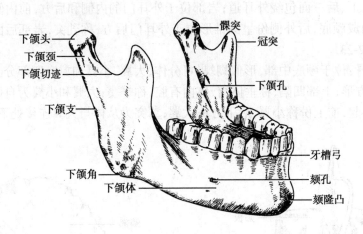

图 2-25 下颌骨

(二) 颅的整体观

1. 颅的上面观 前窄后宽、呈卵圆形、光滑隆凸,可见冠状缝、矢状缝和人字缝。冠状缝由额骨与顶骨连接构成;矢状缝由两顶骨连接构成;两侧顶骨与枕骨连接构成人字缝。

2. 颅底内面观 凹凸不平,可见排列呈阶梯状的 3 个窝,称颅前窝、颅中窝和颅后窝(图 2-26)。

(1) 颅前窝:由额骨眶部、筛骨筛板和蝶骨小翼围成。中部低陷处长方形薄骨,称

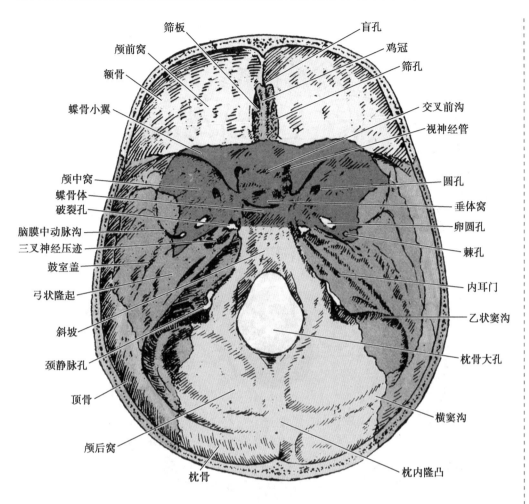

图 2-26　颅底内面

筛骨筛板,板上有筛孔通鼻腔,有嗅神经通过。

（2）颅中窝:由蝶骨体及大翼、颞骨岩部等围成。中部为蝶骨体,体上有垂体窝。垂体窝的外侧有视神经管,其下外侧有眶上裂,两者均与眶相通。蝶骨体的两侧由前内向后外有 3 对孔,依次为圆孔、卵圆孔和棘孔。

（3）颅后窝:由枕骨和颞骨岩部后面构成。窝中央部有枕骨大孔,向下与椎管相通。枕骨大孔前外缘有舌下神经管,后上方有枕内隆凸。枕内隆凸两侧有横窦沟,至颞骨弯向下前续为乙状窦沟,终于颈静脉孔。颞骨岩部的后面为颅后窝的前外侧壁,其中央有内耳门,为内耳的开口。

3. 颅底外面观　颅底外面高低不平,可分前、后两部（图 2-27）。

颅底前部有上颌骨的牙槽,从两侧和前方包围骨腭,其后上方有两个鼻后孔。

颅底后部中央有枕骨大孔,其两侧有隆起的枕髁,与寰椎侧块上关节面相关节。枕髁外侧有颈静脉孔。颈静脉孔的前方是颈动脉管外口,后外侧细长突起为茎突。茎突与乳突间的一小孔,称茎乳孔,其前方凹陷为下颌窝,与下颌骨的下颌头相关节。下颌窝前方横行隆起为关节结节。枕骨大孔后上方有枕外隆凸,在体表可触及,为重要的骨性标志。

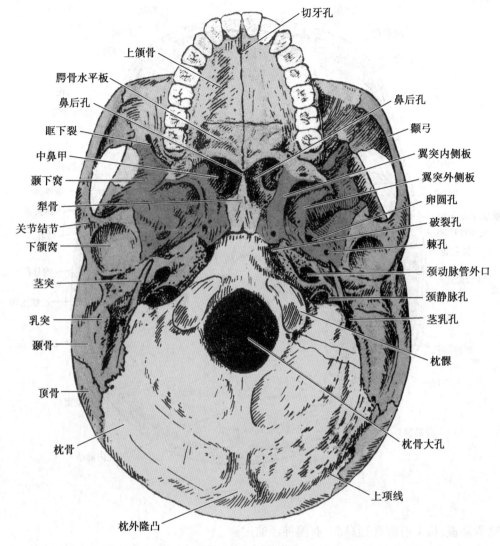

切牙孔
上颌骨
腭骨水平板
鼻后孔
眶下裂
中鼻甲
颞下窝
犁骨
关节结节
下颌窝
茎突
乳突
颞骨
顶骨
枕骨
枕外隆凸

鼻后孔
颧弓
翼突内侧板
翼突外侧板
卵圆孔
破裂孔
棘孔
颈动脉管外口
颈静脉孔
茎乳孔
枕髁
枕骨大孔
上项线

图 2-27　颅底外面

颅底的孔、管、裂都有神经、血管通过，当颅底骨折时，易引起严重的血管、神经损伤。

4. 颅的侧面观　颅侧面的中部有外耳门，向内入外耳道。外耳门前方为颧弓，后方为乳突，均可在体表扪及，是重要的骨性标志。颧弓上方的凹陷为颞窝，下方为颞下窝。颞窝区内，由额骨、顶骨、颞骨和蝶骨四骨会合处形成类似"H"形的翼点。此处骨质较薄，其内面有脑膜中动脉前支通过，故外伤骨折时，易损伤此动脉，引起颅内血肿。针灸的"太阳穴"即位于翼点处（图 2-28）。

5. 颅的前面观　由额骨和颅骨组成，分别围成眶、骨性鼻腔和骨性口腔（图 2-29）。

（1）眶：为底朝前外，尖朝后内的 1 对四棱锥体形的深腔，内容眼球及附属结构。尖向后内，经视神经管与颅腔相通。眶有 4 个壁：上壁为颅前窝的底；下壁主要由上颌骨构成；内侧壁前下部有泪囊窝，由此向下经鼻泪管通鼻腔；外侧壁后部有眶上裂和眶下裂，壁较厚。

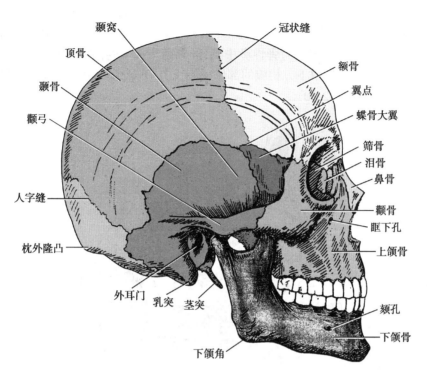

图 2-28　颅侧面

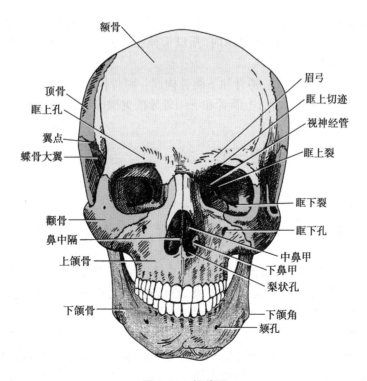

图 2-29　颅前面

（2）骨性鼻腔：位于面颅中央，介于两眶和上颌骨之间，正中由骨性鼻中隔将腔分成左、右两个鼻腔。每个鼻腔均有四壁和两口。四壁：上壁为筛板，与颅腔相隔；下壁为骨腭，与口腔分界；内侧壁为骨性鼻中隔；外侧壁为 3 个卷曲的骨片，分别称为上、中、下鼻甲。上、中、下鼻甲下方相应的部位，称上、中、下鼻道。两口为：前口称梨状孔；后口成对称鼻后孔（图 2-30）。

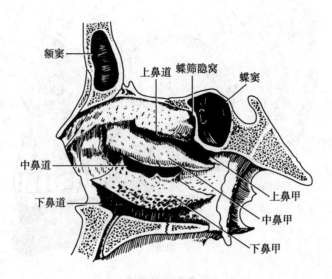

图 2-30　骨性鼻腔的外侧壁

在鼻腔周围的上颌骨、额骨、蝶骨和筛骨内有含气空腔，称鼻旁窦，包括上颌窦、额窦、蝶窦和筛窦，均位于同名骨体内，开口于鼻腔。鼻旁窦对发音共鸣和减轻颅骨的重量起一定的作用。

（3）骨性口腔：由上颌骨、腭骨和下颌骨构成。腭骨构成口腔的顶，前方正中有切牙孔，后部两侧有 1 对腭大孔；上颌骨和下颌骨牙槽突围成口腔的前壁和外侧壁。

# 第三节　关　节　学

## 一、骨连结的概述

骨与骨之间的连接，称骨连结。骨连结可分为直接连结和间接连结两大类。

（一）直接连结

骨与骨之间借致密结缔组织、软骨或骨直接连结，较牢固，其间没有腔隙，不能活动或稍微活动。包含 3 种方式：纤维连结、软骨连结、骨性连结。直接连结见于躯干骨及颅骨之间的连结。

（二）间接连结

又称关节或滑膜关节，骨与骨之间借膜性囊相连，两骨的骨面分离，其间有腔隙，内含滑液，具有较大的活动性。间接连结是人体内主要的骨连结形式，多见于四肢骨的连接。

1. 关节的基本结构　包括关节面、关节囊和关节腔三部分（图 2-31）。

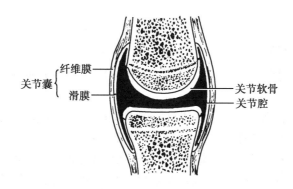

关节囊　{ 纤维膜　　　　　　　　关节软骨
　　　　滑膜　　　　　　　　　　关节腔

图 2-31　关节的基本结构模式图

（1）关节面：是参与组成关节的各相关骨的接触面，一般为一凸一凹，彼此相应，凸者称为关节头，凹者称为关节窝。关节面终生覆盖一层具有弹性的关节软骨，关节软骨多为透明软骨，表面光滑，具有减少摩擦和缓冲外力冲击的作用。

（2）关节囊：由纤维结缔组织构成的膜性囊，附于关节面周缘及其附近的骨面上，并与骨膜融合连续，包围关节，封闭关节腔。关节囊可分为内、外两层。外层为纤维膜，由致密结缔组织构成，含丰富的血管和神经，厚而坚韧；内层为滑膜，由薄而柔润的疏松结缔组织构成，内面光滑。滑膜能分泌滑液，滑液是呈弱碱性的蛋白质液体，具有增加润滑、减少关节运动时的摩擦和营养关节软骨等功能。

（3）关节腔：是由关节囊滑膜层和关节软骨共同围成的密闭腔隙。关节腔内含少量滑液，且为负压，对维持关节的稳定有一定作用。

2. 关节的辅助结构　关节除上述基本结构外，还有韧带、关节盘（或半月板）等辅助结构，具有加强关节稳定性和灵活性的作用。

（1）韧带：是连接相邻两骨之间的致密结缔组织束，具有加强关节的稳固和限制关节过度运动的作用。位于关节囊内的韧带，称为囊内韧带；位于关节囊外的韧带，称为囊外韧带。

（2）关节盘：是位于两关节面之间的纤维软骨板，其周缘附于关节囊的内面，将关节腔分成两部。膝关节内的纤维软骨板呈半月形，称关节半月板。关节盘可调整关节面使其更为适应，增加关节的稳固性和灵活性，并可减少外力冲击和震荡。

3. 关节的运动　关节在肌牵引下可做各种各样的运动，但其基本运动方式可归纳成以下几种：

（1）屈和伸：是关节沿冠状轴所做的运动。关节运动时，相关节的两骨之间角度缩小，称为屈；反之，两骨之间的角度增大，称为伸。

（2）内收和外展：是关节沿矢状轴所做的运动。关节运动时，骨向正中矢状面靠拢的运动，称为内收；反之，远离正中矢状面的运动，称为外展。

（3）旋转：是关节沿垂直轴进行的运动。骨的前面转向内侧的运动，称旋内；反之，骨的前面转向外侧的运动，称旋外。在前臂，手背转向前方的运动，称为旋前；手背转向后方的运动，称为旋后。

（4）环转：以关节的中心为轴心，运动时，骨的上端在原位转动，下端则做圆周运动，整个骨的运动轨迹可描绘成一圆锥形。环转运动实际上是屈、外展、伸、内收依次结合的连续动作。

## 二、躯干骨的连接

全部椎骨互相连结,构成脊柱。胸椎、肋和胸骨连结,构成胸廓。

### (一) 脊柱

脊柱位于躯干背面正中,由 26 块椎骨借椎间盘、韧带和关节连结而成。

1. 椎骨间的连结 各椎骨间借椎间盘、韧带和关节相连。

(1) 椎间盘:是连结两个相邻椎体之间的纤维软骨盘(寰椎和枢椎之间除外)。椎间盘由位于中央部的髓核和位于周围部的纤维环两部分组成。髓核是柔软而富有弹性的胶状物质;纤维环是由纤维软骨环按同心圆排列形成,质韧,保护髓核并限制髓核向周围膨出。椎间盘除连接椎体外,还具有缓冲和利于脊柱向各个方向运动的功能(图 2-32)。

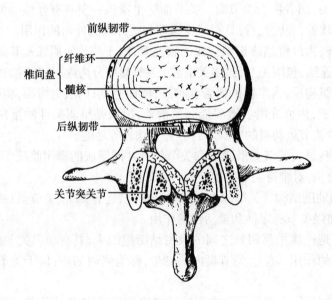

图 2-32 椎间盘

由于成人的椎间盘退行性改变,在某些因素的作用下(如过度劳损、体位骤变或猛力动作等),可能导致纤维环破裂,髓核膨出,临床上称为椎间盘突出症。因纤维环后部较薄,所以髓核较易向后外侧或后方膨出,突入椎间孔或椎管内,压迫相邻的脊髓或神经根。由于脊柱腰部活动度最大,负重最重,故椎间盘突出症多发生在腰部。

(2) 韧带:连结椎骨的韧带有长韧带和短韧带两类(图 2-33)。长韧带包括:①前纵韧带,是附于所有椎体和椎间盘前面的纵行韧带,较宽,有限制椎间盘向前脱出和脊柱过度后伸的作用;②后纵韧带,是附于椎体和椎间盘后面的纵行韧带,有限制椎间盘向后脱出和脊柱过度前屈的作用;③棘上韧带,附于各椎体棘突尖的纵韧带,有限制脊柱过度前屈的作用。短韧带包括:①黄韧带,又称弓间韧带,连于相邻两椎弓板之间的短韧带,具有限制脊柱过度前屈和参与围成椎管的功能;②棘间韧带,连于相邻两棘突之间的短韧带。

(3) 关节:脊柱的关节有关节突关节、寰枢关节和寰枕关节。关节突关节由相邻

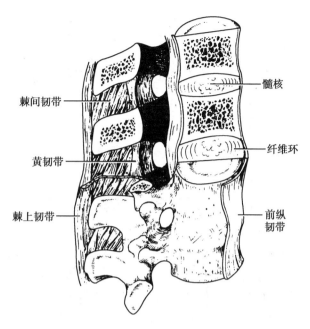

棘间韧带

髓核

黄韧带

纤维环

棘上韧带

前纵韧带

图 2-33 椎骨间的连结

椎骨上、下关节突构成,活动度小;寰枢关节由寰椎和枢椎构成,使头部连同寰椎左、右旋转;寰枕关节由寰椎和枕骨构成,使头部做前俯、后仰及侧屈运动。

2. 脊柱的整体观

(1)前面观:脊柱的椎体由上向下逐渐增大(图 2-34),自骶骨的耳状面又逐渐缩小。椎体的大小变化,与脊柱承受重力依次加大有关。

(2)侧面观:成人脊柱可见 4 个生理性弯曲。自上而下分别是颈曲、胸曲、腰曲和骶曲。颈曲和腰曲凸向前,胸曲和骶曲凸向后。脊柱生理性弯曲增大了脊柱的弹性,可减轻对脑和内脏器官的冲击与震荡。

(3)后面观:所有椎骨棘突在后正中线上连贯形成纵嵴。除第 7 颈椎棘突长而突出外,各部棘突形态各异。颈椎棘突短且分叉;胸椎棘突细长,斜向后下方,呈叠瓦状排列;腰椎棘突水平伸向后,呈板状,间隙较宽。

3. 脊柱的功能 脊柱构成人体的中轴,向上承托颅,向下连接下肢,具有支持和传递重力的作用;此外,脊柱还参与构成胸腔、腹腔和盆腔的后壁,支持和保护其内的脏器;椎管容纳和保护脊髓及脊神经根。脊柱可做前屈、后伸、侧屈、旋转和环转等运动,其中颈腰部运动灵活,故其损伤也较多见。

(二)胸廓

1. 胸廓的组成 胸廓由 12 块胸椎、12 对肋、1 块胸骨及它们之间的连结共同组成。12 对肋的后端分别与胸椎肋凹和横突肋凹相关节。第 1~7 对肋前端借肋软骨直接与胸骨外侧缘相连,形成胸肋关节,称真肋;第 8~10 肋借肋软骨依次附于上一肋的下缘,间接和胸骨相接,称假肋;第 11~12 肋游离于腹壁肌层中,不与胸骨相接,称浮肋。第 7~10 对肋软骨相连形成一条连续的软骨缘,称肋弓。

2. 胸廓的形态 正常成人胸廓呈上窄下宽、前后扁平的圆锥形(图 2-35)。胸廓有上、下两口。胸廓上口较小,由胸骨柄上缘、第 1 对肋和第 1 胸椎围成;胸廓下口较

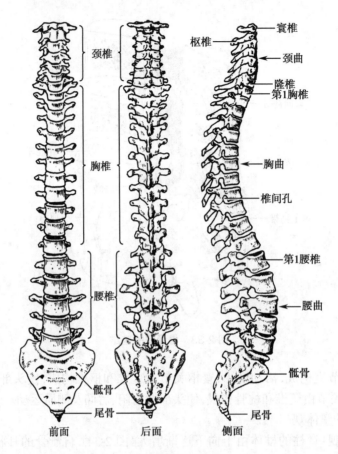

图 2-34 脊柱

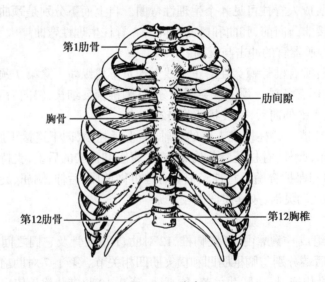

图 2-35 胸廓

大,宽而不齐,由第 12 胸椎、第 12 对肋和第 11 对肋前端、剑突及肋弓围成。相邻两肋之间,称肋间隙。两侧肋弓在中线形成向下开放的夹角,称胸骨下角。胸廓的内腔,称胸腔,内容心、肺、气管、食管、出入心的大血管和神经等。

知识链接

**胸廓形态与美容**

　　胸廓的大小和形状与性别、年龄和健康状况有关。正常成人的胸廓横径与前后径的比值约为3∶2。新生儿的胸廓呈桶状；老年人的胸廓扁而长；成年女性的胸廓短而圆；肺气肿和慢性支气管炎患者因长期咳嗽，使胸廓各径增大形成"桶状胸"。儿童期若因缺乏钙盐，胸廓前后径增大，胸骨明显向前突出，形成"鸡胸"。少数儿童鸡胸是先天性的，大多数患儿的鸡胸是佝偻病造成的，故小儿鸡胸的防治必须重在预防佝偻病。

　　3. 胸廓的功能　胸廓除具有支持和保护功能外，还参与呼吸运动。吸气时，在呼吸肌的作用下，肋上升、胸廓的横径和前后径扩大，胸腔容积增大；呼气时，胸廓做相反运动，使胸廓容积减小。

## 三、四肢骨的连接

### （一）上肢骨的连接

　　1. 上肢带骨的连接

　　（1）胸锁关节：胸锁关节是上肢与躯干连结的唯一关节，由胸骨的锁切迹与锁骨肩峰端构成。关节囊坚韧，囊外有胸锁前韧带、胸锁后韧带、锁间韧带和肋锁韧带加强。关节腔内有关节盘。胸锁关节可使锁骨外侧端做向前、向后、向上、向下及旋转运动，但活动幅度较小。

　　（2）肩锁关节：由锁骨的肩峰端与肩峰的关节面构成，是肩关节活动的支点。

　　2. 自由上肢骨的连接

　　（1）肩关节：由肱骨头与肩胛骨的关节盂构成（图2-36）。肱骨头大，关节盂小而浅，仅能容纳肱骨头的1/4~1/3。关节囊薄而松弛，囊内有肱二头肌长头肌腱通过，囊外有肌腱纤维加强，但下部较薄且无韧带加强，故临床上肩关节脱位时，肱骨头脱向前下方。

　　肩关节是全身最灵活的关节，其运动幅度大，能做屈、伸、内收、外展、旋内、旋外

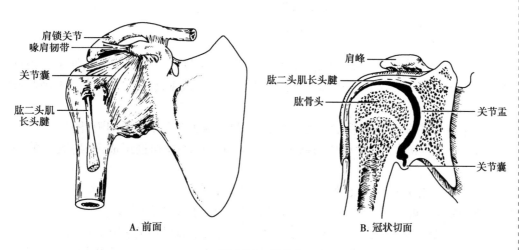

A. 前面　　　　　　　　　　　　　　B. 冠状切面

图2-36　肩关节

和环转运动。

(2) 肘关节:由肱骨下端与尺、桡骨上端构成复关节(图 2-37),包括肱尺关节、肱桡关节和桡尺近侧关节,且 3 个关节包在 1 个关节囊内,具有 1 个共同的关节腔。关节囊的左、右两侧壁厚而紧张,有尺侧副韧带和桡侧副韧带加强,前、后壁薄而松弛,故肘关节脱位时,尺、桡骨常向后脱位,移向肱骨的后上方。幼儿 4 岁以前,桡骨头尚未发育完全,在肘关节伸直位受猛力牵拉前臂时,常可导致桡骨头半脱位。

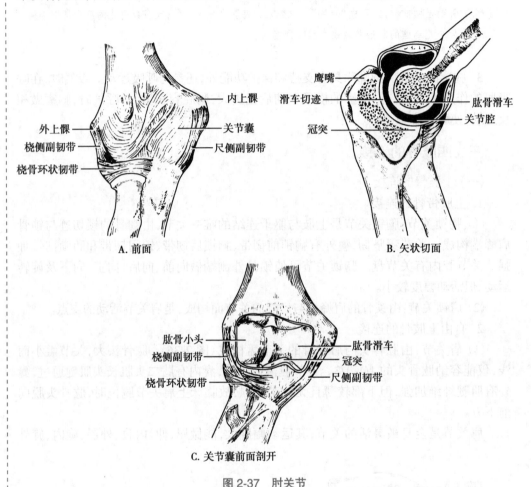

图 2-37 肘关节

肘关节可做屈、伸运动。伸肘时,肱骨的内、外上髁和尺骨鹰嘴三点处于一条直线上;屈肘时,此三点构成一等腰三角形。临床上,可依据此三点关系改变来判断有无肘关节后脱位。

(3) 前臂骨的连接:包括桡尺近侧关节、桡尺远侧关节和前臂骨间膜(图 2-38)。

1) 桡尺近侧关节:由桡骨头环状关节面和尺骨的桡切迹组成,是肘关节的一部分。

2) 桡尺远侧关节:由桡骨的尺切迹和尺骨头组成。

3) 前臂骨间膜:是一片坚韧的纤维膜,连结于桡骨体和尺骨体。

桡尺近侧关节和桡尺远侧关节同时运动时,可使前臂做旋前和旋后运动。

(4) 手关节:包括桡腕关节、腕骨间关节、腕掌关节、掌指关节和指间关节(图

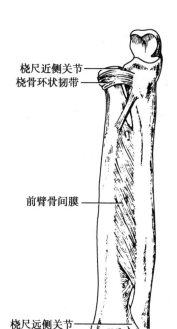

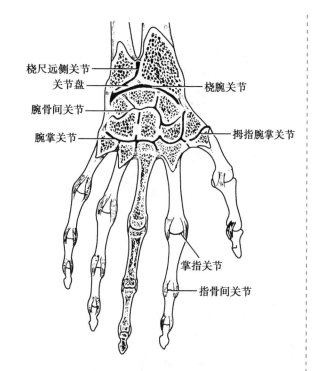

图 2-38　前臂骨间的连结　　　　　图 2-39　手关节

2-39)。

1) 桡腕关节：又称腕关节，由桡骨腕关节面和尺骨头下方的关节盘与手舟骨、月骨及三角骨共同构成。可做屈、伸、内收、外展和环转运动。

2) 腕骨间关节：为微动关节，由相邻各腕骨构成。

3) 腕掌关节：由远侧列腕骨与 5 根掌骨底构成。除拇指腕掌关节可做屈、伸、内收、外展和对掌运动外，其余 4 指腕掌关节活动度很小。对掌运动是拇指尖与其他四指尖掌面相触的运动，为人类手特有的重要功能。

4) 掌指关节：由掌骨头与近节指骨底构成，共 5 个。可做屈、伸、内收、外展等运动。

5) 指间关节：为滑车关节，由上一指骨的指骨滑车与下一指骨的指骨底构成，可做屈、伸运动。

（二）下肢骨的连接

1. 下肢带骨的连接

（1）骶髂关节：由骶骨与髂骨的耳状面构成（图 2-40）。关节囊紧张，前、后均有韧带加强，运动范围较小。妊娠期和分娩时妇女活动范围稍增大。

（2）耻骨联合：由两侧耻骨联合面借纤维软骨构成的耻骨间盘连结而成（图 2-40）。妊娠妇女耻骨联合稍活动。

（3）骨盆：由左右髋骨、骶骨和尾骨及其间的骨连结构成（图 2-41）。骨盆由骶骨岬向两侧经弓状线、耻骨梳、耻骨结节和耻骨联合上缘构成的环形界线，分大骨盆和小骨盆。大骨盆又称假骨盆，为界线以上部分，由髂骨翼和骶骨构成，其内腔为腹腔的一部分；小骨盆又称真骨盆，为界线以下的部分。小骨盆可分骨盆上口、骨盆下口和骨盆

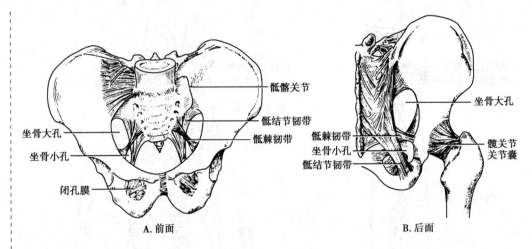

A. 前面　　　　　　　　　　　B. 后面

图 2-40　骨盆的连结

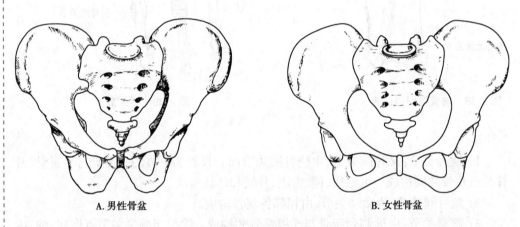

A. 男性骨盆　　　　　　　　　　B. 女性骨盆

图 2-41　男性骨盆和女性骨盆

腔三部分。骨盆上口由界线围成；骨盆下口由尾骨尖、骶结节韧带、坐骨支、坐骨结节、耻骨支和耻骨联合下缘围成；骨盆上、下口之间的腔为骨盆腔。两侧坐骨支和耻骨下支连结形成耻骨弓。两侧耻骨弓的夹角，称耻骨下角。

　　骨盆除具有保护骨盆腔内的器官和支持体重、传递重力外，女性骨盆还是胎儿娩出的骨性产道。因此，男性骨盆和女性骨盆在形态上存在明显差别（表 2-1）。

表 2-1　男、女性骨盆形态的差别

| 项目 | 男性 | 女性 |
| --- | --- | --- |
| 小骨盆上口 | 心形 | 较大，近似圆形 |
| 小骨盆下口 | 较狭窄 | 较宽大 |
| 骨盆腔 | 呈漏斗形 | 呈圆筒形 |
| 耻骨下角 | 70°~75° | 80°~100° |

　　**2. 自由下肢骨的连接**

（1）髋关节：由髋臼和股骨头构成（图 2-42）。髋臼窝深，股骨头小，有 2/3 容纳在

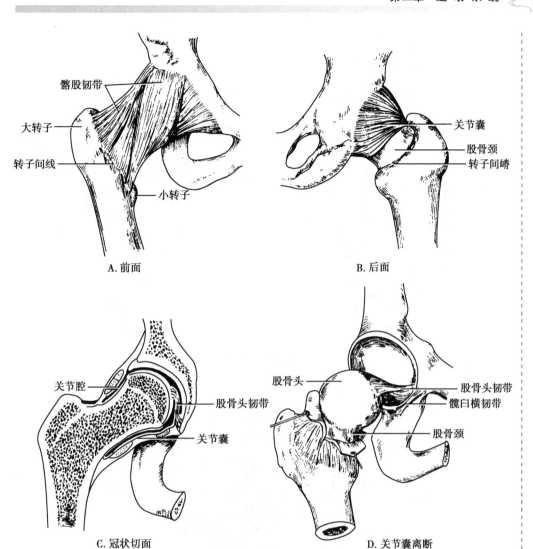

A. 前面

B. 后面

C. 冠状切面

D. 关节囊离断

图 2-42　髋关节

窝内。关节囊坚韧致密,前面达转子间线,后面包罩股骨颈内侧,向上附于髋臼周缘,向下附于股骨颈,故股骨颈骨折有囊内骨折和囊外骨折之分。髋关节的关节囊外有韧带加强,但后下壁较薄弱,故髋关节脱位时,股骨头常脱向后下方。髋关节囊内有连于髋臼和股骨头之间的股骨头韧带,内有营养股骨头的血管通过。

　　髋关节是人体最稳定的关节,其运动幅度较小,能做屈、伸、内收、外展、旋内、旋外和环转运动。

　　(2)膝关节:由股骨下端、胫骨上端和髌骨构成(图 2-43,图 2-44)。膝关节的关节囊薄而松弛,关节囊周围有韧带加强,以增加关节的稳定性。关节囊前壁有髌韧带,是股四头肌腱的延续,覆盖髌骨,向下止于胫骨粗隆;关节囊的外侧有由股骨外上髁到腓骨头的腓侧副韧带;关节囊内侧有由股骨内上髁到胫骨内侧髁并与关节囊和内侧半月板紧密结合的胫侧副韧带。膝关节囊内有膝交叉韧带和半月板。膝交叉韧带包括连接股骨和胫骨,并限制胫骨向前移位的前交叉韧带和限制胫骨向后移位的后交叉韧带,当前、后交叉韧带损伤时,可出现胫骨被动前移和后移,临床上称之为"抽

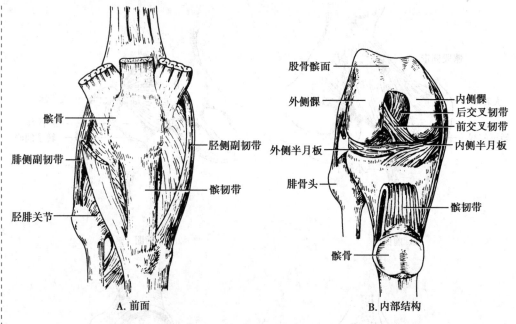

图 2-43　膝关节

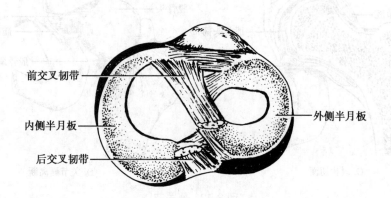

图 2-44　膝关节半月板(上面)

屈现象"。半月板分内侧半月板和外侧半月板,位于股骨内、外侧髁和胫骨内、外侧髁之间,由纤维软骨构成,增加关节的灵活性和稳固性。内侧半月板呈"C"形,体积较大;外侧半月板呈"O"形,体积较小。膝关节囊的周围由许多滑膜囊,囊内充满滑液,可减少肌腱与骨的摩擦,外伤后可发生滑膜囊炎和囊肿。

膝关节是人体内最大最复杂的关节,可做屈、伸运动。当膝关节处于半屈位时,还可做轻微的旋外和旋内运动。

(3) 小腿骨的连接:胫、腓骨之间连结紧密,上端构成微动的胫腓关节;两骨干之间借坚韧的小腿骨间膜连结;下端由韧带相连。胫、腓两骨之间的活动度甚小。

(4) 足关节:包括距小腿关节、跗骨间关节、跗跖关节、跖趾关节、趾间关节(图2-45)。

距小腿关节又称踝关节,由胫、腓骨下端与距骨滑车构成。关节囊前、后壁松弛,两侧有韧带增厚加强,内侧韧带(三角韧带)较厚;外侧韧带较薄,当足过度内翻时,易

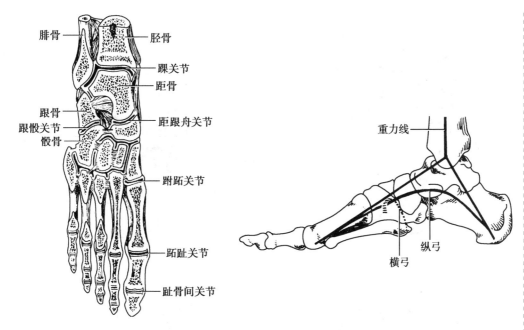

图 2-45　足关节　　　　　　　　　图 2-46　足弓

发生损伤。踝关节可做跖屈(屈)、背屈(伸)运动。

踝关节与跗骨间关节协同作用时,可使足内翻和足外翻。足内翻指足底朝向内侧的运动;足外翻指足底朝向外侧的运动。

其他足关节的运动范围都较小。

(5) 足弓:由跗骨和跖骨借其连结形成向上凸的弓(图 2-46)。足弓增加足的弹性,缓冲震荡,利于行走和跳跃、保护足底的血管和神经免受压迫。足弓的形成依靠足骨的韧带、足底肌和小腿长肌腱的牵拉。如这些韧带、肌和肌腱发育不良,可导致足弓低平或消失、形成扁平足。

## 四、颅骨的连接

颅骨之间多借缝、软骨或骨直接连结,非常牢固。颞下颌关节是颅骨唯一可动的间接连结。

### (一) 颞下颌关节

通常称下颌关节,由下颌骨的下颌头与颞骨的下颌窝和关节结节构成(图 2-47)。关节囊松弛,前部较薄弱,后部较厚,外侧有韧带加强,故下颌关节易向前脱位。关节囊内有一个纤维软骨构成的关节盘,将关节腔分为上、下两部分。

颞下颌关节属联动关节,两侧同时运动,可使下颌骨做上提、下降、前进、后退及侧方运动。

### (二) 新生儿颅骨的特征

新生儿颅骨与身长的比例较大,约占 1/4,而成人约占 1/7;新生儿面颅约占全颅的 1/8,而成人约占 1/4。新生儿颅顶各骨未完全发育,骨缝间充满纤维组织膜,称为囟(图 2-48)。位于矢状缝与冠状缝之间,呈菱形,面积最大,称为前囟,在 1 岁半左右骨化闭合。位于矢状缝与人字缝之间,呈三角形,称为后囟,在 3 个月左右骨化

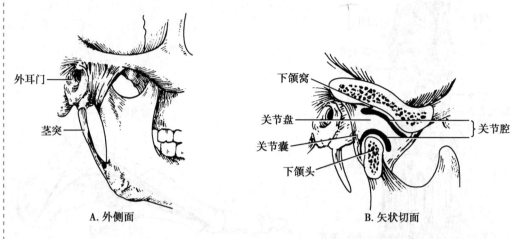

图 2-47 颞下颌关节

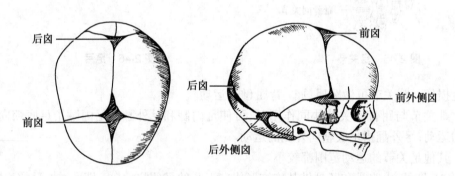

图 2-48 新生儿颅(示图)

闭合。此外,还有位于翼点的前外侧囟(蝶囟),位于人字缝末端的后外侧囟(乳突囟),此两囟于生后不久骨化闭合。临床上,常选用前囟作为婴儿发育和颅内压变化的检查部位。

---

知识链接

### 婴幼儿囟门容貌变化特点

临床上,通过观察囟门的变化,可及时发现多种疾病,从而做到早发现、早诊断、早治疗。如囟门推迟闭合,多因婴儿期生长迅速,骨骼发育需要大量的维生素 D 和钙,如不及时补充,可出现囟门推迟闭合,并容易患佝偻病。囟门凹陷,常见婴儿体内缺水。如腹泻后没有及时补充水分,或因其他原因使用大剂量脱水剂来降低颅内压,此时应及时补充必要的水和电解质。囟门隆起多因颅内高压引起,如脑积水等。

# 第四节 骨 骼 肌

## 一、概述

骨骼肌附于人体骨骼上,受躯体神经支配,又称随意肌。主要分布于头、颈、躯干和四肢,共 600 多块,约占人体体重的 40%。

### (一) 肌的形态

肌的形态多样,按其外形可分为长肌、短肌、扁肌和轮匝肌 4 种(图 2-49)。长肌呈带状或长梭形,多分布于四肢;短肌小而短,多分布于躯干深部;扁肌宽扁呈薄片状,多分布于胸腹壁;轮匝肌主要由环形的肌纤维构成,分布于裂、孔的周围,收缩时可关闭裂、孔。

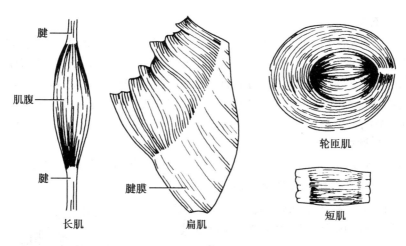

图 2-49 肌的形态

### (二) 肌的构造

每块骨骼肌包括肌腹和肌腱两部分。肌腹主要由肌纤维(肌细胞)组成,位于肌的中部,红色,柔软,具有收缩和舒张功能;肌腱由致密的结缔组织构成,位于肌的两端,附于骨骼上,白色,强韧无收缩功能。长肌的肌腱呈条索状;扁肌的肌腱呈薄膜状,称腱膜。

### (三) 肌的起止点和作用

肌通常以两端的肌腱附于两块或多块骨的表面,中间跨过一个或多个关节(图 2-50)。肌收缩时,一骨的位置相对固定,另一骨受肌的牵引而发生位置的移动。通常把在固定骨上的附着点作为起点(定点);在移动骨上的附着点作为止点(动点)。一般情况下,肌收缩时,止点向起点方向移动,在一定条件下,起点和止点可以互换。

骨骼肌多成群分布于关节周围。分布在关节同侧的肌,可产生相同的动作,称协同肌;分布在关节对侧的肌,可产生相反的作用,称拮抗肌。

肌有两种作用:一种是静力作用,使肌具有一定的张力,以保持一定姿势和维持身体平衡;另一种是动力作用,使身体完成各种动作。

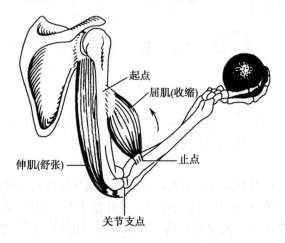

图 2-50　肌的附着和作用示意图

（四）肌的命名

肌按形态、位置、大小、起止点或作用等命名,具有一定的规律。了解肌的命名规律有助于学习和记忆。如三角肌、斜方肌是按形态命名;肱二头肌、肱四头肌是按形态结构和部位综合命名;冈上肌、冈下肌、骨间肌是按位置命名;胸锁乳突肌是按起止点命名;胸大肌、腰大肌是按大小和位置综合命名;旋后肌、大收肌是按作用命名;腹外斜肌、腹横肌是按位置和肌束的方向命名。

（五）肌的辅助装置

肌的辅助装置包括筋膜、滑膜囊及腱鞘,具有保护和减少摩擦等功能。

1. 筋膜　分浅筋膜和深筋膜两种(图 2-51)。

（1）浅筋膜:又称皮下筋膜,位于真皮下,由疏松结缔组织构成,内含脂肪、皮神经、浅静脉及浅淋巴管和淋巴结等。浅筋膜具有保持体温和保护深组织等作用。

（2）深筋膜:又称固有筋膜,位于浅筋膜的深面,由致密结缔组织构成。深筋膜包被肌或肌群、大血管、腺体和神经形成筋膜鞘。在四肢肌中,深筋膜伸入肌群之间,附于骨上,构成肌间隔(图 2-52),具有减少摩擦,利于肌或肌群独立活动的作用。

2. 滑膜囊　为封闭的结缔组织囊,内含滑液。位于肌腱和骨之间,可减少两者之间的摩擦。在关节附近,有些滑膜囊还与关节腔相通。滑膜囊炎症时,可引起局部疼痛和功能障碍。

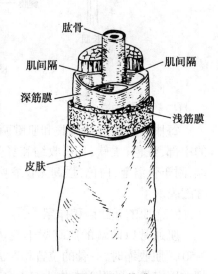

图 2-51　筋膜

3. 腱鞘　为包在肌腱外的鞘管。位于活动性较大的部位,如手关节和踝关节等处。腱鞘由两部分组成,即外层的纤维层和内层的滑膜层,内、外两层相互移行,形成腔隙,内含少量滑液(图 2-52)。腱鞘可约束肌腱、减少肌腱运动时的摩擦。

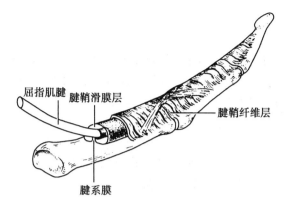

图 2-52 腱鞘

## 二、头肌

头肌可分为面肌和咀嚼肌两部分。

### (一) 面肌

面肌为扁而薄的皮肌,也称表情肌,主要分布在睑裂、口裂和鼻孔周围。面肌可分为环形肌和辐射状肌两种,多数起自颅骨的不同部位,止于面部皮肤。面肌的主要作用是牵拉表面皮肤、开大或闭合上述孔裂,产生各种表情(图 2-53)。

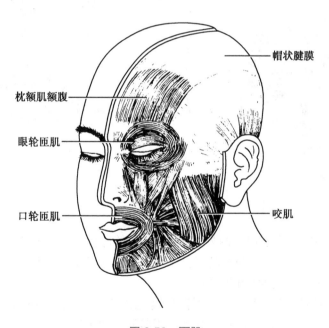

图 2-53 面肌

1. 口轮匝肌  位于口裂周围,收缩可闭口。

2. 眼轮匝肌  位于睑裂周围,收缩可闭合睑裂。

3. 枕额肌  位于颅顶部,扁而薄,由前面的额腹和后面的枕腹及之间的帽状腱膜构成,左、右各一。枕腹收缩可后拉帽状腱膜;额腹收缩可上提眉,且出现额部皱纹。

4. 颊肌  位于口角两侧面颊深部,收缩可使颊部紧贴牙和牙龈,具有协助咀嚼和吸吮的作用。

（二）咀嚼肌

咀嚼肌位于颞下颌关节周围,包括咬肌、颞肌、翼内肌和翼外肌(图 2-54)。

1. 咬肌 长方形,位于下颌支外面,起自颧弓,止于下颌角外面。

2. 颞肌 呈扇形,位于颞窝内,起自颞窝,止于下颌骨的冠突。

咬肌、颞肌作用为上提下颌骨。

3. 翼内肌和翼外肌 均起自翼突,分别止于下颌角内面和下颌颈。其作用:翼内肌上提并向前运动下颌骨;翼外肌使下颌头向前,做张口运动。两侧翼内肌和翼外肌交替收缩,使下颌骨向左、右移动,做研磨动作。

## 三、颈肌

颈肌位于颅和胸廓之间,分浅、深两群。

1. 浅群

(1) 颈阔肌:位于颈前部两侧浅筋膜中,为一宽而薄的皮肌,收缩时可下拉口角和紧张颈部皮肤(图 2-55)。

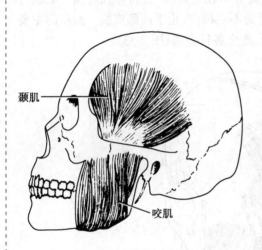

图 2-54 咬肌和颞肌

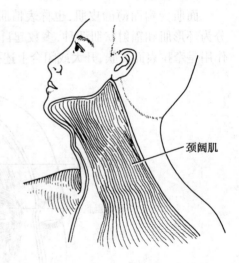

图 2-55 颈阔肌

(2) 胸锁乳突肌:位于颈的两外侧部,颈阔肌的深面。起自胸骨柄和锁骨的胸骨端,两头斜向后上会合,止于颞骨乳突。单侧收缩时可使头屈向同侧、面转向对侧;双侧同时收缩时,可使头后仰(图 2-56)。

(3) 舌骨上肌群:位于舌骨和下颌骨及颅底之间,参与构成口腔的底。每侧 4 块,包括下颌舌骨肌、二腹肌、颏舌骨肌和茎突舌骨肌。收缩时可上提舌骨;如舌骨固定,可下降下颌骨(图 2-57)。

(4) 舌骨下肌群:位于舌骨与胸骨柄和锁骨之间,在颈前正中线两侧覆盖喉和气管等结构。共 4 块,包括胸骨舌骨肌、肩胛舌骨肌、胸骨甲状肌和甲状舌骨肌。收缩时可下降舌骨,喉向上、下活动,协助完成吞咽运动(图 2-57)。

2. 深群 主要包括前斜角肌、中斜角肌和后斜角肌 3 块。均起自颈椎横突,前斜角肌和中斜角肌止于第 1 肋,后斜角肌止于第 2 肋。前、中斜角肌与第 1 肋之间形成

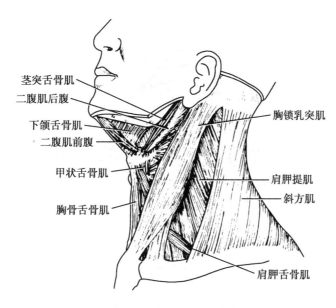

图 2-56　颈浅肌群（左侧）

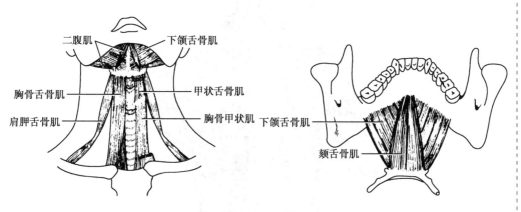

图 2-57　舌骨上肌群和舌骨下肌群

三角形的裂隙，称斜角肌间隙，内有臂丛和锁骨下动脉通过。单侧收缩时可使颈侧屈，双侧收缩时可使颈前屈（图2-58）。

## 四、躯干肌

躯干肌包括背肌、胸肌、膈、腹肌和盆底肌。

### （一）背肌

背肌分浅、深两群。浅群主要有斜方肌、背阔肌；深群主要有竖脊肌（图2-59）。

1. 斜方肌　为三角形扁肌，两侧合在一起呈斜方形，位于项部和背上部。起自枕外隆凸，向下到第12胸椎棘突，肌束分上、中、下三部分，上部肌束斜向外下；中部肌束水平向外；下部肌束斜向外上方，止于锁骨外侧1/3、肩峰和肩胛冈（图2-59）。上部肌束可上提肩胛骨，下部肌束可下降肩胛骨，两侧同时收缩时可使肩胛骨向脊柱靠拢。

2. 背阔肌　为全身最大的三角形扁肌，位于背下部、腰部和胸侧壁。起自第6胸椎和全部腰椎棘突、骶正中嵴和髂嵴，肌束向外上方集中，经肱骨内侧至其前方，止于

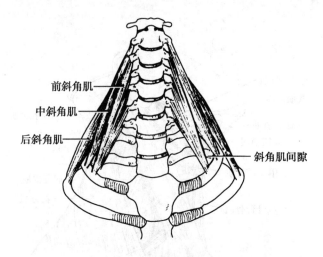

图 2-58 斜角肌和斜角肌间隙

前斜角肌
中斜角肌
后斜角肌
斜角肌间隙

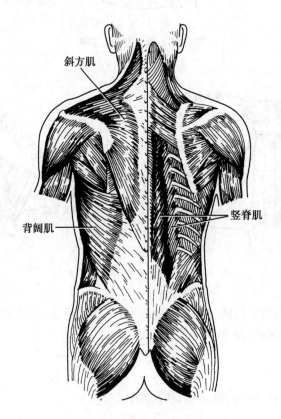

图 2-59 背肌

斜方肌
竖脊肌
背阔肌

肱骨小结节下方(图 2-59)。背阔肌收缩时,使臂内收、旋内和后伸。当上肢固定时,可上提躯干。

3. 竖脊肌　为背肌中最长、最大的肌,位于背部浅层肌的深面、全部椎骨棘突的两侧。起自骶骨背面和髂嵴的后部,向上分出 3 群肌束,分别止于椎骨、肋骨,向上达颞骨乳突。竖脊肌在维持人体直立方面起重要作用,两侧同时收缩可使脊柱后伸及头后仰,单侧收缩可使脊柱侧屈。

（二）胸肌

胸肌可分两群,一群为胸上肢肌,起自胸廓,止于上肢带骨或肱骨,运动上肢;另一群为胸固有肌,起止均在胸廓,参与构成胸廓(图2-60)。

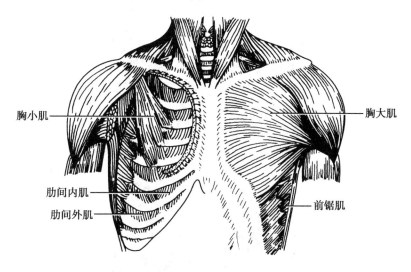

图 2-60　胸肌

1. 胸上肢肌　主要有胸大肌、胸小肌和前锯肌。

(1) 胸大肌:呈扇形,位于胸前壁上部浅层。起自锁骨内侧半、胸骨和第1~6肋软骨,肌束向外上方汇聚成扁腱,止于肱骨大结节嵴。胸大肌收缩时,可使肩关节内收、旋内和前屈;如上肢固定,可上提躯干和助吸气。

(2) 胸小肌:呈三角形,位于胸大肌深面,起自第3~5肋,止于肩胛骨喙突。胸小肌收缩时可牵拉肩胛骨向前下方。

(3) 前锯肌:位于胸廓前外侧壁,起自第1~8肋的外面,肌束向后内行,经肩胛骨前面,止于肩胛骨的内侧缘及下角(图2-61)。前锯肌收缩时可将肩胛骨拉向前,并使肩胛骨下角旋外,助臂上举。

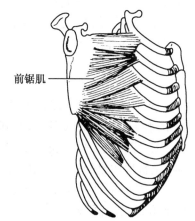

图 2-61　前锯肌(右侧)

2. 胸固有肌　位于肋间隙,包括肋间外肌和肋间内肌(图2-60)。

(1) 肋间外肌:位于肋间隙的浅层,起自上位肋骨的下缘,肌束斜向前下,止于下位肋骨的上缘,收缩时,可提肋,助吸气。

(2) 肋间内肌:位于肋间外肌的深面,起自下位肋骨的上缘,肌束斜向前上方,止于上位肋骨的下缘,收缩时,可降肋,助呼气。

（三）膈

膈是位于胸、腹腔之间的一块向上膨隆的扁肌(图2-62)。膈起自胸廓下口的周缘和上2~3个腰椎的前面,肌束向中央集中移行止于中心腱。

膈上有3个裂孔:主动脉裂孔位于第12胸椎前方,有主动脉和胸导管通过;食管

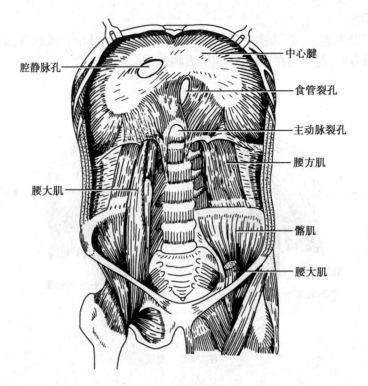

图 2-62 膈和腹后壁肌

裂孔位于主动脉裂孔左前上方,约平第 10 胸椎高度,有食管和迷走神经通过;腔静脉孔位于主动脉裂孔的右前上方,约平对第 8 胸椎高度,有下腔静脉通过。

膈是主要的呼吸肌,收缩时,膈顶下降,胸腔容积增大,助吸气;松弛时,膈顶上升,恢复原位,胸腔容积缩小,助呼气。腹肌和膈同时收缩时,使腹内压增加,助排便、呕吐和分娩等。

（四）腹肌

腹肌位于胸廓下部和骨盆之间,参与构成腹腔的前壁、外侧壁和后壁,包括前壁的 1 对腹直肌、外侧壁的 3 块扁肌和后壁的腰方肌(图 2-63)。

1. 腹直肌　位于腹前壁前正中线两旁,居腹直肌鞘中,呈纵行的长带状,全长被 3~4 条腱质构成的横行腱划分成 4~5 个肌腹。

2. 腹外斜肌　位于腹外侧的浅层,为一宽阔扁肌,大部分肌束自后外上方斜向前内下方,近腹直肌外缘处移行为腱膜,腱膜向内侧参与组成腹直肌鞘的前层,腱膜下缘卷曲增厚,附于髂前上棘与耻骨结节之间,称腹股沟韧带。在耻骨结节外上方,腱膜形成三角形的裂孔,称腹股沟管浅环(皮下环)。

3. 腹内斜肌　在腹外斜肌深面,大部分肌束自外下方斜向前上方,近腹直肌外侧缘处移行为腱膜,分两层包裹腹直肌,构成腹直肌鞘的前、后层。

4. 腹横肌　位于腹内斜肌深面,肌束向内侧横行,近腹直肌外缘移行为腱膜,参与构成腹直肌鞘的后层,止于白线。

5. 腰方肌　位于腹后壁,腰椎两侧,起自髂嵴,止于第 12 肋和腰椎横突。

腹肌具有保护、支持腹腔脏器,协助完成排便、分娩、呕吐和咳嗽等生理功能的

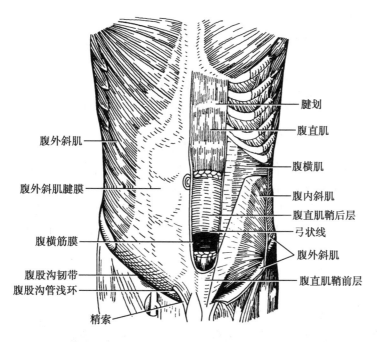

图 2-63　腹前外侧壁肌

作用。

（五）盆底肌

盆底肌是指封闭小骨盆下口所有肌的总称,包括肛提肌、会阴深横肌和尿道括约肌等。

## 五、四肢肌

四肢肌可分为上肢肌和下肢肌。

（一）上肢肌

上肢肌按部位分为上肢带肌、臂肌、前臂肌和手肌。

1. 上肢带肌　主要包括三角肌、肩胛下肌、冈上肌、冈下肌、小圆肌、大圆肌等,分布于肩关节周围,均起自上肢带骨,止于肱骨,起运动肩关节、增强肩关节稳固性的作用(图 2-64)。

（1）三角肌:位于肩关节上方,略呈三角形。三角肌起自锁骨外侧份、肩峰和肩胛冈,肌束从前、外、后三面包围肩关节,止于三角肌粗隆。

三角肌是肌内注射部位之一,收缩可使肩关节外展,当肩关节脱位时,可形成"方肩"。

（2）肩胛下肌:位于肩关节和肩胛

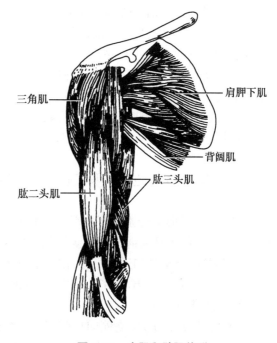

图 2-64　肩肌和臂肌前群

下窝前方,收缩可使肩关节内收和旋内。

(3) 冈上肌和冈下肌:分别起自冈上窝和冈下窝,止于肱骨大结节,收缩可使肩关节外展和旋外。

(4) 小圆肌:位于冈下肌下方,收缩可使肩关节旋外。

(5) 大圆肌:位于小圆肌下方,收缩可使肩关节内收和旋内。

2. 臂肌 分布于肱骨周围,分前、后两群。

(1) 前群:包括肱二头肌、喙肱肌和肱肌(图 2-64)。

1) 肱二头肌:呈梭形,位于肱骨前方,起点有长、短两个头。长头起自肩胛骨关节盂上方,穿肩关节囊,经结节间沟下降;短头起自肩胛骨喙突。两头向下合成肌腹,止于桡骨粗隆。肱二头肌主要作用是屈肘关节,屈肩关节和使前臂旋后。

2) 喙肱肌:位于肱二头肌短头的后内侧,起于肩胛骨喙突,止于肱骨中部内侧。喙肱肌可屈、内收肩关节。

3) 肱肌:位于肱二头肌下半部深面,起于肱骨体下半部的前面,止于尺骨粗隆。肱肌可屈肘关节。

(2) 后群:主要是肱三头肌(图 2-65)。

位于肱骨后方,起点有长头、内侧头和外侧头 3 个头。长头起自肩胛骨关节盂下方;内侧头和外侧头起自肱骨后面;三头会合后以扁腱止于尺骨鹰嘴。肱三头肌主要作用是伸肘关节。

3. 前臂肌 位于尺、桡骨周围,多数为具有长肌腹和长腱的长肌,分前、后两群(图 2-66)。

(1) 前群:位于前臂骨的前面,主要是屈肌(屈肘、屈腕、屈指)和旋前肌。分浅、深两层(图 2-66,图 2-67)。

1) 浅层:共 6 块,由桡侧向尺侧依次为肱桡肌、旋前圆肌、桡侧腕屈肌、掌长肌、指浅屈肌和尺侧腕屈肌。浅层肌除肱桡肌起自肱骨外上髁外,其他都起自肱骨内上髁。

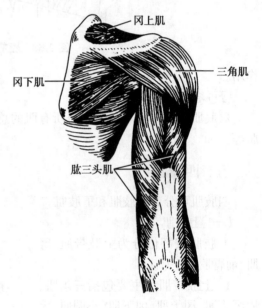

图 2-65 肩肌和臂肌后群

2) 深层:共 3 块,包括拇长屈肌、指深屈肌和旋前方肌。深层肌多起自尺骨、桡骨的前面。

浅、深层肌向下分别止于桡骨、腕骨、掌骨和指骨的前面。其中拇长屈肌止于拇指远节指骨,作用是屈拇指。指浅屈肌和指深屈肌的肌腹向下形成 4 条腱,分别止于第 2~5 指的中节指骨和远节指骨,作用是屈 2~5 指和屈腕、屈掌指关节。

(2) 后群:位于前臂的后面,主要是伸肌(伸肘、伸腕、伸指)和旋后肌,分浅、深两层(图 2-68,图 2-69)

1) 浅层:共 5 块,由桡侧向尺侧依次有桡侧腕长伸肌、桡侧腕短伸肌、指伸肌、小指伸肌和尺侧腕伸肌。浅层肌多起自肱骨外上髁。

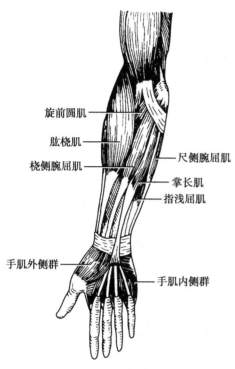

图 2-66 前臂肌前群和手肌（浅层）

旋前圆肌
肱桡肌
桡侧腕屈肌
尺侧腕屈肌
掌长肌
指浅屈肌
手肌外侧群
手肌内侧群

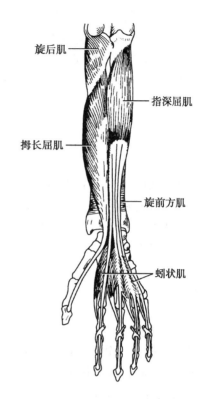

图 2-67 前臂肌前群和手肌（深层）

旋后肌
指深屈肌
拇长屈肌
旋前方肌
蚓状肌

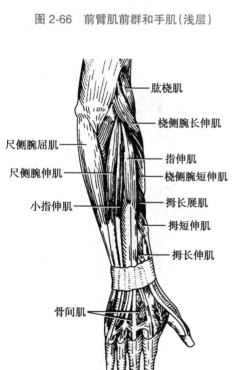

图 2-68 前臂肌后群（浅层）

肱桡肌
桡侧腕长伸肌
尺侧腕屈肌
指伸肌
尺侧腕伸肌
桡侧腕短伸肌
小指伸肌
拇长展肌
拇短伸肌
拇长伸肌
骨间肌

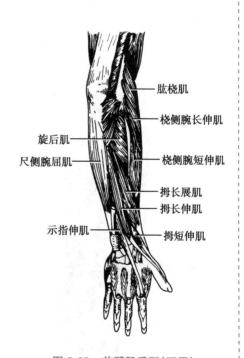

图 2-69 前臂肌后群（深层）

肱桡肌
桡侧腕长伸肌
旋后肌
桡侧腕短伸肌
尺侧腕屈肌
拇长展肌
拇长伸肌
示指伸肌
拇短伸肌

2）深层：共5块,由外上向内下依次有旋后肌、拇长展肌、拇短伸肌、拇长伸肌和示指肌。深层肌多起自桡、尺骨的后面。

浅、深层肌分别向下止于腕骨、掌骨、指骨的背面。其中指伸肌向下形成4条腱,止于第2~5指的中节指骨和远节指骨,作用是伸2~5指。

前臂桡侧肌和腕伸肌共同作用,使腕外展;前臂尺侧肌和腕伸肌共同作用,使腕内收。

4. 手肌　位于手的掌侧面,分外侧群、内侧群和中间群(图2-66,图2-67)。

(1)外侧群：位于手掌拇指侧,形成一隆起,称鱼际。包括拇短展肌、拇短屈肌、拇对掌肌和拇收肌,可使拇指外展、屈、对掌和内收。

(2)内侧群：位于手掌小指侧,也形成一隆起,称小鱼际。包括小指展肌、小指短屈肌和小指对掌肌,可使小指外展、屈和对掌等。

(3)中间群：位于掌心,包括4块蚓状肌和3块骨间掌侧肌和4块骨间背侧肌。蚓状肌可屈掌指关节、伸指间关节;骨间掌侧肌可使手指内收;骨间背侧肌可使手指外展。

(二)下肢肌

下肢肌按部位可分髋肌、大腿肌、小腿肌和足肌。

1. 髋肌　分布于髋关节周围,起自骨盆的内面和外面,跨过髋关节止于股骨上端,可分为前、后两群(图2-70,图2-71)。

(1)前群：由腰大肌和髂肌组成髂腰肌。腰大肌起于腰椎侧面,髂肌起于髂窝,两肌合并下行,止于股骨小转子。其作用是使髋关节前屈、旋外;当下肢固定时,可使躯干前屈。

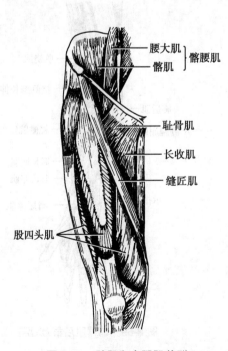

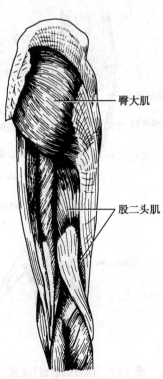

图 2-70　髋肌和大腿肌前群　　　　　图 2-71　髋肌和大腿肌后群

（2）后群：位于臀部，包括臀大肌、臀中肌、臀小肌和梨状肌。

1）臀大肌：位于臀部浅层，呈四边形，为臀部最大的一块肌。起自髂骨翼外面和骶骨背面，止于股骨的臀肌粗隆。其作用是使髋关节后伸和旋外。臀大肌位置表浅，肌质厚实，是临床上肌内注射的常用部位。

2）臀中肌和臀小肌：臀中肌位于臀部外上方，大部分被臀大肌覆盖；臀小肌位于臀中肌深面。二肌均起自髂骨翼外面，止于股骨大转子。其作用是使髋关节外展（图 2-72）。

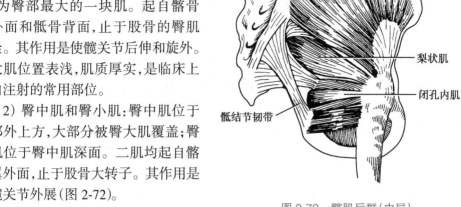

图 2-72　髋肌后群（中层）

3）梨状肌：位于臀中肌下方，起自骶骨前面外侧部，肌束向外穿坐骨大孔出骨盆，止于股骨大转子。其作用是使髋关节外展和旋外（图 2-73）。

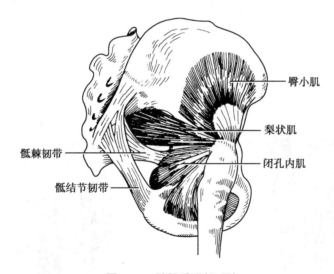

图 2-73　髋肌后群（深层）

2. 大腿肌　位于股骨周围，可分前群、后群和内侧群。

（1）前群：包括缝匠肌和股四头肌（图 2-70）。

1）缝匠肌：呈窄长带状，为人体最长的肌，起自髂前上棘，斜向内下，止于胫骨上端内侧面。其主要作用是屈髋关节和屈膝关节。

2）股四头肌：位于股前部，是人体体积最大的肌。其 4 个头分别称为股直肌、股内侧肌、股外侧肌和股中间肌。股直肌起自髂前下棘，其余均起自股骨，4 个肌腹向下合并形成一腱，包绕于髌骨的前面和两侧，向下延为髌韧带，止于胫骨粗隆。其主要作用是伸膝关节，股直肌还可屈髋关节。

（2）内侧群：位于大腿内侧，共 5 块，分层排列（图 2-70）。浅层由外向内依次为耻骨肌、长收肌和股薄肌;中层有短收肌;深层有大收肌。均起自耻骨支和坐骨支,大多止于股骨粗线。其主要作用是使大腿内收。

(3) 后群:位于大腿后面,共3块,包括股二头肌、半腱肌和半膜肌(图2-71)。

1) 股二头肌:位于股后部外侧,有长、短两头。长头起自坐骨结节;短头起自股骨粗线,两头合并止于腓骨头。

2) 半腱肌和半膜肌:位于股后部内侧,起自坐骨结节,止于胫骨上端的内侧面。

后群3块肌的主要作用是伸髋关节和屈膝关节。

3. 小腿肌　分布于胫骨、腓骨周围,分前群、外侧群和后群。

(1) 前群:位于小腿骨的前方,共3块,由内侧向外侧依次为胫骨前肌、踇长伸肌和趾长伸肌(图2-74)。三肌均起自胫、腓骨的上端和骨间膜,经踝关节前方下行至足背,胫骨前肌止于内侧楔骨和第1跖骨;踇长伸肌止于踇趾远节趾骨;趾长伸肌形成4条腱止于第2~5趾。

小腿前群肌的主要作用是使足背屈(伸踝关节)。此外,胫骨前肌可使足内翻;踇长伸肌可伸踇趾;趾长伸肌可伸第2~5趾。

(2) 外侧群:位于腓骨外侧,共2块,分浅、深两层。浅层是腓骨长肌;深层是腓骨短肌(图2-75)。两肌均起自腓骨外侧面,经外踝后方绕到足底。腓骨长肌止于第1跖骨底;腓骨短肌止于第5跖骨底。两肌除有维持足弓作用外,还可使足外翻和屈踝关节(足跖屈)。

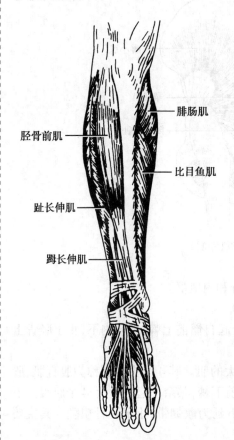

图2-74　小腿肌前群

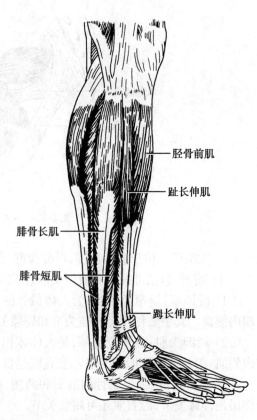

图2-75　小腿肌外侧群

（3）后群：位于小腿后方，分浅、深两层（图2-76，图2-77）。

1）浅层：有强大的小腿三头肌，由浅层的腓肠肌和深层的比目鱼肌合成。腓肠肌有内侧头、外侧头，分别起自股骨内侧髁、外侧髁的后面；比目鱼肌起自胫、腓骨上端的后面。三头会合形成一个肌腹，向下移行为跟腱，止于跟骨结节。

小腿三头肌的主要作用是上提足跟使足跖屈，并能维持站立姿势。

2）深层：共3块，由内侧向外侧依次是趾长屈肌、胫骨后肌和姆长伸肌。它们均起自胫、腓骨后面和骨间膜，向下移行为肌腱，绕内踝后方至足底，趾长屈肌形成4条腱止于第2~5趾骨的远节趾骨；胫骨后肌止于足舟骨；姆长屈肌止于姆趾。此三块肌均可使足跖屈（屈踝关节）。此外，胫骨后肌还可使足内翻，姆长伸肌和趾长屈肌可分别屈姆趾和屈第2~5趾。

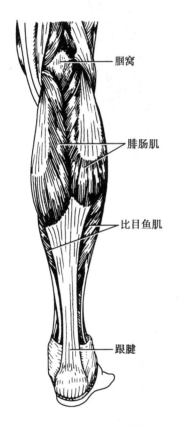

图2-76 小腿肌后群（浅层）

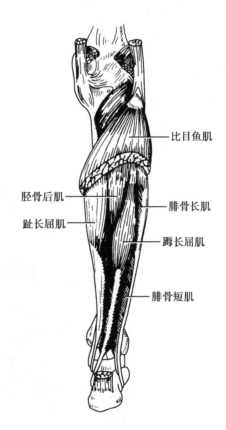

图2-77 小腿肌后群（深层）

4. 足肌 包括足背肌和足底肌。足背肌较小，为伸姆趾和伸2~4趾的小肌；足底肌的配布情况及作用与手肌相类似。足底肌主要有屈足趾和维持足弓的作用（图2-78）。

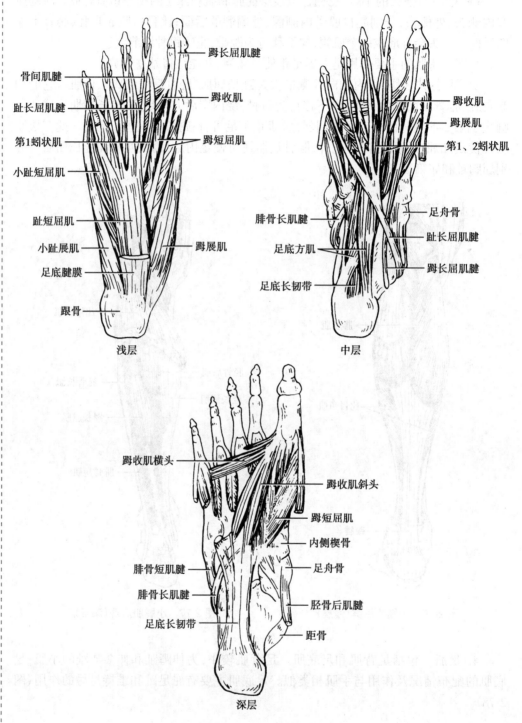

图 2-78 足底肌

## 第五节 体表的骨性标志及肌性标志

### 一、躯干部

#### (一) 骨性标志

1. 颈静脉切迹 胸骨柄上端的凹陷,平弟 2 胸椎体下缘,两侧为锁切迹。

2. 胸骨角 为胸骨柄与胸骨体相接处,稍向前横行隆起,两侧平对第 2 肋软骨,常作为胸前壁计数肋骨的重要标志。

3. 剑突 位于胸骨体的下方,两肋弓的夹角处。

4. 肋弓 剑突两侧由第 7~10 肋软骨相连形成的边缘,为肝、脾触诊的标志。

5. 骶角 为骶管裂孔两侧向下的突起,是临床骶管麻醉进针的定位标志。

#### (二) 肌性标志(图 2-79,图 2-80)

1. 胸大肌 为胸前上部的肌性隆起。

2. 前锯肌 在胸前外侧壁凸出呈锯齿状的肌齿。

3. 腹直肌 腹前正中线两侧纵行隆起,肌肉收时,可在脐以上见到 3 条横沟,即为腹直肌的腱划。

4. 斜方肌 在项部正中线及胸椎棘突向两侧肩峰伸展为三角形轮廓,动作时可辨认。

5. 背阔肌 为覆盖腰部及胸部下分的扁肌,运动时可辨认其轮廓。

6. 竖脊肌 脊柱两旁的纵行肌性隆起。

### 二、头颈部

#### (一) 骨性标志

1. 枕外隆凸 为头后正中线处明显向后突出的骨性隆起。

2. 第 7 颈椎棘突 低头时在颈后正中线上摸到,临床常作为计数椎骨序数的标志。

3. 乳突 为耳郭后方的骨性隆起。

4. 颧弓 在颜面两侧,耳前方的骨性弓。

5. 眶上缘、眶下缘 为眶口上、下的骨性边界。

6. 眶上孔(眶上切迹)、眶下孔 分别位于眶上缘中、内 1/3 交界处和眶下缘中点下方 0.5~1.0cm 处。

7. 眉弓 位于眶上缘上方的弓状隆起,男性比女性更明显。

8. 翼点 为顶、额、蝶、颞四骨在颅两侧的交汇处,其深面有脑膜中动脉前支通过。

9. 下颌角 为下颌体下缘与下颌支后缘相交处。

10. 上项线 为自枕外隆凸向两侧延伸至乳突的线状骨嵴。

#### (二) 肌性标志(图 2-79,图 2-80)

1. 咬肌 咬紧牙关时,在下颌角前上方的肌性隆起。

2. 颞肌 在颧弓上方的颞窝内。

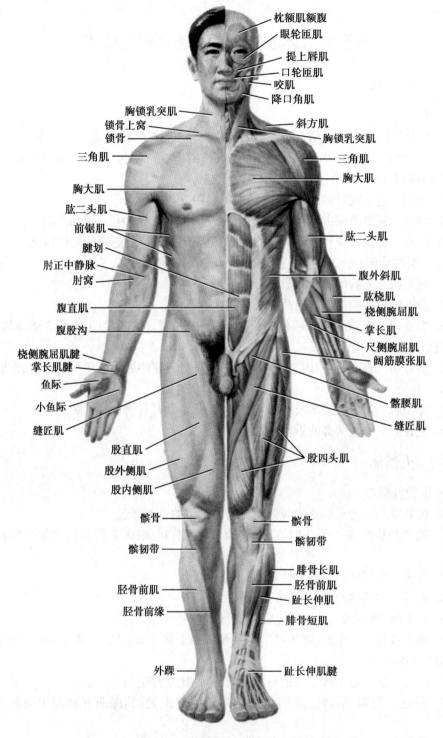

图 2-79　全身主要肌性标志（前面）

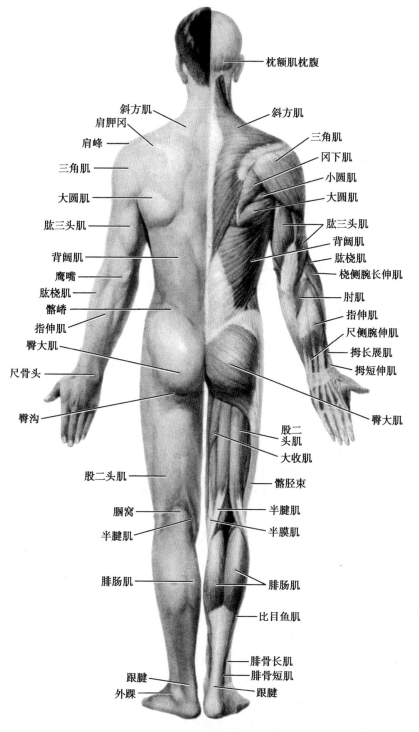

图 2-80　全身主要肌性标志（后面）

　　3. 胸锁乳突肌　头转向对侧时,颈部可明显看到从后上斜向前下的长条形肌性隆起。

## 三、四肢部

### (一) 骨性标志

1. 肩峰 肩胛冈向外侧伸出扁平突起,称肩峰。

2. 肱骨大结节 为肱骨头外侧结节状突起。

3. 三角肌粗隆 为肱骨体中部前外侧面的粗糙隆起。

4. 肱骨内、外上髁 肱骨小头外侧和滑车内侧各有一突起,分别称肱骨内上髁和肱骨外上髁,在肘关节两侧皮下可摸到。

5. 桡骨茎突 为桡骨下端外侧向下的突起,在腕关节的外侧稍后方可摸到。

6. 尺骨茎突 为尺骨头后内侧向下的突起,在腕关节的内侧稍后方可摸到。

7. 鹰嘴 尺骨上方较大向前的突起,称鹰嘴,在肘关节后方容易摸到。

8. 髂嵴 在腰部下方摸到的隆起,一般平第 4 腰椎棘突。

9. 坐骨结节 坐位时骨性最低点。

10. 股骨大转子 在大腿的外上方,当下肢摆动时可摸到。

11. 内踝 胫骨下端稍膨大,内下方有一突起,称内踝,可在体表扪及。

12. 外踝 腓骨下端膨大,称外踝,可于体表扪及,是重要的骨性标志。

### (二) 肌性标志(图 2-79,图 2-80)

1. 三角肌 位于肩关节前、外、后侧三面,在肩部形成圆隆的外形。

2. 肱二头肌 在臂的前面,当屈肘时明显膨隆。在肘窝可摸到肱二头肌的肌腱。

3. 肱三头肌 在臂的后面,三角肌后缘下方可见肱三头肌长头。

4. 鱼际 位于手掌拇指侧,形成一隆起,称鱼际。

5. 臀大肌 在臀部形成圆隆外形,为臀部最大的一块肌。

6. 股四头肌 位于股前部,是人体体积最大的肌。

7. 小腿三头肌 为浅层的腓肠肌和深层的比目鱼肌在小腿后方形成的梭形膨隆的肌腹。

8. 跟腱 小腿三头肌的三头会合形成一个肌腹,向下移行为跟腱,在踝关节后方,止于跟骨结节

(付抚东)

### 复习思考题

1. 骨的分类、形态及构造如何?

2. 幼儿的骨为何容易变形? 老年人的骨为何容易发生骨折?

3. 关节的基本结构和辅助结构如何?

4. 椎骨的一般形态如何?

5. 肩关节的组成、特点和运动方式如何?

6. 比较男、女性骨盆的特点。

7. 髋关节的组成、特点及运动方式如何?

8. 膝关节的组成、特点及运动方式如何?

9. 肌的形态、构造如何?

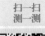

# 第三章

# 消化系统

## 学习要点

消化系统的组成；各消化器官的位置、分布及主要形态和微细结构；肝外胆道系统的组成；肝、胰的形态、位置、微细结构。

## 案例分析

患者，男，18岁，昨夜入睡前感到不适、伴腹部绞痛。不久疼痛集中于脐周部，很快又移至右下腹部。由于疼痛剧烈，晨起至医院就医。患者自诉无外伤史，无消化道溃疡史，无手术史。

体格检查：体温轻度升高，脉搏较快。医生让患者指出疼痛开始发作的部位时，患者指向脐周部。问及现在的疼痛部位时，患者将手指放于麦氏点。轻触腹部，局部僵直（肌痉挛），并在右下腹有触痛和反跳痛。

化验报告：白细胞计数异常升高（白细胞增多）。

诊断：急性阑尾炎

讨论：阑尾的位置和解剖。根据所掌握的解剖学知识，你认为该如何暴露患者的阑尾并迅速找到阑尾？

# 第一节　概　　述

## 一、消化系统的组成与主要功能

消化系统由消化管和消化腺组成。消化管又称消化道，为中空性器官，包括口腔、咽、食管、胃、小肠（分为十二指肠、空肠和回肠）和大肠（分为盲肠、阑尾、结肠、直肠和肛管）。临床上通常将口腔至十二指肠这一段消化管称为上消化道，空肠及其以下的消化管称为下消化道。消化腺可分为大消化腺和小消化腺两种。大消化腺包括唾液腺、肝、胰等。小消化腺分布于消化道壁内（图3-1）。消化系统的主要功能是消化食物、吸收营养、排出食物残渣。口腔和咽还参与呼吸活动；舌还参与说话和味觉。

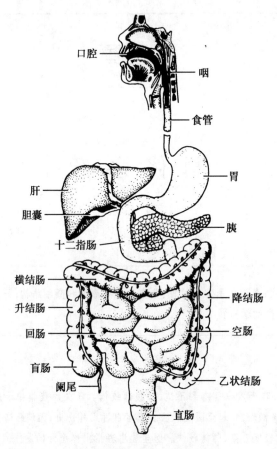

口腔
咽
食管
胃
肝
胆囊
胰
十二指肠
横结肠
降结肠
升结肠
空肠
回肠
盲肠
乙状结肠
阑尾
直肠

图 3-1　消化系统模式图

## 二、胸部的标志线和腹部的分区

为了便于描述胸、腹腔各器官的位置、毗邻和体表投影,供临床检查、诊断之需要,通常在胸、腹部的体表确定一些标志线和划分一些区域(图3-2)。

(一)胸部的标志线

1. 前正中线　沿胸壁前面正中所做的垂直线。

2. 胸骨线　沿胸骨最宽处的外侧缘所做的垂直线。

3. 锁骨中线　经锁骨中点所做的垂直线。在男性,相当于经乳头所做的垂直线。

4. 胸骨旁线　经胸骨线与锁骨中线之间的中点所做的垂直线。

5. 腋前线　沿腋前襞所做的垂直线。

6. 腋后线　沿腋后襞所做的垂直线。

7. 腋中线　经腋前、后线之间的中点所做的垂直线。

8. 肩胛线　经肩胛骨下角所做的垂直线。

9. 后正中线　沿身体后面正中所做的垂直线。

(二)腹部的分区

在腹部的前面通常采用两条水平线和两条垂线将腹部分成三部九区。上水平线是两肋弓最低点之间的连线,下水平线是两髂结节之间的连线;两垂线分别是通过两

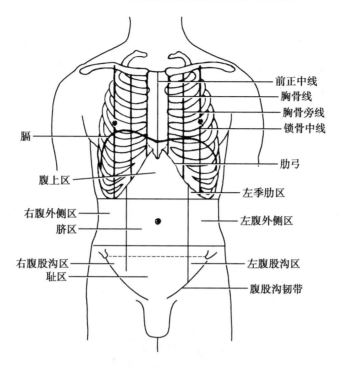

图 3-2　胸部标志线和腹部分区

侧腹股沟韧带中点所做的垂线。两水平线将腹部分成上腹部、中腹部和下腹部三部。上述两水平线与两垂线又将腹部分为九区,分别是:左、右季肋区,腹上区;左、右腹外侧区(左、右腰区),脐区;左、右腹股沟区(左、右髂区),腹下区(耻区)。在临床上也常通过脐做一水平线和一垂线,将腹部分为左、右上腹部和左、右下腹部4个区。

# 第二节　消　化　管

## 一、消化管的一般结构

消化管各段的形态和功能不同,其构造也各有特点,但从整体来看各有相似之处。除口腔外,消化管壁由内向外一般可分为黏膜层、黏膜下层、肌层和外膜4层。

（一）黏膜层

黏膜层是消化管壁的最内层,自内向外由上皮、固有层和黏膜肌层组成。

1. 上皮　其类型因所在部位而异。口腔、咽、食管和肛管下部为复层扁平上皮,具有保护功能;消化管的其他部分为单层柱状上皮,以消化、吸收为主。

2. 固有层　由疏松结缔组织构成。其内含有小腺体、血管、淋巴管和淋巴组织。

3. 黏膜肌层　由1~2层平滑肌构成。

（二）黏膜下层

黏膜下层由疏松结缔组织构成,内含较大的血管、淋巴管和黏膜下神经丛。黏膜和部分黏膜下层,共同向腔内突出,形成纵行或环形的皱襞,扩大了黏膜的表面积。

### （三）肌层

除口腔、咽、食管上段和肛门外括约肌为骨骼肌外，其余部分均由平滑肌构成。肌层一般分为两层，内层环行，外层纵行。某些部位，环行肌增厚，形成括约肌。

### （四）外膜

外膜分为纤维膜和浆膜。咽、食管、直肠下部等处的外膜，由结缔组织构成，称纤维膜；其他部分的外膜，由结缔组织及其表面的间皮构成，称浆膜。浆膜的游离面光滑，减少消化管运动时的摩擦，有利于器官的活动。

## 二、口腔

口腔是消化管的起始部，前借口裂通外界，向后经咽峡通咽腔，其前壁为口唇，侧壁为颊，上壁为腭，下壁为口腔底。口腔内有牙、舌等器官(图 3-3)。口腔以上、下颌牙弓为界分为前外侧部的口腔前庭和后内侧部的固有口腔两部分。当上、下颌牙咬合时，口腔前庭与固有口腔之间可借最后磨牙后间隙相通。临床上当患者牙关紧闭时，可借此间隙放置开口器或插管，以避免舌咬伤或注入药物和营养物质。

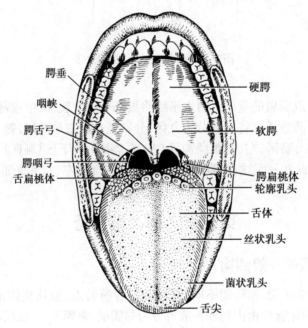

图 3-3 口腔、咽峡与舌背

### （一）唇与颊

唇分为上唇和下唇，上、下唇之间的裂隙，称口裂，其左、右两侧结合处，称口角。上唇的两侧以弧形鼻唇沟与颊为界，在上唇与鼻柱间有一纵行浅沟，称人中沟，是人类特有的结构，浅昏迷患者急救时常在此处进行针刺或指压刺激，使患者苏醒。颊构成口腔的两侧壁，由皮肤、颊肌和黏膜构成。在上颌的第 2 磨牙牙冠对应的颊黏膜上有腮腺管乳头，为腮腺管的开口。

### （二）腭

腭构成口腔的上壁，其前 2/3 为硬腭，主要以骨腭为基础，覆以黏膜而成；后 1/3

为软腭。软腭前接硬腭,后部斜向后下称腭帆。腭帆的后缘游离,中央有一向下的突起,称腭垂或悬雍垂。自腭帆向两侧有前后两对弓形的黏膜皱襞,前方的一对,称腭舌弓,连于舌根;后方的一对,称腭咽弓,连于咽的侧壁。两弓之间略呈三角形的窝,称扁桃体窝,容纳腭扁桃体。腭垂、两侧的腭舌弓和舌根共同围成咽峡,是口腔与咽的分界线。

**(三)口腔底**

口腔底由舌和封闭口腔底的软组织构成。

**(四)口腔内的结构**

1. 舌 位于口腔底,具有协助咀嚼、吞咽、感受味觉和辅助发音的功能。

(1)舌的形态:舌有上、下两面。舌的上面称舌背,其后部以"V"字形的界沟分为前 2/3 的舌体和后 1/3 的舌根。舌体的前端称舌尖。舌的下面光滑,舌黏膜在其正中线上形成一连于口腔底的黏膜皱襞,称舌系带,其根部的两侧各有一小圆形黏膜隆起,称舌下阜。舌下阜外侧的黏膜隆起,称舌下襞(图 3-4)。

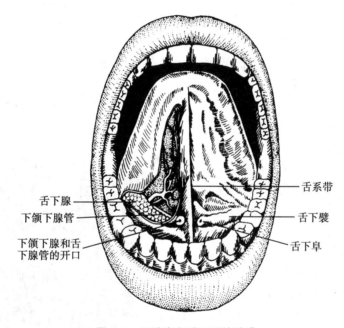

图 3-4 口腔底和舌下面的黏膜

(2)舌的构造:舌主要以骨骼肌为基础,表面被覆黏膜而构成。

1)舌黏膜:活体的舌黏膜呈淡红色,舌背和舌两侧的黏膜上有许多小突起,称舌乳头。根据形态与功能的不同舌乳头分为 4 种:①丝状乳头,数量最多,体积最小,呈白色,遍布舌背 2/3,具有一般感觉功能;②菌状乳头,呈钝圆形,鲜红色,见于舌尖和舌侧缘;③轮廓乳头,体积最大,排在界沟的前方;④叶状乳头,人类不发达。后 3 种乳头中含有味蕾,具有感受味觉的功能。在舌根背面的黏膜内有许多由淋巴组织构成的大小不等的结节,称舌扁桃体。

2)舌肌:为骨骼肌,分舌内肌和舌外肌两种(图 3-5)。舌内肌是指起止均在舌内的舌肌,收缩时改变舌的形状;舌外肌起于舌外止于舌内,收缩时改变舌的位置。舌

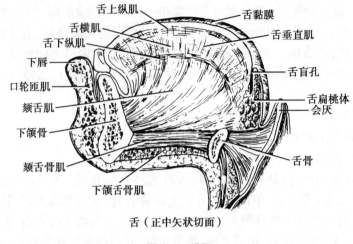

舌（正中矢状切面）

图 3-5　舌肌

外肌中最有临床意义的是颏舌肌；该肌起自下颌体后面的颏棘，肌纤维呈扇形止于舌两侧。双侧颏舌肌同时收缩拉舌向前下方(伸舌)；单侧收缩时可使舌尖伸向对侧。若一侧颏舌肌瘫痪，伸舌时舌尖偏向瘫痪侧。

2. 牙　牙嵌于上、下颌骨的牙槽内，是人体最坚硬的器官，具有切割、撕裂、碾磨食物和辅助发音等功能。

（1）牙的形态：牙分为牙冠、牙颈、牙根三部分(图 3-6)。暴露于口腔内的，称牙冠，色泽白亮；嵌于牙槽内的，称牙根；介于牙冠与牙根之间被牙龈包被的部分，称为牙颈。牙的内腔，称牙腔。牙根内的部分为牙根管，牙根尖端有根尖孔，牙的血管、淋巴管和神经由此出入牙腔，并与牙腔内的结缔组织，构成牙髓。由于牙髓腔周围是坚硬的牙质，当牙髓发炎时，牙腔内压力增高而压迫其神经，可产生剧烈疼痛。

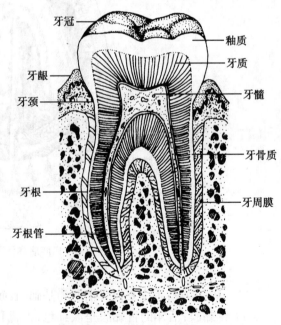

图 3-6　牙的形态和构造

（2）牙的构造：牙主要由淡黄色的牙质构成，牙冠表面有一层带白色光泽的釉质，牙颈和牙根表面有牙骨质，并借牙周膜固定于牙槽内。牙龈、牙周膜、牙槽骨共同构成牙周组织，对牙有保护、支持和固定的作用。牙龈是富含血管的口腔黏膜，包被牙颈和牙槽骨；牙周膜是连于牙根与牙槽骨之间的致密结缔组织，使牙根固定于牙槽内。

（3）牙的名称及萌出时间：人的一生中有两套牙发生，即乳牙和恒牙。人出生后，一般在 6 个月左右开始萌出乳牙，3 岁左右出齐，共 20 个。乳牙分乳切牙、乳尖牙和乳磨牙(图 3-7)。6 岁左右乳牙开始脱落，更换成恒牙，12~14 岁出齐。恒牙分为切牙、

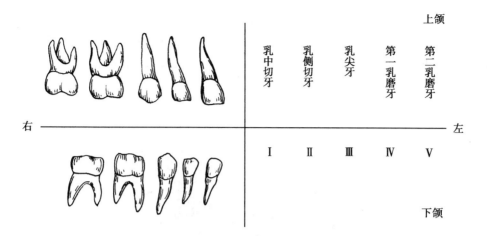

图 3-7 乳牙的名称及符号

尖牙、前磨牙和磨牙(图 3-8)。第 3 磨牙萌出较晚,有些人到成年后才萌出,有的甚至终生不萌出,称为迟牙或智齿。成人恒牙有 28~32 个。切牙、尖牙只有 1 个牙根,前磨牙一般只有 1 个牙根;上颌磨牙有 3 个牙根;下颌磨牙有 2 个牙根。

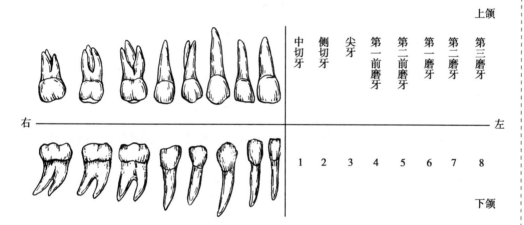

图 3-8 恒牙的名称及符号

(4) 牙的排列与牙式:牙呈对称性排列。临床上为了记录牙的位置,以被检查者的方位为准,用"+"记号记录牙的排列形式,即牙式,分别代表左、右上颌和左、右下颌的牙位。用罗马数字Ⅰ～Ⅴ表示乳牙,用阿拉伯数字 1~8 表示恒牙(图 3-7,图 3-8)。

知识链接

**牙的保护**

恒牙受伤后将不再会萌生新牙,因此,在运动中发生牙折断或脱落,不仅会造成极大痛苦,还将严重影响容貌美观和咀嚼功能。据统计,95% 的牙损伤发生于 21 岁以前,且运动时不使用护齿器发生牙损伤的概率比使用护齿器时高 60 倍。因此,专家建议,不仅拳击运动员比赛时需佩戴护齿器,目前年轻人喜爱的山地车、滚轴溜冰、跆拳道、柔道、武术、攀岩以及各种球类、田径运动等均应使用运动护齿器,以保护运动者牙不受损伤。

**（五）口腔腺**

口腔腺又称唾液腺，是开口于口腔内各种腺体的总称，能分泌唾液，有消化食物、清洁口腔和湿润口腔的功能，可分为大、小两种。小唾液腺包括唇腺、颊腺等；大唾液腺包括腮腺、下颌下腺和舌下腺 3 对（图 3-9）。

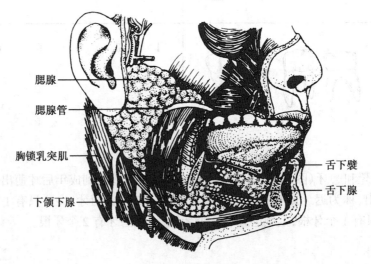

图 3-9　大唾液腺

1. 腮腺　为最大的一对口腔腺，居外耳道的前下方、咬肌后缘与下颌后窝内。腮腺管在颧弓下方一横指处向前越过咬肌表面，穿颊肌开口于上颌第 2 磨牙牙冠相对的颊黏膜上。

2. 下颌下腺　位于下颌骨下缘与二腹肌前、后腹围成的下颌下三角内，其腺管开口于舌下阜。

3. 舌下腺　位于口腔底舌下襞的深面，其腺管分大、小两种。一条大腺管与下颌下腺管共同开口于舌下阜；多条小腺管直接开口于舌下襞黏膜表面。

## 三、咽

咽呈前后略扁的漏斗形肌性管道，位于第 1~6 颈椎前方，上附于颅底，下至第 6 颈椎体下缘移行于食管，全长约 12cm，是消化道与呼吸道的共同通道。咽的前壁不完整，自上而下分别与鼻腔、口腔和喉腔相通。因此，咽以软腭后缘和会厌上缘为界，自上而下可分为鼻咽、口咽和喉咽三部分（图 3-10）。

**（一）鼻咽**

鼻咽是咽腔的上部，位于鼻腔的后方，介于软腭后缘与颅底之间，向前经鼻后孔通鼻腔。在其侧壁正对下鼻甲的后方约 1.0cm 处，有一咽鼓管咽口，通中耳鼓室。在咽鼓管咽口的前、上、后方有一弧形隆起，称为咽鼓管圆枕，是临床检查寻找咽鼓管咽口的标志。咽鼓管圆枕的后方与咽后壁之间的纵行深窝，称咽隐窝，是鼻咽癌好发的部位。在咽后壁上部的黏膜内，有丰富的淋巴组织，称咽扁桃体，幼儿时期较发达，6~7 岁时开始萎缩，10 岁以后则完全退化。

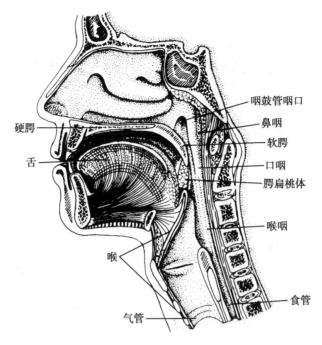

图 3-10 头颈部的正中矢状切面

**（二）口咽**

口咽位于会厌上缘与软腭之间，向前经咽峡通口腔，上接鼻咽，下通喉咽。在口咽的外侧壁，腭舌弓与腭咽弓之间的扁桃体窝内容纳腭扁桃体，呈扁卵圆形。其内表面被覆上皮，深入到腭扁桃体实质，在表面形成深浅不一的扁桃体隐窝，窝内易存留和繁殖细菌，从而使其感染。

腭扁桃体、咽扁桃体、舌扁桃体在鼻腔和口腔通咽处，共同形成一个淋巴环，称咽淋巴环，具有重要的免疫防御功能。

**（三）喉咽**

喉咽位于喉的后方，介于会厌上缘与环状软骨下缘平面之间，向下续于食管，向前借喉口通喉腔。在喉口的两侧各有一深窝，称梨状隐窝。

## 四、食管

食管为一前后略扁的肌性管道，长约 25cm，是消化管中最狭窄的部分。

**（一）食管的位置与分部**

食管上端在环状软骨或第 6 颈椎体下缘平面续于咽，下行穿过膈肌的食管裂孔，在腹腔内于第 11 胸椎体左侧与胃的贲门相连。按其行程可分为颈部、胸部和腹部三部分（图 3-11）。食管颈部长约 5cm，上自第 6 颈椎体下缘接咽，下至胸骨颈静脉切迹水平；食管胸部长约 18~20cm，自颈静脉切迹水平至膈的食管裂孔处；食管腹部最短，长约 1~2cm，自膈的食管裂孔处至胃的贲门。

**（二）食管的狭窄**

食管由于本身的结构特点和邻近器官的影响，全长有 3 个生理性狭窄（图 3-11）。第一狭窄位于食管的起始处，距中切牙约 15cm；第二狭窄位于左主支气管的后方与之

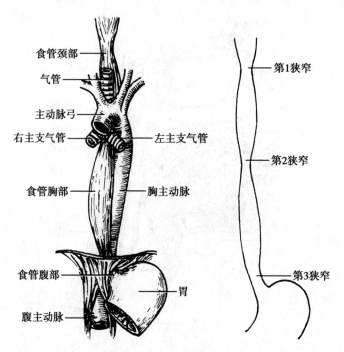

图 3-11 食管的位置和狭窄

交叉处,相当于第 4、5 胸椎体之间水平,距中切牙约 25cm;第三狭窄位于食管穿膈的食管裂孔处,相当于第 10 胸椎水平,距中切牙约 40cm。食管的 3 个狭窄是异物易滞留和好发肿瘤的部位。临床上进行食管内插管时要注意其狭窄,防止损伤食管壁。

（三）食管的微细结构

食管壁由黏膜、黏膜下层、肌层和外膜构成。

1. 黏膜 包括黏膜上皮、固有层和黏膜肌层。黏膜上皮为复层扁平上皮,具有保护作用;固有层为疏松结缔组织,含血管和淋巴管;黏膜肌层由一层纵行的平滑肌构成。

2. 黏膜下层 为疏松结缔组织,含血管、淋巴管和大量食管腺。食管腺分泌黏液,起润滑作用。

3. 肌层 分内环、外纵两层。食管壁的肌层上 1/3 段为骨骼肌;中 1/3 段为骨骼肌与平滑肌混合组成;下 1/3 段为平滑肌。

4. 外膜 为纤维膜,由疏松结缔组织构成。

## 五、胃

胃是消化管最膨大的部分,上接食管,下续十二指肠,具有容纳食物、初步消化食物和吸收水分及小分子物质等功能。其形状可随胃内容物的多少、体型、体位和年龄等情况不同而有差异。

（一）胃的形态与分部

1. 胃的形态 胃有两壁、两缘和两口。两壁为朝向前上方的胃前壁和朝向后下方的胃后壁。两缘分别位上缘和下缘,上缘凹向右上方,称胃小弯,其最低点弯曲成角,称角切迹,是胃体部与幽门部在胃小弯的分界标志;下缘较长,凸向左下方,称胃大弯。胃的入口称贲门,于第 11 胸椎体的左侧接食管;出口称幽门,于第 1 腰椎体的右侧续为十二指肠(图 3-12)。

2. 胃的分部  胃可分为贲门部、胃底、胃体和幽门部四部分。贲门部是指贲门附近的部分;胃底即高出贲门平面左侧以上的膨出部分;胃体居胃的中部;角切迹至幽门的部分称幽门部(临床上又称为胃窦)。幽门部在胃大弯侧有一浅沟,称中间沟,以此沟为界,将幽门部分为左侧的幽门窦和右侧的幽门管两部分。胃小弯和幽门部是溃疡和肿瘤的好发部位(图 3-12)。

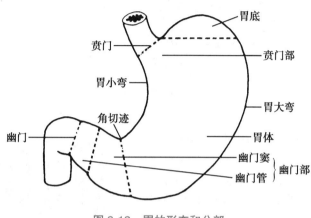

图 3-12  胃的形态和分部

(二)胃的位置

胃的位置常因体型、体位和胃的紧张度与充盈度不同而有较大变化。一般情况下,中等充盈程度的胃大部分居左季肋区,小部分居腹上区。贲门位于第 11 胸椎体左侧,幽门约在第 1 腰椎体右侧。胃底在左锁骨中线外侧,最高点可达第 6 肋间隙。

(三)胃的毗邻

胃前壁右侧部与肝左叶和方叶相邻;左侧部与膈相邻,被左肋弓掩盖;中间部分在剑突下方,直接与腹前壁相贴,是临床触诊胃的部位。胃后壁与左肾上部、左肾上腺、胰和横结肠相邻。胃底与膈和脾门相邻。

(四)胃壁的微细构造

胃壁由黏膜、黏膜下层、肌层和外膜 4 层构成。

1. 黏膜  胃的黏膜柔软,表面平滑,活体呈橘红色。表面有许多纵行或不规则的皱襞,空虚时皱襞明显,充盈时皱襞减少甚至消失。黏膜表面上皮陷入固有层形成许多胃小凹,每个胃小凹底部有胃腺的开口。在幽门处,胃黏膜突入管腔内形成环形皱襞,称幽门瓣(图 3-13)。胃的黏膜结构可分为 3 层(图 3-14)。

(1)上皮:为单层柱状上皮,能分泌黏液防止胃酸和胃蛋白酶对上皮细胞的侵蚀和消化。上皮细胞不断更新,约 4 天更换 1 次。

(2)固有层:含许多排列整齐的胃腺。根据其所在部位分为贲门腺、幽门腺和胃底腺。贲门腺和幽门腺分别位于贲门部和幽门部的固有层内;胃底腺位于胃底和胃体的固有层内,是胃黏膜中数量最多、功能最重要的腺体,产生胃液的主要腺体,由多种细胞组成,主要是主细胞与壁细胞。主细胞又称胃酶细胞,数量较多,分布于胃底腺

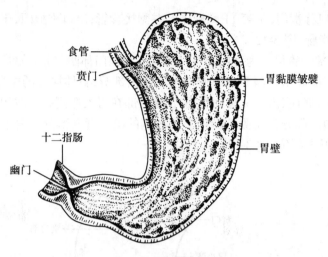

图 3-13　胃的黏膜

的中下部,主要分泌胃蛋白酶原,经盐酸激活成
胃蛋白酶,参加蛋白质的分解;壁细胞又称泌酸
细胞,分布于胃底腺的上半部,能合成和分泌盐
酸。盐酸是胃酸的重要组成成分,有杀菌作用,
还能激活胃蛋白酶原成为胃蛋白酶。壁细胞还
能分泌一种糖蛋白,称内因子。内因子能促进
回肠对维生素 $B_{12}$ 的吸收。

（3）黏膜肌层:由薄层平滑肌构成。

2. 黏膜下层　由疏松结缔组织构成。

3. 肌层　较厚,自内向外由斜行、环行和纵
行3层平滑肌组成。环行肌在贲门和幽门处增厚,
形成贲门括约肌和幽门括约肌,有控制胃内容物
排空的速度和防止肠内容物逆流入胃的作用。

4. 外膜　为浆膜,可分泌滑液。

## 六、小肠

小肠上接幽门、下连盲肠。成人的小肠全
长 5~7m,是消化管最长的一段,也是消化和吸
收的主要场所。小肠全长可分为十二指肠、空
肠和回肠三部分。

### （一）十二指肠

十二指肠为小肠的起始部,介于胃与空肠
之间,全长约25cm,大部分紧贴腹后壁,位置
较深,呈"C"形,从右侧包绕胰头,全长按其位
置可分为上部、降部、水平部和升部四部分(图
3-15)。

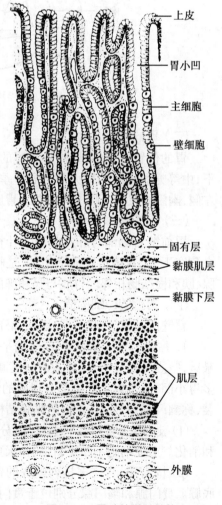

图 3-14　胃壁的微细结构

上皮

胃小凹

主细胞

壁细胞

固有层

黏膜肌层

黏膜下层

肌层

外膜

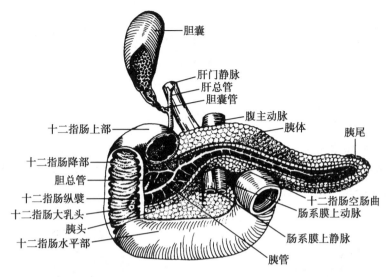

图 3-15 十二指肠和胰

1. 上部 长约5cm,在第1腰椎体的右侧起自胃的幽门,走向右后方至肝门下方急转向下移行为十二指肠降部,转折处称十二指肠上曲。上部靠近幽门的部分,管壁较薄,管腔粗,黏膜较光滑,称十二指肠球,是十二指肠溃疡的好发部位。

2. 降部 沿第1~3腰椎右侧下降,至第3腰椎体水平转向左侧移行为水平部,转折处称十二指肠下曲。降部的后内侧壁上有一纵行黏膜皱襞,称十二指肠纵襞,其下方有圆形隆起称十二指肠大乳头,是胆总管和胰管的共同开口处。

3. 水平部 在第3腰椎水平横过下腔静脉和腹主动脉的前面,向左移行为升部。水平部的前方有肠系膜上动静脉跨过。由于此部介于肠系膜上动脉与腹主动脉的夹角处,当肠系膜上动脉起自腹主动脉较低时,十二指肠的水平部可收到肠系膜上动脉的压迫,出现梗阻,称十二指肠血管性压迫综合征。

4. 升部 最短,自第3腰椎左侧斜向左上至第2腰椎体左侧急转向前下方,形成十二指肠空肠曲,移行为空肠。十二指肠空肠曲的后上壁被十二指肠悬肌固定于右膈脚上。十二指肠悬肌在临床上又称Treitz韧带,是手术中确认空肠起始部的重要标志。

(二) 空肠与回肠

空肠与回肠之间无明显界线。空肠起自十二指肠空肠曲,占空、回肠全长近侧的2/5;回肠约占全长远侧的3/5,末端连于盲肠。现将空、回肠的比较总结如下(表3-1)。

表 3-1 空、回肠的比较

| 项目 | 空肠 | 回肠 |
| --- | --- | --- |
| 位置 | 腹腔的左上部 | 腹腔的右下部 |
| 长度 | 占近端的2/5 | 占远端的3/5 |
| 管径 | 较粗大 | 较细小 |
| 管壁 | 较厚 | 较薄 |
| 淋巴滤泡 | 孤立淋巴滤泡 | 集合淋巴滤泡 |
| 环状皱襞 | 高而密 | 低而疏 |

| 项目 | 空肠 | 回肠 |
|------|------|------|
| 颜色 | 粉红色 | 淡红色 |
| 管壁血管 | 较丰富 | 较稀少 |
| 肠系膜内动脉弓的级数 | 1~2 级 | 可达 4~5 级 |

### （三）小肠黏膜的形态和微细结构特点

小肠黏膜的形态和微细结构的主要特点是：腔面有许多环状襞和肠绒毛，固有层内有大量肠腺和淋巴组织（图 3-16，图 3-17）。

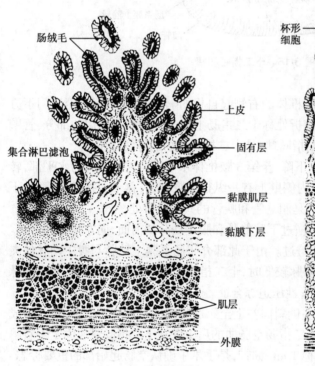

图 3-16 回肠壁的微细结构

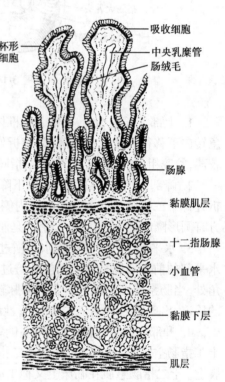

图 3-17 十二指肠壁的微细结构

1. **环状襞** 小肠的内面，除十二指肠球部和回肠末端外，其余部分都分布有环形或半环形的环状襞。小肠近侧段的环状襞高而密，向远侧则逐渐减少并变低。

2. **肠绒毛** 小肠黏膜的游离面有许多细小的指状突起，称肠绒毛。它是小肠特有的结构，由黏膜的上皮和固有层向肠腔内突出而成。

3. **肠腺** 是黏膜上皮下陷至固有层而成的管状腺，开口于相邻肠绒毛根部之间。肠腺与肠绒毛上皮相连续。肠腺主要由柱状细胞、杯形细胞和帕内特细胞构成。其中柱状细胞数量最多，分泌多种消化酶；帕内特细胞分布在腺的底部，呈锥体形，细胞质内含有粗大的嗜酸性颗粒，有人认为它能分泌溶菌酶。

4. **淋巴组织** 小肠固有层内散布着许多淋巴组织，是小肠壁重要的防御结构。十二指肠的淋巴组织较少，分布疏散；空肠有很多散在的粟状孤立淋巴滤泡；回肠的

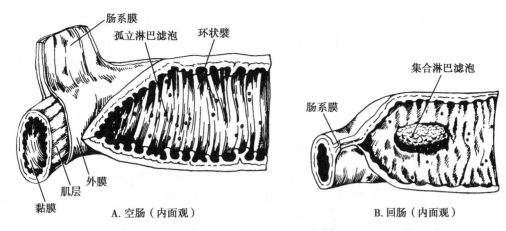

图 3-18 小肠黏膜的淋巴滤泡

淋巴组织常聚在一起,形成集合淋巴滤泡,沿肠管的长轴纵行排列(图 3-18)。

## 七、大肠

大肠在右髂窝处起自回肠末端,终止于肛门,长约 1.5m,全长可分为盲肠、阑尾、结肠、直肠和肛管 5 部分。大肠的主要功能是吸收水分、分泌黏液和形成粪便。

在盲肠与结肠的表面具有 3 种特征性结构,即结肠带、结肠袋和肠脂垂。这些特征是肉眼鉴别结肠与小肠的标志(图 3-19)。结肠带有 3 条,是由肠壁纵行的平滑肌增厚而形成的,沿肠的纵轴排列;结肠袋是由于结肠带较肠管短,致使肠管壁形成众多的向外膨出的囊袋状突起;肠脂垂是沿结肠带两侧分布的脂肪组织。

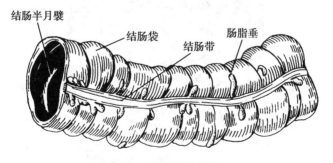

图 3-19 结肠的特征

### (一) 盲肠

盲肠为大肠的起始部,呈囊状,位居右髂窝内,长约 6~8cm。上续升结肠,左侧连回肠。回肠末端开口于盲肠的内侧壁,在开口处肠壁的环行肌增厚并覆以黏膜形成上、下两片半月形的皱襞,称回盲瓣。此瓣既可控制回肠内容物进入盲肠的速度,又可防止大肠内容物逆流入小肠。在回盲口的下方约 2cm 处,有阑尾的开口。

### (二) 阑尾

阑尾是连于盲肠后内侧壁上的一蚓状盲管状结构,长 6~8cm,位于右髂窝内。阑尾根部的位置较恒定,是 3 条结肠带的汇集处(沿结肠带向下追踪是寻找阑尾的可靠方法),其根部的体表投影在右髂前上棘与脐连线的中、外 1/3 交点处,此处称麦氏点(McBurney 点)。当急性阑尾炎时,此处压痛最明显,具有一定的诊断价值。阑尾的末端游离,其位置变化较大,可位于盲肠下、盲肠后、回肠前、回肠后或伸向小骨盆缘等(图 3-20)。

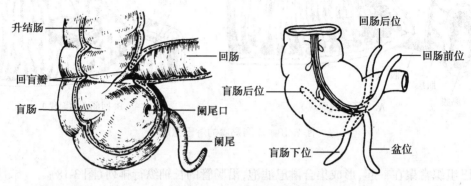

图 3-20 盲肠与阑尾

(三) 结肠

结肠是介于盲肠与直肠之间的一段大肠,整体呈方框状,包绕在空、回肠的周围,可分为升结肠、横结肠、降结肠和乙状结肠四部分(图 3-21)。

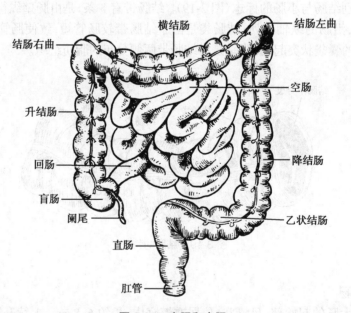

图 3-21 小肠和大肠

1. 升结肠 自右髂窝起于盲肠,沿右腹外侧区上升,至肝右叶下方转向左形成结肠右曲(肝曲),移行为横结肠。

2. 横结肠 起自结肠右曲,自右向左横行至左季肋区,于脾的下方转折向下形成结肠左曲(脾曲),向下移行为降结肠。横结肠被腹膜完全包被,并借其系膜连于腹后壁,活动度较大,常下垂呈弓形。

3. 降结肠　在左季肋区起自脾曲,沿左腹外侧区下降,至左髂嵴水平移行为乙状结肠。

4. 乙状结肠　自左髂嵴水平起自降结肠,沿左髂窝转入盆腔内,至第 3 骶椎平面移行为直肠,呈"乙"字形弯曲,全长约 40cm。乙状结肠借其系膜连于左髂窝和骨盆侧壁,活动度较大。系膜过长,可造成乙状结肠扭转。

（四）直肠

直肠长约 10~14cm,位居盆腔后部,骶尾骨前方,上端平第 3 骶椎水平接乙状结肠,向下穿盆膈移行为肛管。直肠在矢状面上有两个弯曲,上部在骶、尾骨前面下降,形成突向后的弓形弯曲,称直肠骶曲;下部绕过尾骨尖形成突向前的弯曲,称直肠会阴曲。

直肠下段肠腔膨大,称直肠壶腹,其肠腔面有 2~3 个由环行肌和黏膜共同形成的、突向肠腔的半月形皱襞,称直肠横襞,其中位置最恒定、最大的一个位于直肠的右前壁,距肛门约 7cm,可作为直肠镜检查的定位标志(图 3-22)。

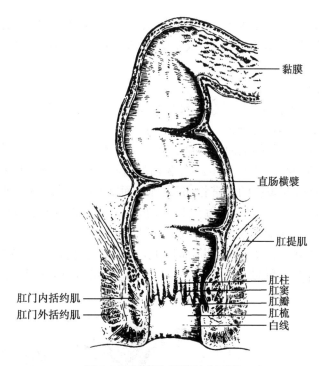

图 3-22　直肠和肛管的内面观

（五）肛管

肛管是大肠的末端,盆膈以下的消化管,上续直肠,下终于肛门,长约 3~4cm(图 3-21,图 3-22)。在肛管内面,黏膜形成 6~10 条纵行的黏膜皱襞,称肛柱。在相邻的肛柱下端之间有半月形的黏膜皱襞,称肛瓣。肛瓣与相邻肛柱下端围成的小隐窝,称肛窦,常有粪屑存积,易诱发感染而引起肛窦炎。

肛柱的下端与肛瓣的边缘连成锯齿状的环形线,称齿状线或肛皮线,为黏膜与皮肤的分界线。此外,在距肛门 1~1.5cm 处,活体上可见一浅蓝色的环形线,称白线,此处相当于肛门内、外括约肌的交界处。在齿状线与白线之间有一宽约 1cm 的环状区，称肛梳或痔环。在肛柱的黏膜下层和肛梳的皮下组织中有丰富的静脉丛，若血管曲张淤血而突起，则形成痔。发生在齿状线以上的，称内痔；在齿状线以下的，称外痔；跨越齿状线上、下的，称混合痔。

肛管周围有肛门内、外括约肌环绕。肛门内括约肌是肛管下部的环行平滑肌增厚而成，有协助排便的作用。肛门外括约肌是围绕肛门内括约肌周围的骨骼肌，可随意识括约肛门，控制排便。手术时，应注意防止损伤肛门外括约肌，以免造成大便失禁。

# 第三节 消化腺

消化腺包括唾液腺、肝、胰等大消化腺和分布在消化管壁内的胃腺、肠腺等小消化腺。其主要功能是分泌消化液，参与对食物的消化。

## 一、肝

肝是人体最大的消化腺，具有分泌胆汁、参与代谢、贮存糖原、防御和解毒等功能，在胚胎时期还有造血功能。我国成年男性平均肝重 1 300g，女性平均肝重 1 220g，约占体重的 2%。

### （一）肝的形态

活体的肝血供丰富呈棕红色，质软而脆，遭受暴力打击时易破裂而引起大出血。肝外形呈不规则的楔形，可分为上、下两面，前、后、左、右四缘。肝的前缘（又称下缘）薄而锐利，后缘钝圆。肝的上面，与膈肌相邻，又称膈面。膈面隆凸，借呈矢状位的镰状韧带分为肝左叶和肝右叶（图 3-23）。膈面的冠状韧带后部无腹膜覆盖的部分称为肝裸区。肝的下面，与腹腔的器官相邻，又称脏面，朝向后下方，表面凹凸不平。脏面有呈"H"形的沟，即左、右纵沟和横沟（图 3-24）。右纵沟的前部为胆囊窝，容纳胆囊；右纵沟的后部为腔静脉沟，容纳下腔静脉。在腔静脉沟的上部有肝左、右、中静脉注入下腔静脉，称第二肝门。左纵沟的前部容纳肝圆韧带，此韧带向前被镰状韧带游离缘包绕；左纵沟后部为静脉韧带。连于左、右纵沟的是横沟，称肝门，有肝固有动脉、肝

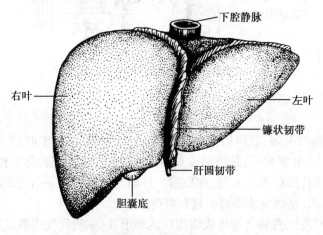

图 3-23 肝的膈面

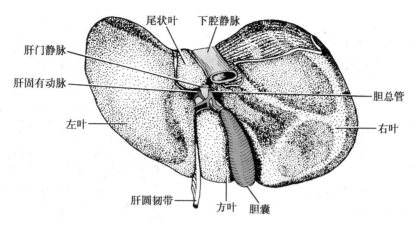

图 3-24　肝的脏面

门静脉和肝管及神经等出入;这些出入肝门的结构由结缔组织包绕,构成肝蒂,走行于肝十二指肠韧带内。肝的脏面被"H"形的沟分为四叶,即右叶、左叶、方叶和尾状叶。

（二）肝的位置

肝大部分居右季肋区和腹上区,小部分居左季肋区。

肝的上界与膈穹窿一致,在右锁骨中线平第 5 肋,左锁骨中线平第 5 肋间隙。肝的下界右侧与右肋弓大体一致;中部位于腹上区剑突下方约 3~4cm;左侧被肋弓掩盖。正常成年人在右肋弓下缘一般触不到肝。3 岁以下的幼儿,由于肝的体积相对较大,肝下界可低于右肋弓下缘 1~2cm。7 岁以后,在右肋弓下已不能触及肝脏,若能触及,提示病理性肝大。

（三）肝的毗邻

肝的膈面小部分贴近腹前壁,大部分被膈覆盖;肝右叶上面借膈邻近右侧胸膜腔和右肺,肝右叶脏面自前向后分别与结肠右曲、十二指肠、右肾和右肾上腺相邻;肝左叶上面借膈邻近心包和心,肝左叶脏面大部分与胃前壁相接触,后部与食管的腹部相邻。

（四）肝的微细结构

肝的表面被覆一层由致密结缔组织构成的被膜,富含弹性纤维。在肝门处,随门静脉、肝动脉伸入肝内,将肝实质分隔成许多肝小叶。相邻的肝小叶之间有各种管道密集区,称门管区(图 3-25)。

1. 肝小叶　是肝的基本结构和功能单位,呈多角棱柱状,主要由肝细胞组成。成人的肝约有 50 万 ~100 万个肝小叶。肝小叶的中央有一条纵行的中央静脉,肝细胞以中央静脉为中心向周围呈放射状排列成肝板。在切片中,肝板的断面呈索状,因此又称肝索。肝板之间是肝血窦。肝板内相邻的肝细胞之间有胆小管。

电镜观察显示,肝血窦的内皮细胞与肝细胞之间有极狭窄的间隙,称为窦周隙,其内充满由肝窦渗出的血浆,是肝细胞与血液之间进行物质交换的场所。

2. 门管区　相邻几个肝小叶之间有较多的结缔组织,内有小叶间胆管、小叶间动脉和小叶间静脉通过,此区域称门管区。小叶间动脉是肝固有动脉的分支,管径细,管壁厚;小叶间静脉是肝门静脉在肝内的分支,管腔大而不规则,管壁薄;小叶间胆管为胆小管汇集而成,管径较小,管壁由单层立方上皮构成,向肝门方向汇集,最后形成

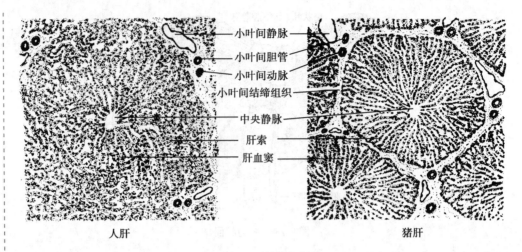

人肝                                                猪肝

图 3-25　肝的微细结构

左、右肝管出肝。门管区还有小淋巴管和神经穿行。

　　3. 肝的血液循环　肝的血液供应丰富。入肝的血管主要有肝门静脉和肝固有动脉。门静脉是肝的功能血管,将胃肠吸收的物质输入肝内。门静脉在肝门处分为左、右两支,继而在肝小叶间反复分支形成小叶间静脉,最终注入肝血窦。肝动脉的分支与门静脉的分支伴行,最后也通入血窦。肝血窦从肝小叶周边流入中央静脉。中央静脉汇合成小叶下静脉,进而汇合成 3 条肝静脉出肝,注入下腔静脉。血液在肝的循环途径见表 3-2。

　　4. 肝内胆汁排出途径　肝细胞分泌胆汁,入胆小管。胆小管汇合成小叶间胆管。肝左叶和肝右叶的胆汁分别收集到肝左、右管出肝。

表 3-2　肝的血液循环

肝门静脉 ⟶ 小叶间静脉
　　　　　　　　　　　　　　　　肝血窦 ⟶ 中央静脉 ⟶ 小叶下静脉 ⟶ 肝静脉 ⟶ 下腔静脉
肝固有动脉 ⟶ 小叶间动脉

## 二、胰

### (一) 胰的位置和形态

　　胰位于胃的后方,横行于腹后壁,大约在第 1~3 腰椎水平,其前面覆有腹膜。胰呈长条形,略称三棱柱状,质软,色灰红,可分头、体、尾三部分。胰的右端膨大,称胰头,被十二指肠环抱;中部呈棱柱状,为胰体;左端较细,伸向脾门,称胰尾。在胰的实质内,有一条自胰尾沿胰长轴右行的输出管,称胰管。胰管沿途收集许多支管,末端与胆总管汇合成肝胰壶腹,共同开口于十二指肠大乳头。

### (二) 胰的微细结构

　　胰的实质由外分泌部和内分泌部构成。

　　1. 外分泌部　占胰的大部分,包括腺泡和导管。腺泡由浆液性细胞组成,分泌多种消化酶,如胰蛋白酶原、糜蛋白酶原等,经导管(胰管)排入十二指肠腔,参与糖、蛋白质、脂肪的消化。某些致病因素使蛋白酶原在胰腺内激活,导致胰腺组织的自我消化,形成急性胰腺炎。

2. 内分泌部 又称胰岛,是散在于腺泡之间、大小不等的细胞团,主要有 A、B、D 和 PP 四种内分泌细胞组成。A 细胞多分布在胰岛的外周部,分泌胰高血糖素,可促进肝细胞内糖原分解为葡萄糖,使血糖升高;B 细胞数量最多,位于胰岛中央,分泌胰岛素,主要作用是可促进全身组织利用葡萄糖,以及使血糖转化为糖原或脂肪,使血糖降低;D 细胞数量较少,分泌生长抑素,以调节 A、B 细胞的分泌活动;PP 细胞主要存在于胰岛的周边部,可分泌胰多肽,对胃肠蠕动、胰液分泌以及胆囊收缩均具有调节作用。

## 第四节 胆囊和输胆管道

### 一、胆囊

胆囊是贮存和浓缩胆汁的囊状器官,呈梨形,容量为 40~60ml。胆囊位居胆囊窝内,其上面借结缔组织与肝相连,下面游离,表面覆有腹膜,并与十二指肠上部、结肠右曲相邻。胆囊呈梨形,可分为胆囊底、胆囊体、胆囊颈和胆囊管四部分(图 3-26)。

胆囊底是胆囊突向前下方的盲端,钝圆略膨大,多露出肝的前下缘,可与腹前壁相接触。胆囊底的体表投影在右锁骨中线与右肋弓相交处的稍下方,胆囊炎时,此处有压痛;胆囊体是胆囊的主体部分,与胆囊底之间无明显界线;胆囊颈是胆囊体逐渐缩细的部分,向左侧弯转续于胆囊管。胆囊内面衬有黏膜,胆囊颈与胆囊管的黏膜形成螺旋状皱襞,可节制胆汁进出,胆囊结石易嵌顿此处。胆囊管、肝总管与肝的脏面围成的三角形区域,称胆囊三角,又称 Calot 三角。胆囊动脉多经此三角到达胆囊。胆囊三角是胆囊手术中寻找胆囊动脉的标志。

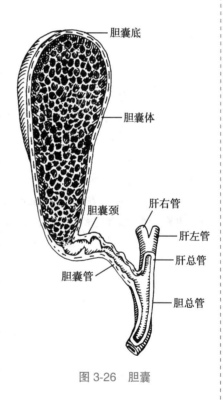

图 3-26 胆囊

### 二、输胆管道

输胆管道是将肝细胞分泌的胆汁输送到十二指肠腔的管道,可分为肝内胆道和肝外胆道两部分。肝内胆道包括胆小管、小叶间胆管等;肝外胆道包括肝左管、肝右管、肝总管、胆总管和胆囊等。

肝内胆小管逐渐汇合成肝左管和肝右管,两者出肝后汇合成肝总管。肝总管在肝十二指肠韧带内下行,并在其韧带内与胆囊管以锐角汇合成胆总管。胆总管长约 4~8cm,直径 0.6~0.8cm,位于肝固有动脉右侧和肝门静脉的前方,在肝十二指肠韧带内下行,经十二指肠上部的后方,至胰头与十二指肠降部之间同胰管汇合,共同斜穿十二指肠降部的后内侧壁，开口于十二指肠大乳头。两者汇合处形成略膨大的肝胰壶腹（又称 Vater 壶腹）。在肝胰壶腹和胆总管末端管壁内，有环行平滑肌增厚形成的肝胰壶腹括约肌（又称 Oddi 括约肌）。肝胰壶腹括约肌具有控制胆汁和胰液排出的作用。

### 三、胆汁的产生与排出途径

胆汁由肝细胞分泌。其排出途径如表 3-3 所示。

表 3-3　胆汁的产生与排出途径

肝细胞分泌的胆汁→胆小管→小叶间胆管→肝左管、肝右管→肝总管→胆总管→十二指肠

胆囊管

胆囊

**知识链接**

**内镜逆行治疗阑尾炎**

阑尾炎是临床上常见的疾病，手术后往往会留下一定的瘢痕，影响美观。内镜逆行治疗阑尾炎首先将内镜送至盲肠，阑尾腔插管，随后迅速抽吸阑尾腔内脓液，降低阑尾腔内的压力，阻止阑尾腔压力升高导致的阑尾缺血、坏死。再经导管注入适量造影剂，显示阑尾腔内的情况，如狭窄、充盈缺损等。可在 X 线及内镜直视下，将塑料支架置入阑尾腔内，充分引流阑尾腔内的脓液，降低阑尾腔的压力。支架引流后 1 周，阑尾急性炎症消退，拔除支架，采用生理盐水或抗生素充分冲洗阑尾腔，再次造影检查阑尾腔是否通畅。内镜逆行治疗阑尾炎具有明显的优势，一是内镜下阑尾插管行阑尾腔减压后，患者疼痛症状迅速缓解，并可立即恢复日常活动，避免外科手术后的切口疼痛；二是保留了阑尾潜在的生理功能；三是创伤小、无瘢痕，不影响美观，且操作快捷、方便。

# 第五节　腹　　膜

## 一、概述

腹膜是由间皮和结缔组织构成的一层浆膜。腹膜呈半透明状，薄而光滑，依其分布部位不同，分为壁腹膜和脏腹膜。衬于腹壁和盆壁内面的腹膜，称壁腹膜；覆于器官外面的腹膜，称脏腹膜。脏腹膜与壁腹膜相互移行共同围成的潜在性间隙，称腹膜腔。男性的腹膜腔是封闭的腔隙。女性的腹膜腔则由于输卵管开口于腹膜腔，故可借输卵管、子宫和阴道与体外相通。故女性腹膜腔感染的概率高于男性。

腹腔是指膈肌与盆膈之间的腔，容纳内脏器官；而腹膜腔是指腹腔内脏、壁腹膜之间的腔隙。腹膜具有支持固定脏器、分泌浆液、吸收、修复和再生等功能。正常腹膜分泌少量浆液，起润滑作用，可减少器官在运动时相互摩擦。腹膜上部的吸收作用最强，下部较弱。因此，腹膜炎患者多采取半卧位，以减少对积液毒素的吸收。

## 二、腹膜与腹盆腔脏器的关系

根据器官被腹膜包被的程度不同,可将腹、盆腔器官分为3种类型:

1. 腹膜内位器官 是指表面几乎都包被腹膜的器官。这类器官活动性较大,如胃、空肠、回肠、盲肠、阑尾、横结肠、乙状结肠、卵巢和输卵管等。

2. 腹膜间位器官 是指大部分或三面包有腹膜的器官。这类器官有一定的活动度,如升结肠、降结肠、肝、胆囊、充盈的膀胱和子宫等。

3. 腹膜外位器官 是指器官只有一面被腹膜覆盖者。这类器官位置固定,几乎不能活动,如十二指肠降部和水平部、胰、肾、肾上腺、空虚的膀胱和输尿管等。

## 三、腹膜形成的结构

脏、壁腹膜在器官与腹壁或盆壁之间,以及器官与器官之间,互相移行,形成各种不同的结构,分别称韧带、系膜、网膜和陷凹等(图3-27)。

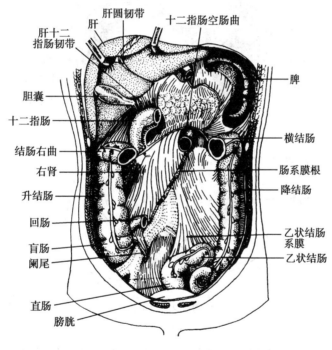

图 3-27 腹膜形成的结构

(一) 韧带

韧带是连于腹、盆壁与器官之间或连接相邻器官之间的腹膜结构,对脏器具有悬挂固定作用。如肝的下方有肝胃韧带,子宫的两侧有子宫阔韧带,肝的膈面有镰状韧带等。

(二) 系膜

系膜是指将肠管连于腹后壁的双层腹膜结构。如肠系膜、阑尾系膜、横结肠系膜、乙状结肠系膜等。

1. 肠系膜 是将空、回肠连于腹后壁的系膜。附于腹后壁的结构,称肠系膜根,自第 2 腰椎体的左侧斜向右下,至右侧骶髂关节的前方,长约 15cm。因肠系膜根与小肠长度差异悬殊,故肠系膜呈褶皱状,使空、回肠的活动范围较大,有利于消化食物和吸收营养,但易发生肠扭转和肠套叠等急腹症。

2. 阑尾系膜　是阑尾与回肠末端之间的三角形腹膜皱襞,其游离缘内有阑尾动、静脉。

3. 横结肠系膜　是将横结肠连于腹后壁的双层腹膜结构。其根部自结肠右曲向左,跨右肾中部、十二指肠降部、胰头、胰体下缘和左肾的前方,止于结肠左曲。

4. 乙状结肠系膜　是将乙状结肠连于腹后壁的双层腹膜结构,其根部附于左髂窝和骶岬。

（三）网膜

网膜是指与胃大弯和胃小弯相连的腹膜,包括大网膜和小网膜(图 3-28)。

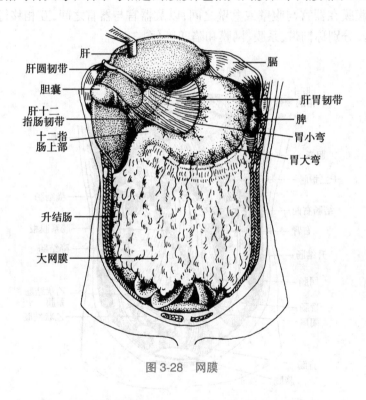

图 3-28　网膜

1. 小网膜　是肝门至胃小弯和十二指肠上部之间的双层腹膜结构。其中连于肝门和胃小弯之间的,称肝胃韧带;连于肝门和十二指肠上部之间的,称肝十二指肠韧带。肝十二指肠韧带内有肝固有动脉、胆总管和肝门静脉通过。小网膜右缘游离,游离缘的后方为网膜孔,经此孔通网膜囊。网膜囊为小网膜和胃后方的腹膜间隙,是腹膜腔的一部分。网膜囊位置较深,当胃后壁穿孔时,胃内容物常聚集在囊内,给早期诊断带来一定困难。

2. 大网膜　是连于胃大弯和横结肠之间的 4 层腹膜结构,呈围裙状悬垂于横结肠和小肠前方,内有脂肪、血管和淋巴管等。大网膜有重要的防御功能,当腹腔器官有炎症时,可向病变处移动,并将病灶包裹,以限制炎症蔓延。因此,在腹部手术时,可根据大网膜的移位情况,探查病变的部位。小儿的大网膜较短,一般在脐平面以上,当下腹部器官炎症时,病灶不易包裹局限,如阑尾炎穿孔时,不易被大网膜包裹,因而易引起弥漫性腹膜炎。

### (四) 陷凹与隐窝

盆腔的腹膜在器官之间,形成深浅不等的陷凹。男性在膀胱与直肠之间,有直肠膀胱陷凹,女性有子宫前方的膀胱子宫陷凹和子宫后方的直肠子宫陷凹。站立或坐位时,直肠子宫陷凹是腹膜腔的最低部位,腹膜腔内如有积液时易在此积存。因此,临床上可经阴道后穹穿刺以进行诊断和治疗。

隐窝,主要是指肝肾隐窝,位于肝右叶的下面与右肾和结肠右曲之间;是仰卧位时腹膜腔的最低处,液体容易积存之处。

(尚效贤)

**复习思考题**

1. 咽的分部与交通如何?
2. 食管有哪几处狭窄?各距切牙多少厘米?
3. 胃的形态与分部如何?
4. 肝的位置及体表投影如何?小儿肝脏有何特点?
5. 试述胆汁的排出途径。

课件
04章PPT

扫一扫
知重点

# 第四章

# 呼 吸 系 统

## 学习要点

呼吸系统的组成;各呼吸器官的位置与特点;肺的微细结构;胸膜的分布与特点;纵隔的概念与分布。

## 案例分析

患儿,5岁,男。看电视吃零食时突然出现呼吸困难,急送医院就诊。X线检查报告:右肺中叶和下叶过度充气,心脏和其他纵隔结构左移,呼吸运动减弱。诊断可能是异物滞留在靠近右侧上叶支气管起源部下方的中叶支气管内。支气管镜检:常规麻醉下行支气管镜检,在X线报告位置即右肺中叶支气管内发现异物,医生用镊子在支气管镜下取出异物,为一粒花生米。

诊断:异物导致支气管阻塞。

讨论:异物进入右主支气管并影响右肺中叶和下叶的解剖学基础是什么?肺萎缩对心脏、纵隔内其他结构及膈有何影响?

呼吸系统由呼吸道和肺两部分组成。呼吸道包括鼻、咽、喉、气管和各级支气管。临床上通常将鼻、咽、喉称为上呼吸道;气管和各级支气管,称为下呼吸道。肺是实质性器官,主要由肺内各级支气管及肺泡组成(图4-1)。

呼吸系统的主要功能是完成机体与外界环境之间的气体交换。通过呼吸运动,吸入氧,呼出二氧化碳。呼吸道是气体通过的管道,肺主要是进行气体交换的器官,鼻同时也是嗅觉器官,喉还有发音的功能。

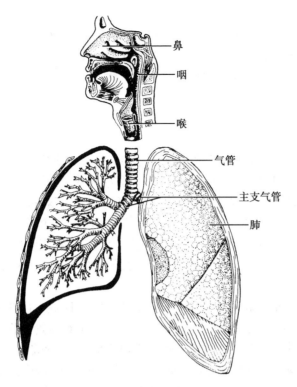

图 4-1　呼吸系统模式图

# 第一节　呼　吸　道

## 一、鼻

鼻是呼吸道的起始部,能净化吸入的空气,并调节其温度和湿度,同时也是重要的嗅觉器官,并还具有辅助发音的功能。鼻可分为外鼻、鼻腔和鼻旁窦三部分。

### (一) 外鼻

外鼻位于面部中央,以鼻骨和鼻软骨为支架,外被皮肤和少量皮下组织,略似锥形。外鼻上端较窄,称鼻根;下端明显向前突隆,称鼻尖;鼻根与鼻尖之间的隆嵴,称鼻背;鼻尖两侧的隆起部分,称鼻翼,在呼吸困难时,可出现鼻翼扇动;鼻翼下方的开口,称鼻孔。鼻翼和鼻尖部的皮肤较厚,且与皮下组织及软骨膜粘连紧密,含丰富的皮脂腺和汗腺,是疖肿和酒渣鼻的好发部位,当疖肿炎症时,稍有肿胀,疼痛较剧。

知识链接

**外鼻与美容**

外鼻的骨性支架由鼻骨、额骨鼻突、上颌骨额突组成。鼻骨左右成对,中线相接,上接额骨鼻突,两侧与上颌骨额突相连。鼻骨下缘、上颌骨额突内缘及上颌骨腭突游离缘共同构成梨状孔。外鼻软骨性支架由鼻中隔软骨、侧鼻软骨、大翼软骨、小翼软骨等组成。各软骨之间为结缔组织所联系。大翼软骨左右各一,底面呈马蹄形,各有内外两脚,外侧脚构成鼻翼的支架,两内侧脚夹鼻中隔软骨的前下构成鼻小柱的主要支架。外鼻和鼻孔的形状因种族而有不同,我国人的鼻背较低,鼻孔一般近似圆形。鼻尖是一个精致的立体结构,一般来说,理想的鼻尖应该具备适宜的突度、角度和一些精致的点面等。美容外科对鼻尖的每个面和线条都有精确的界定,是鼻尖整形手术必须要参考的重要数据。

### (二)鼻腔

鼻腔为一顶窄底宽的狭长腔隙,内衬黏膜和皮肤。被鼻中隔分为左、右两个鼻腔。鼻中隔由犁骨、筛骨垂直板和鼻中隔软骨被以黏膜而成,并构成左、右鼻腔的内侧壁。鼻中隔的位置常略偏向一侧,故两侧鼻腔大小和形态多不对称。每侧鼻腔向前下经鼻孔通外界,向后经鼻后孔通鼻咽。每侧鼻腔可分为鼻前庭和固有鼻腔两部分。

1. 鼻前庭　为鼻腔前下部、鼻翼内面的宽大部分,内衬以皮肤,生有鼻毛,有过滤空气、阻挡尘埃的作用。鼻前庭皮肤与固有鼻腔黏膜交界处称为鼻阈。鼻前庭缺乏皮下组织,当炎症或疖肿时疼痛较为剧烈。

2. 固有鼻腔　是鼻腔的主要部分,有内、外、顶、底四壁。内侧壁由鼻中隔构成,软骨膜及骨膜外被覆黏膜,鼻中隔前下部黏膜内丰富毛细血管网称为易出血区(Little区)。此处黏膜较薄,血管表浅,黏膜与软骨膜相接紧密,血管破裂后不易收缩,且位置又靠前,易受外界刺激,是鼻出血最易发生的部位。外侧壁不规则,自上而下有上、中、下 3 个骨性鼻甲突向鼻腔,3 个鼻甲的下方各有一裂隙,分别称上、中、下鼻道。在上鼻甲的后上方与蝶骨体之间有一凹陷,称蝶筛隐窝(图 4-2)。固有鼻腔的顶呈狭小的拱形,前部为额骨鼻突及鼻骨;中部是分隔颅前窝与鼻腔的筛骨水平板,此板薄而脆,并有多数细孔,呈筛状,嗅神经经此穿过进入颅前窝。外伤或手术时易骨折致脑脊液鼻漏,成为感染入颅的途径。底即硬腭,与口腔相隔,前 3/4 由上颌骨腭突,后 1/4 由腭骨水平部构成,两侧部于中线相接,形成上颌骨鼻嵴,与犁骨下缘相接,底壁前方近鼻中隔处,两侧各有一切牙管开口,腭大动、静脉及腭前神经由此通过。

根据鼻黏膜结构和功能的不同,可将鼻黏膜分为嗅区和呼吸区两部分。嗅区位于上鼻甲内侧面及以上部分和与其相对应的鼻中隔上部的黏膜,活体呈苍白或淡黄

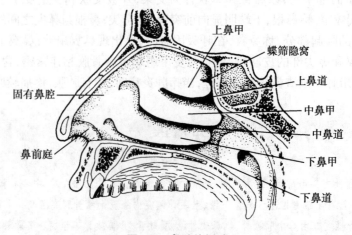

图 4-2　鼻腔外侧壁

色,内含有嗅细胞,具有嗅觉功能;呼吸区是固有鼻腔黏膜除嗅区以外的部分,活体呈淡红色,富含血管、腺体和纤毛,黏膜内有丰富的静脉丛,构成海绵状组织,具有灵活的舒缩性,能迅速改变其充血状态,为调节空气温度与湿度的主要部分。下鼻甲表面的黏膜最厚,对鼻腔的生理功能甚为重要,故手术时不宜过多去除。

（三）鼻旁窦

鼻旁窦又名副鼻窦,为鼻腔周围颅骨含气空腔,按其所在颅骨命名为额窦、筛窦、上颌窦及蝶窦,共4对。鼻旁窦均有开口到鼻道(图4-3)。额窦、上颌窦及筛窦的前组和中组开口于中鼻道;筛窦的后组开口于上鼻道;蝶窦开口于蝶筛隐窝。上颌窦是鼻旁窦中最大的1对,其窦口高于窦底,引流不畅,是上颌窦易患炎症的原因之一。鼻旁窦能温暖和湿润空气,并对发音起共鸣作用。

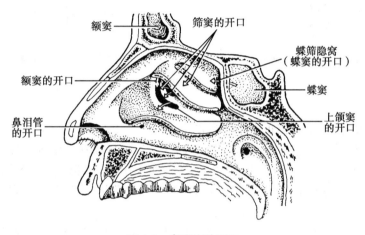

图 4-3 鼻旁窦的开口

## 二、咽

详细内容参见消化系统。

## 三、喉

喉以软骨为基础,借韧带、关节和肌肉等构成,既是呼吸管道又是发音器官。

（一）喉的位置

喉位于颈前部中份。成年人的喉相当于第3~6颈椎高度,向上借甲状舌骨膜与舌骨相连,向下与气管相续。喉的活动较大,可随吞咽或发音而上、下移动。

（二）喉软骨

喉软骨构成喉的支架,包括成对的杓状软骨和不成对的甲状软骨、环状软骨及会厌软骨等(图4-4)。

1. 甲状软骨 是喉软骨中最大的一块,位于舌骨与环状软骨之间,并构成喉的前外侧壁,由左、右两块近似方形的软骨板在前方正中线处愈合而成。愈合部的上端向前突出,称喉结,成年男性喉结尤为明显。两软骨板的后缘游离,并向上、下各伸出一对柱状突起,分别称上角和下角。上角较长,借韧带与舌骨大角相连;下角较短,其内侧面与环状软骨后外侧面的小凹形成环甲关节。甲状软骨上缘正中有一"V"形凹陷,

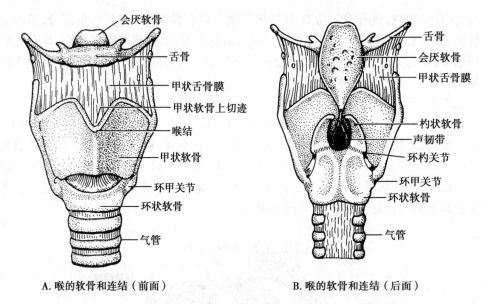

A. 喉的软骨和连结（前面）　　　　　　B. 喉的软骨和连结（后面）

图 4-4　喉软骨及其连结

称甲状软骨切迹，为识别颈正中线的标志。

2. 环状软骨　位于甲状软骨下方，向下接气管，是喉软骨中唯一完整的环形软骨，是喉支架的基础，对保持呼吸道的畅通具有重要作用。环状软骨分为前方低窄的环状软骨弓和后方高宽的环状软骨板两部分。环状软骨弓平对第 6 颈椎，是颈部的重要标志之一。

3. 会厌软骨　位于甲状软骨的后上方，上宽下窄，呈树叶状。上缘游离，下端借韧带连于甲状软骨前角的后面。会厌软骨表面被覆黏膜，构成会厌。会厌分舌面和喉面，舌面组织疏松，故感染时易肿胀。婴儿与儿童会厌质软呈卷叶状，并向前隆起似 "Ω" 或 "∧" 形，成年后多近于平坦，质较硬。吞咽时，喉上提，会厌封闭喉口，阻止食物进入喉腔。

4. 杓状软骨　位于环状软骨板上缘，左、右各一，呈锥体形，尖端朝上，底朝下，与环状软骨板上缘关节面构成环杓关节。由底向前伸出的突起，称声带突，有声韧带附着；由底向外侧伸出的突起，称肌突，有喉肌附着。

（三）喉的连结

喉的连结包括喉软骨之间的连结及喉与舌骨和气管之间的连结。

1. 甲状舌骨膜　是位于甲状软骨上缘与舌骨之间的结缔组织膜。

2. 环甲关节　由环状软骨的外侧面与甲状软骨下角构成。甲状软骨在冠状轴上做前倾和复位运动，使声韧带紧张或松弛。

3. 环杓关节　由环状软骨板上缘的杓关节面与杓状软骨底的关节面构成。杓状软骨可沿此关节的垂直轴做旋转运动，使声带突向内、外侧转动，使声门裂开大或缩小。

4. 弹性圆锥　又称环甲膜，自甲状软骨前角的后面，向后下附着于环状软骨上缘和杓状软骨声带突。此膜上缘游离，紧张于甲状软骨前角与杓状软骨声带突之间，称声韧带，是构成声带的基础。弹性圆锥的前部中份较厚，张于甲状软骨下缘与环状软骨弓上缘之间,称环甲正中韧带。当急性喉阻塞时,可在环甲正中韧带处行穿刺或切开,建立暂时的通气道,以抢救患者生命。

（四）喉肌

喉肌属于骨骼肌,为发音的动力器官。按其功能可分为两群:外侧群主要有环甲肌,作用于环甲关节,使声带紧张或松弛;内侧群主要有环杓后肌、环杓侧肌等,作用于环杓关节,使声门裂开大或缩小。

（五）喉腔

喉的内腔,称喉腔。喉腔向上经喉口与喉咽相通,向下与气管相连,其入口称喉口。喉口朝向后上方,由会厌上缘、杓会厌襞和杓间切迹围城。

喉腔内衬黏膜,在其中部的侧壁上,有两对自外侧壁呈前后方向突入喉腔中的黏膜皱襞,上方的 1 对,称前庭襞,活体呈粉红色,在左、右前庭襞之间的裂隙,称前庭裂;下方的 1 对,称声襞,在活体上颜色较白,左、右声襞之间的裂隙,称声门裂,是喉腔中最狭窄的部位。通常所称的声带由声韧带、声带肌和喉黏膜共同构成,是发音的结构(图4-5)。

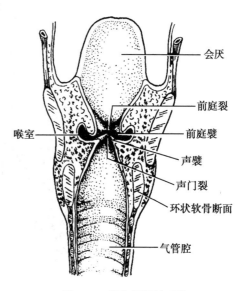

图 4-5　喉腔（冠状切面）

会厌
前庭裂
前庭襞
喉室
声襞
声门裂
环状软骨断面
气管腔

喉腔借两对黏膜皱襞分为三部分:①从喉口至前庭襞之间的部分,称喉前庭;②前庭襞与声襞之间的部分,称喉中间腔,喉中间腔向两侧突出的隐窝,称喉室;③声襞至环状软骨下缘之间的部分,称声门下腔,其黏膜下组织疏松,炎症时易引起水肿,特别是婴幼儿因喉腔较窄小,水肿时易引起喉阻塞从而产生呼吸困难。

**知识链接**

**声带麻痹**

声带麻痹是由于神经损伤所致。双侧外展声带肌瘫痪的发生率是单侧的 2 倍。亦有人认为,单侧声带肌瘫痪者多于双侧,左侧多于右侧。单侧者可因心脏、肺、食管的病变或产伤所致,双侧者可由于产伤、颅内出血、脑膜膨出、大脑发育不全等所致。

## 四、气管与主支气管

（一）气管

气管位于食管的前方,上接环状软骨,经颈前正中向下入胸腔,至胸骨角平面分为左、右主支气管,其分叉处,称气管杈。在气管杈的底壁上偏左,有一向上突出的半月形软骨隆嵴,称气管隆嵴,是支气管镜检查定位的重要标志。按气管的位置和行程,可将之分为颈部和胸部两部分,其中颈部位置表浅,在胸骨颈静脉切迹上方可以触及。

气管由 14~17 个呈"C"形的气管软骨环以及其间的环状韧带构成。气管软骨环后壁的缺口由平滑肌和结缔组织构成的膜所封闭,称气管膜襞。临床上气管切开术,常选择在第 3~5 气管软骨环处进行(图 4-6)。

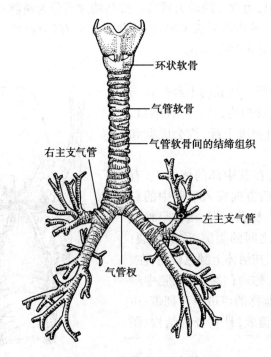

图 4-6  气管和主支气管

### (二) 主支气管

主支气管左、右各一,各自经肺门入左、右肺内。右主支气管平均长约 2~3cm,粗、短,走向陡直;左主支气管平均长约 4~5cm,细、长,走向倾斜。故气管内异物多坠入右主支气管(图 4-6)。

## 第二节  肺

### 一、肺的位置和形态

肺左、右各一,位居胸腔内,纵隔两侧,膈肌上方,右肺宽而短,左肺狭而长。是气体交换的器官。

肺表面被覆有脏胸膜,光滑润泽。肺质软,呈海绵状,富有弹性。肺表面的颜色可随年龄和职业的不同而异。幼儿的肺呈淡红色;成人的肺由于吸入空气中的尘埃沉积于肺内,使肺呈深灰色或蓝黑色,部分呈棕黑色。肺内含有空气,故入水不沉;而未经呼吸的肺,肺内不含空气,质实而重,入水则沉。法医常借此特点判断死婴系出生前或出生后死亡。

肺的形态呈半圆锥形,包括一尖、一底、两面、三缘(图 4-7,图 4-8)。

肺尖圆钝,经胸廓上口突至颈根部,高出锁骨内侧 1/3 上方 2~3cm;肺底(又称膈

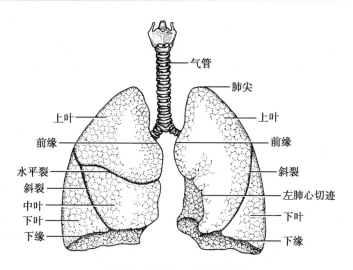

图 4-7 气管、主支气管和肺

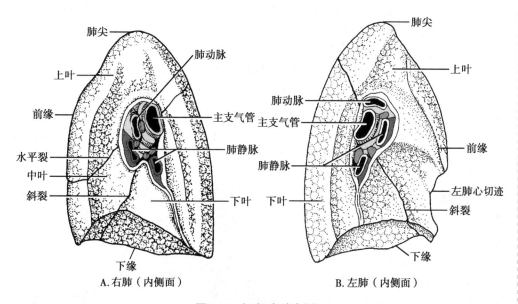

A.右肺（内侧面）　　　　　　　　B.左肺（内侧面）

图 4-8 左肺、右肺内侧面

面)位于膈上面,呈半月形凹陷;肋面圆突,邻接肋和肋间隙;内侧面(又称纵隔面)与纵隔相邻,其中央有一椭圆形凹陷,称肺门,是主支气管、肺动脉、肺静脉、神经和淋巴管等出入肺的部位。以上结构被结缔组织包绕构成肺根。肺前缘薄而锐利,右肺前缘近于垂直,左肺前缘下部有心切迹;肺后缘圆钝;肺的下缘较薄,并随呼吸而上下移动。左肺狭长,被由后上斜向前下的斜裂分为上、下 2 叶;右肺宽短,除有斜裂外,还有一水平裂,将右肺分为上、中、下 3 叶。

## 二、肺内支气管和支气管肺段

　　左、右主支气管入肺后反复分支,形成树枝状结构,称支气管树。左、右主支气管在肺门附近分出肺叶支气管,左肺有上、下肺叶支气管,右肺有上、中、下肺叶支气管。各肺叶支气管在相应的肺叶内再分出肺段支气管。每一肺段支气管及其分支和它们所属的肺组织,称支气管肺段,简称肺段。肺段呈圆锥形,尖朝向肺门,底朝向肺表面。按肺段支气管的分支分布,左、右肺各分为 10 个肺段。肺段在结构和功能上都具有相对独立性,临床上常以支气管肺段为单位施行定位诊断或肺段切除。

### 三、肺的微细结构

肺组织分为实质和间质两部分。肺实质即肺内的各级支气管及肺泡。肺间质则是指肺内的结缔组织、血管、淋巴管及神经等。

肺实质根据其功能不同又分为导气部和呼吸部两部分。

(一) 导气部

导气部是肺内传送气体的管道,包括肺叶支气管、肺段支气管、小支气管、细支气管和终末细支气管。此部只能传送气体,不能进行气体交换。导气部各级支气管的微细结构与主支气管基本相似,由黏膜、黏膜下层和外膜组成。但随着分支的变细,管壁逐渐变薄,其微细结构也发生了相应变化。其主要特点是:

1. 黏膜 逐渐变薄;上皮由假复层纤毛柱状上皮,逐渐变为单层纤毛柱状上皮或单层柱状上皮;杯形细胞逐渐减少,最后消失。

2. 黏膜下层 腺体逐渐减少,最后消失。

3. 外膜 外膜中的软骨逐渐变为软骨碎片,减少乃至消失。

4. 平滑肌 相对增多,最后形成完整的环行肌层。至终末细支气管,上皮内杯状细胞、腺体和软骨均消失,平滑肌已成为完整的环行层。因此,平滑肌的收缩与舒张,可控制管腔的大小,调节出入肺泡的气体量。如果细支气管的平滑肌发生痉挛性收缩,可使管腔持续狭窄,造成呼吸困难,临床称为支气管哮喘。

(二) 呼吸部

呼吸部是进行气体交换的部分,包括呼吸性细支气管、肺泡管、肺泡囊和肺泡等(图 4-9)。

1. 呼吸性细支气管 为终末细支气管的分支,管壁薄,壁不完整,管壁内面衬以单层立方上皮,其外围有少量结缔组织和平滑肌。管壁连有少量肺泡,故具有气体交换功能。

2. 肺泡管 为呼吸性细支气管的分支,管壁连有许多肺泡,因此,壁自身的结构甚少,只存在于相邻肺泡开口处之间,在切片中呈结节状。管壁表面为单层立方上皮或扁平上皮。

3. 肺泡囊 是许多肺泡开口的囊腔,囊壁由肺泡组成。

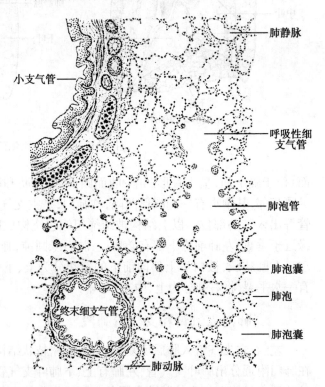

图 4-9 肺的微细结构

4. 肺泡　为支气管树的终末部分,呈多面形囊泡状,壁极薄,由肺泡上皮与基膜构成。它的一侧开口于肺泡囊、肺泡管或呼吸性细支气管,是进行气体交换的场所。

肺泡上皮为单层上皮,由两种类型的细胞构成(图4-10):

(1) Ⅰ型肺泡细胞:为扁平细胞,数量多,构成广阔的气体交换面,利于气体通过。

(2) Ⅱ型肺泡细胞:为立方形,数量少,夹在Ⅰ型肺泡细胞之间。Ⅱ型肺泡细胞能分泌磷脂类物质(表面活性物质),释放于肺泡上皮的内表面,可降低肺泡的表面张力,阻止呼气终末时肺泡的塌陷。

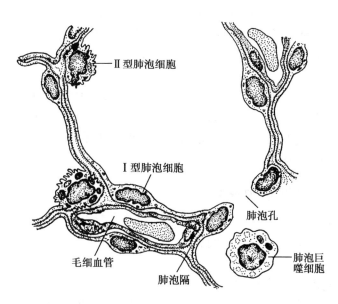

图 4-10　肺泡与肺泡隔

肺泡之间的薄层结缔组织,称肺泡隔,内含稠密的毛细血管网、大量的弹性纤维和散在的肺泡巨噬细胞。毛细血管和肺泡上皮紧密相贴,因而肺泡中的气体与毛细血管中的血液之间的隔膜很薄,主要由肺泡上皮、肺泡上皮的基膜、毛细血管内皮的基膜和内皮4层组成,是毛细血管内血液和肺泡内气体进行交换的屏障,故称血-气屏障(呼吸膜);弹性纤维使吸气时扩大的肺泡在呼气时有良好的回缩力;肺泡巨噬细胞的形态不规则,体积较大,具有吞噬细菌和异物的能力。吞噬了灰尘颗粒的肺泡巨噬细胞,称尘细胞。

肺泡孔:相邻肺泡之间有圆形或卵圆形的小孔相通,称肺泡孔。当细支气管阻塞时,可通过肺泡孔与相邻肺泡建立侧支通气。当炎症时,病菌也可经肺泡孔扩散。

## 四、肺的血管

### (一) 肺动脉和肺静脉

肺动脉和肺静脉是进行气体交换的功能性血管。肺动脉经肺门入肺后,随支气管的分支而分支,到肺泡表面形成毛细血管网,通过呼吸膜进行气体交换后,毛细血管汇集成小静脉,最后汇集成肺静脉,经肺门出肺。

### (二) 支气管动脉和支气管静脉

支气管动脉和支气管静脉为营养各级支气管和肺组织的血管。支气管动脉经肺门入肺后,与支气管伴行,沿途分支形成毛细血管网,营养各级支气管、肺和胸膜,然后汇集成小静脉,一部分注入肺静脉,另一部分汇合成支气管静脉,经肺门出肺。

<h2 style="text-align:center">第三节 胸 膜</h2>

### 一、胸腔、胸膜和胸膜腔的概念

胸腔由胸廓与膈围成,上界是胸廓的上口,下界是膈。胸膜为一层浆膜,薄而光滑,被覆于肺表面和胸腔各壁内面,可分为脏胸膜、壁胸膜两部分。脏胸膜贴附于肺的表面;壁胸膜被覆于胸壁的内表面、膈的胸腔面和纵隔的两侧。胸膜具有分泌、吸收的功能。

胸膜腔是由脏、壁胸膜在肺根处相互移行所构成的密闭潜在性腔隙(图 4-11)。胸膜腔左、右各一,互不相通,呈负压,内含少许浆液,可减少摩擦。胸膜腔的存在,使肺可随膈、胸廓的运动而扩张和缩小,完成气体的吸入和呼出。胸膜炎、气胸或胸腔积液可影响肺的呼吸功能。

### 二、胸膜的分部和胸膜隐窝

#### (一)脏胸膜

脏胸膜紧贴肺表面,并深入叶间裂内。

#### (二)壁胸膜

壁胸膜按覆盖部位不同可分为四部分。

1. 胸膜顶 是肋胸膜与纵隔胸膜向上的延续,突出胸廓上口,覆盖在肺尖上方,高出锁骨内侧 1/3 上方 2~3cm。故在针灸或臂丛神经阻滞时,注意勿损伤胸膜顶,以免造成气胸。

2. 肋胸膜 衬覆于肋与肋间肌的内面。

3. 纵隔胸膜 贴附于纵隔的两侧面。

4. 膈胸膜 贴附于膈的胸腔面,与膈紧密相连,不易剥离。

在壁胸膜各部相互转折处,相邻的壁胸膜之间形成潜在性间隙,即使在深吸气时肺缘也不能伸入其内,此处的胸膜腔称胸膜隐窝。其中最大、最重要的 1 对是位于左、右侧肋胸膜与膈胸膜转折处的半环形间隙,称肋膈隐窝(肋膈窦或肋膈角)(图 4-11)。肋膈隐窝是胸膜腔的最低部位,胸膜腔积液首先积聚于此,同时,也是胸膜炎易发生粘连的部位。

### 三、胸膜和肺的体表投影

#### (一)胸膜的体表投影

胸膜的体表投影是指壁胸膜各部相互移行形成的返折线在体表的投影位置,标志着胸膜腔的范围。

胸膜前界两侧均起自锁骨内侧 1/3 上方 2~3cm 的胸膜顶,向内下斜行至第 2 胸肋关节水平,左、右两侧靠拢,并沿正中线两侧垂直下降。右侧至第 6 胸肋关节处移行为下界。左侧降至第 4 胸肋关节处斜向外下,至第 6 肋软骨后方移行为下界(图 4-12)。

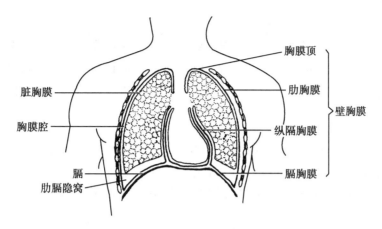

图 4-11　胸膜和胸膜腔

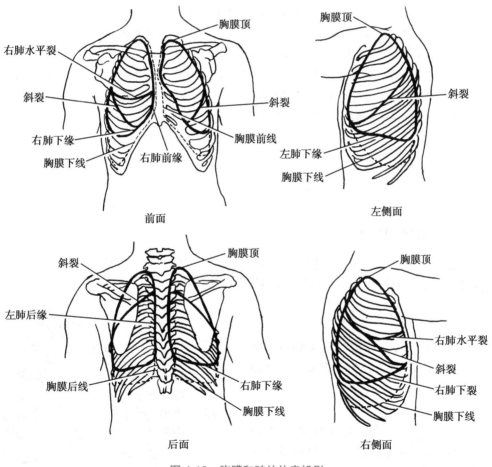

图 4-12　胸膜和肺的体表投影

胸膜下界是肋胸膜与膈胸膜的返折线。右侧起自第 6 胸肋关节处,左侧起自第 6 肋软骨中点的后方。两侧均斜行向外下方,在锁骨中线与第 8 肋相交,在腋中线与第 10 肋相交,在肩胛线与第 11 肋相交,在胸椎体外侧处平对第 12 胸椎棘突(表 4-1)。

表 4-1 肺与胸膜下界的体表投影

| | 锁骨中线 | 腋中线 | 肩胛线 | 胸椎体外侧 |
|---|---|---|---|---|
| 肺下界 | 第 6 肋 | 第 8 肋 | 第 10 肋 | 第 10 胸椎棘突 |
| 胸膜下界 | 第 8 肋 | 第 10 肋 | 第 11 肋 | 第 12 胸椎棘突 |

**（二）肺的体表投影**

肺尖、肺前界的体表投影与胸膜顶及胸膜前界大致相似（图 4-12）。肺下界体表投影比胸膜下界约高出 2 个肋骨，即在锁骨中线与第 6 肋相交，在腋中线与第 8 肋相交，在肩胛线与第 10 肋相交，在胸椎体外侧平对第 10 胸椎棘突（表 4-1）。

**知识链接**

**胸膜腔穿刺的临床应用**

胸膜腔穿刺引流的目的在于排出其中的气体或积液，以维持胸膜腔的负压，使肺处于膨胀状态。故穿刺部位可根据引流物的不同而有所选择，如张力性气胸，引流的目的是排气，通常在锁骨中线第 2 肋间隙进行，此处伤及胸廓内血管和肺根结构的可能性甚小。而胸膜腔积液时，多选择在腋后线或肩胛线的第 7~8 肋间隙进行。胸膜腔穿刺除勿伤胸壁的血管、神经外，还需避免针刺过深而伤及肺组织造成气胸的危险。

# 第四节 纵 隔

## 一、纵隔的概念

纵隔是两侧纵隔胸膜之间所有器官、结构和组织的总称。其前界为胸骨，后界为脊柱胸段，上界为胸廓上口，下界为膈，两侧为纵隔胸膜。

## 二、纵隔的分部和内容

纵隔通常以胸骨角与第 4 胸椎体下缘之间的连线为界，分为上纵隔和下纵隔两部分（图 4-13）。

**（一）上纵隔**

主要内容有胸腺、头臂静脉、上腔静脉、迷走神经、喉返神经、主动脉弓及其三大分支、食管、气管、胸导管等。

**（二）下纵隔**

以心包为界，分为前纵隔、中纵隔和后纵隔三部分。

1. 前纵隔 位于胸骨体与心包之间，其内有少量结缔组织和淋巴结等。

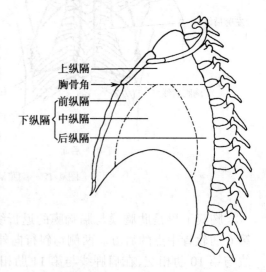

图 4-13 纵隔分部示意图

2. 中纵隔　位于前、后纵隔之间,其内有心包、心脏及出入心的大血管根部、奇静脉弓、膈神经等。

3. 后纵隔　位于心包后面与脊柱胸部之间,内有左右主支气管、食管、胸主动脉、迷走神经、胸导管、奇静脉和交感干胸段等。

(尚效贤)

扫一扫
看彩图

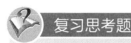
**复习思考题**

1. 简述鼻旁窦的开口部位。为什么上颌窦易发生慢性炎症?

2. 简述声门下腔的结构特点及临床意义。

3. 肋膈隐窝的位置和临床意义是什么?

4. 叙述肺与胸膜下界的体表投影。

## 第五章

# 泌 尿 系 统

 学习要点

> 泌尿系统组成;肾的形态、位置和毗邻;肾的被膜;肾的剖面结构和微细结构;输尿管的位置、分段和狭窄;膀胱的形态、位置和结构;女性尿道。

### 案例分析

> 患者,男,45岁,5小时前无明显诱因,右侧腰肾区刺痛,活动和卧床休息后未能好转。有尿意,小便滴沥不尽,无血尿、畏寒、腹泻。
>
> 体格检查:左肝肾区无叩击痛,右肾区叩击痛。
>
> 辅助检查:B超提示右肾多发性结石;尿常规可见红细胞(++)。
>
> 初步诊断:右肾结石。
>
> 讨论:肾的解剖组成。男性肾结石排出过程经过哪些狭窄?

泌尿系统由肾、输尿管、膀胱和尿道组成(图5-1)。泌尿系统的主要功能是产生尿液。通过尿液排出体内溶于水的代谢产物,包括尿素、尿酸、多余的水分和无机盐等,通过血液循环运输至肾,在肾内形成尿液,经输尿管流入膀胱,当尿液达到一定量后,再经尿道排出体外。泌尿系统是排出机体内溶于水的代谢产物的主要途径,排出废物量大、种类多,对维持机体内环境的相对稳定起重要作用。

此外,肾还有内分泌功能,产生红细胞生成素和肾素,对促进红细胞的生成和调节血压有重要作用。

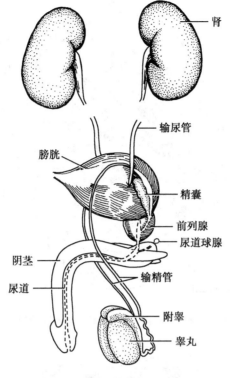

图 5-1　男性泌尿生殖系统概观

# 第一节　肾

## 一、肾的形态

肾是成对的实质性器官,左、右各一,形如蚕豆,前后略扁。一般左肾狭长,右肾短宽,新鲜时为红褐色,质软而脆。

肾有上、下两端,前、后两面,内、外两缘。上、下端钝圆;前面较凸,朝向前外侧,后面较扁平,紧贴腹后壁;外侧缘隆凸,内侧缘中部凹陷,称肾门,是肾的血管、肾盂、淋巴管和神经等出入肾的部位。出入肾门的结构被结缔组织包裹,合称肾蒂。肾蒂内主要结构由前向后依次为肾静脉、肾动脉和肾盂末端;由上向下依次为肾动脉、肾静脉和肾盂。肾蒂左长右短,故临床上右肾手术较左肾手术困难。肾门向肾内凹陷形成一个较大的腔,称肾窦,内含肾动脉的分支、肾静脉的属支、肾小盏、肾大盏、肾盂、淋巴管、神经和脂肪组织等(图 5-2)。

## 二、肾的位置和毗邻

正常成年人的肾位于脊柱两侧,腹膜后间隙内,是腹膜外位器官。肾的高度:左肾在第 11 胸椎体下缘至第 2~3 腰椎间盘之间;右肾位置比左肾略低,在第 12 胸椎体上缘至第 3 腰椎体上缘之间。左、右侧第 12 肋分别斜过左肾后方中部和右肾后方上部(图 5-3,图 5-4)。肾门约在第 1 腰椎椎体平面,在正中线外侧约 5cm。

在躯干背面,竖脊肌外侧缘与第 12 肋的夹角,称肾区(肋脊角)。肾病患者叩击或

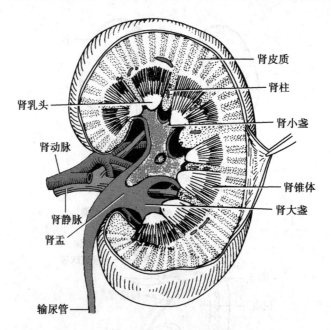

图 5-2 肾的剖面结构(右肾的额状切面)

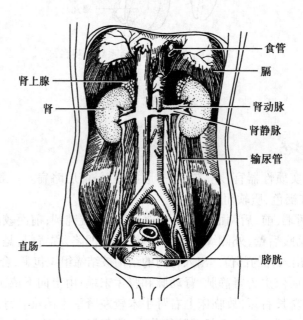

图 5-3 肾和输尿管

触压此处可引起疼痛。

两肾的上方紧邻肾上腺。肾后上 1/3 借膈与肋膈隐窝相隔;后下 2/3 与腹横肌、腰方肌及腰大肌外侧缘相邻。右肾前内侧邻十二指肠降部,前外侧邻肝右叶和结肠右曲;左肾前内侧从上到下分别邻胃、胰和空肠,前外侧分别与脾和结肠左曲相邻。

### 三、肾的被膜

肾的表面有 3 层被膜,由内向外依次为纤维囊、脂肪囊和肾筋膜(图 5-5,图 5-6)。

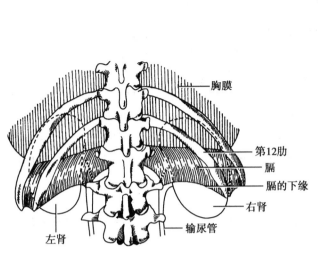

图 5-4　肾与椎骨、肋骨的关系(后面)

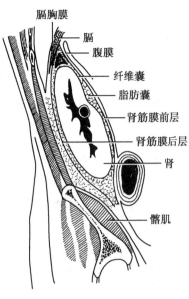

图 5-5　肾的被膜(矢状切面)

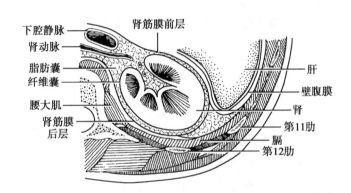

图 5-6　肾的被膜(横切面)

(一) 纤维囊

纤维囊是薄而坚韧的致密结缔组织和弹性纤维膜,包于肾表面。生理时纤维囊容易与肾实质剥离,病理时可与肾实质发生粘连。

(二) 脂肪囊

脂肪囊是位于纤维囊外面的囊状脂肪层。脂肪囊对肾起弹性垫样保护。临床上的肾囊封闭,就是将药物注入此囊内。

(三) 肾筋膜

肾筋膜位于脂肪囊的外面,是致密结缔组织膜,分前、后两层包被肾和肾上腺。在肾的外侧及上方,两层肾筋膜互相融合;在肾的下方,前、后两层肾筋膜分离,其间通行输尿管;在肾的内侧,两侧肾筋膜前层互相连续,后层与腰大肌筋膜融合。

肾的正常位置依赖于肾的被膜、肾的血管、肾的邻近器官、腹内压及腹膜等多种因素维持。肾的固定装置不健全时,可发生肾移位,造成肾下垂或游走肾。

## 四、肾的结构

### (一) 肾的剖面结构

在肾的冠状切面上,肾实质分为浅层的肾皮质和深层的肾髓质两部分。

1. **肾皮质** 富含血管,新鲜标本呈红褐色。肾皮质深入肾髓质内的部分,称肾柱。

2. **肾髓质** 颜色较浅,血管较少,约占肾实质厚度的2/3。肾髓质由15~20个肾锥体组成。肾锥体呈圆锥形,其底朝向皮质;尖端钝圆,稍伸入肾小盏,称肾乳头。肾乳头上有许多乳头孔,为乳头管向肾小盏的开口。肾产生的尿液经乳头孔流入肾小盏。肾小盏是漏斗状的膜性短管,包绕肾乳头。每侧肾有7~8个肾小盏,每2~3个肾小盏汇合成一个肾大盏。肾大盏再汇合成肾盂。肾盂呈略扁的漏斗状,出肾门后逐渐变细,向下移行为输尿管。

### (二) 肾的微细结构

肾实质主要由大量肾单位、集合小管及球旁复合体和血管、神经及少量结缔组织等构成。

1. **肾单位** 是肾结构和功能的基本单位。每个肾约有100万~150万个肾单位。肾单位分为肾小体和肾小管两部分。

(1) 肾小体:呈球形,故又称肾小球,主要位于肾皮质内。肾小体由血管球和肾小囊两部分组成(图5-7)。

1) 血管球:是包在肾小囊内的一团盘曲成球状的毛细血管。入球微动脉进入肾

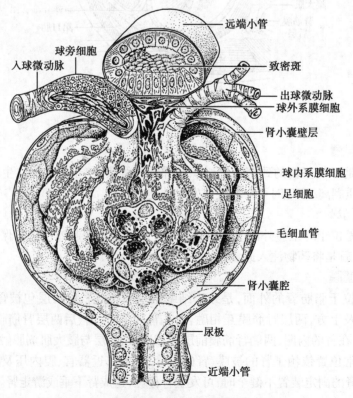

图5-7 肾小体结构模式图

小囊内反复分支,形成网状毛细血管袢,构成血管球,最后毛细血管汇成一条出球微动脉离开肾小囊。入球微动脉粗,出球微动脉细,血管球内压力较高。当血液流经血管球时,大量水分和小分子物质滤出血管壁而进入肾小囊。在电镜下观察,血管球的毛细血管壁仅由一层有孔的内皮细胞及其外面的基膜组成。

2)肾小囊:是肾小管的起始部膨大并凹陷形成的双层囊。两层囊壁之间的腔隙,称肾小囊腔。肾小囊的外层称肾小囊壁层,是单层扁平上皮,与近端小管相续;肾小囊的内层紧包在血管球毛细血管的外面,其上皮是由单层有突起的足细胞构成。在电镜下观察,足细胞的胞体较大,从胞体上伸出几个较大的初级突起,每个初级突起又发出许多次级突起。相邻足细胞的次级突起互相交错,突起之间有约25nm的裂隙,称裂孔。裂孔上覆盖薄膜,称裂孔膜(图5-7,图5-8)。血管球有孔的内皮细胞、基膜及足细胞裂孔膜合称滤过膜。

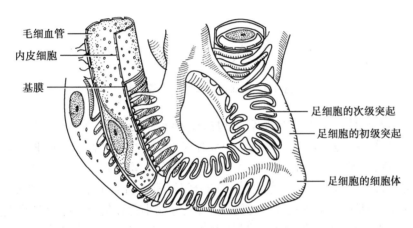

图 5-8 足细胞与毛细血管超微结构模式图

(2)肾小管:肾小管与肾小囊外层相连续,并与肾小囊腔相连通。肾小管分为近端小管、细段和远端小管三部分(图5-9)。

1)近端小管:是肾小管的起始部分。近端小管在肾小体附近盘曲,称近端小管曲部(近曲小管);直行入髓质,称近端小管直部。近端小管管壁的上皮细胞呈锥体形,细胞界限不清,细胞核圆形,细胞游离面有刷状缘。电镜下观察,刷状缘是排列整齐的微绒毛,它使细胞表面积扩大,有利于近端小管的重吸收功能。

2)细段:为肾小管中最细的一段,管壁薄,一端与近端小管直部相连,另一端与远端小管直部相连,三者共同形成髓袢(肾单位袢)。髓袢的主要功能是减缓原尿在肾小管中的流速,有利于吸收原尿中的水分和无机盐。细段的管壁上皮为单层扁平上皮。

3)远端小管:为连接细段和集合小管之间的一段。远端小管直行向皮质的部分,称远端小管直部;至肾小体附近呈盘曲状的部分,称远端小管曲部(远曲小管)。远端小管的管壁上皮为单层立方上皮,游离面无刷状缘。

2.集合小管 续接远端小管曲部,自肾皮质行向肾髓质,沿途有多条远端小管曲部汇入,至肾锥体的肾乳头,几条集合小管汇合成乳头管,开口于肾乳头。随着管径的增粗,管壁上皮由单层立方上皮逐渐移行为单层柱状上皮,至乳头管开口处与肾小盏的变移上皮相连续。

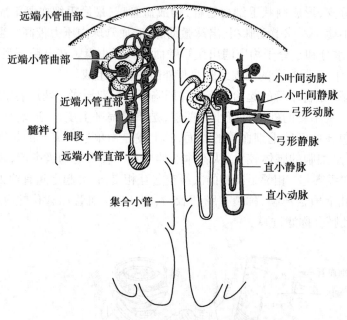

图 5-9 泌尿小管和肾血管模式图

3. **球旁复合体** 又称肾小球旁器,包括球旁细胞和致密斑等(图 5-10)。

(1) 球旁细胞:是入球微动脉近肾小体血管极处,管壁中的平滑肌细胞特化而成的上皮样细胞。球旁细胞呈立方形或多边形,细胞核呈圆形,含有分泌颗粒,颗粒内含有肾素。球旁细胞的主要功能是合成和分泌肾素。肾素能引起小动脉收缩,使血压升高;肾素还促使肾上腺皮质分泌醛固酮,使远端小管和集合小管重吸收钠离子和排出钾离子,同时重吸收水,致血容量增大,血压升高。另外,球旁细胞及肾小管周围的血管内皮细胞还能合成和分泌促红细胞生成素,刺激骨髓红细胞的生成。某些肾病伴有高血压,与肾素分泌有关。肾病晚期常伴有贫血,这与红细胞生成素的合成障

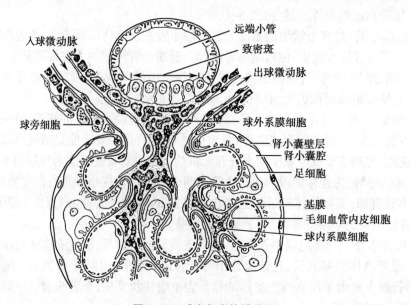

图 5-10 球旁复合体模式图

碍有关。

（2）致密斑:位于远端小管曲部靠近球旁细胞处,是远端小管曲部近肾小体血管极一侧的管壁上皮细胞变形所形成的椭圆形结构。致密斑是化学感受器,有调节球旁细胞分泌肾素的作用。

## 第二节 输 尿 管

输尿管是一对细长的肌性管道,左、右各一,全长约 20~30cm,管径 0.5~0.7cm,管壁有较厚的平滑肌层。

### 一、输尿管的位置

输尿管上端起于肾盂,在腹膜后方沿腰大肌前面下行,至小骨盆上口处,左输尿管越过左髂总动脉末端的前方,右输尿管越过右髂外动脉起始部的前方,进入盆腔。入盆腔后,男性输尿管沿盆腔侧壁弯曲向前,在输精管后方并与之交叉后转向前内,而后达膀胱底;女性输尿管行于子宫颈的外侧,在子宫颈外侧约 2.5cm 处,从子宫动脉的后下方经过,而后至膀胱底。在膀胱底的外上角处,输尿管向内下斜穿膀胱壁,开口于膀胱。

### 二、输尿管的分段

根据输尿管的位置和行程,可将输尿管分为腹段、盆段和壁内段三段。腹段为输尿管起始部至越过髂血管处的一段;盆段为越过髂血管处与膀胱壁之间的一段;壁内段为位于膀胱壁内的一段。

### 三、输尿管的狭窄

输尿管全长有 3 处生理性狭窄:第一处狭窄位于输尿管的起始处,即肾盂与输尿管移行处;第二处狭窄位于小骨盆的上口处,即越过髂血管处;第三处狭窄在穿膀胱壁处。这些狭窄是尿路结石易滞留的部位。

## 第三节 膀 胱

膀胱是一个肌性囊状的贮尿器官,有较大的伸缩性。成人膀胱的容量约为 300~500ml,最大容量为 800ml。新生儿膀胱的容量约为 50ml。膀胱的形态、位置及壁的厚度随尿液的充盈程度而异。

### 一、膀胱的形态

膀胱空虚时呈锥体形,充盈时略呈卵圆形。膀胱可分为膀胱尖、膀胱体、膀胱底和膀胱颈四部分。膀胱尖细小,朝向前上方;膀胱底略呈三角形,朝向后下方;膀胱尖与膀胱底之间的大部分,称膀胱体;膀胱的最下部,称膀胱颈。膀胱颈的下端有尿道内口通尿道(图 5-11)。

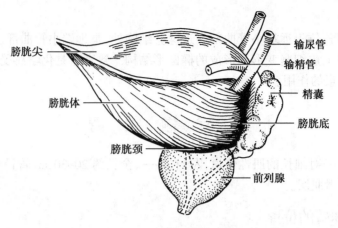

图 5-11 膀胱侧面观

膀胱尖　输尿管　输精管　精囊　膀胱体　膀胱底　膀胱颈　前列腺

## 二、膀胱的位置

成年人的膀胱位于小骨盆腔内,居耻骨联合的后方。膀胱空虚时,膀胱尖一般不超过耻骨联合的上缘;膀胱充盈时,膀胱尖超过耻骨联合的上缘,此时腹前壁返折向膀胱的腹膜也随膀胱的充盈上移,使膀胱的前下壁直接与腹前壁相贴(图 5-12)。因此,在膀胱充盈时沿耻骨联合上方进行膀胱穿刺或行膀胱手术,可不经腹膜腔直接进入膀胱,以避免损伤腹膜和污染腹膜腔。新生儿的膀胱位于腹腔内,随着年龄的增长,逐渐下降,至青春期达成年人位置。

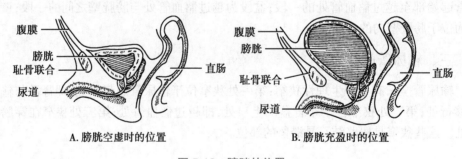

腹膜　膀胱　耻骨联合　尿道　直肠

A. 膀胱空虚时的位置

腹膜　膀胱　耻骨联合　尿道　直肠

B. 膀胱充盈时的位置

图 5-12 膀胱的位置

## 三、膀胱的毗邻

膀胱的毗邻,男、女不同。膀胱前方为耻骨联合,两者之间的裂隙,称膀胱前隙或耻骨后间隙,在此间隙内,男性有耻骨前列腺韧带,女性有耻骨膀胱韧带。膀胱底的后方,在男性与精囊、输精管末端和直肠相邻,在女性则与子宫和阴道相邻;膀胱的下方,男性邻接前列腺,女性相邻尿生殖膈(图 5-13,图 5-14)。

## 四、膀胱壁的结构

膀胱壁分 3 层,由内向外依次是黏膜、肌层和外膜(图 5-15)。

(一)黏膜

黏膜由上皮和固有层构成。黏膜的上皮是变移上皮;固有层内含较多胶原纤维

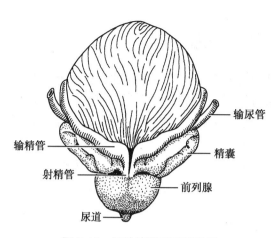

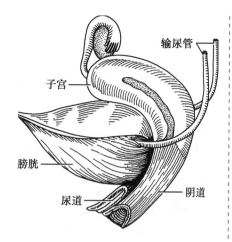

图 5-13　男性膀胱后面的毗邻

图 5-14　女性膀胱后面的毗邻

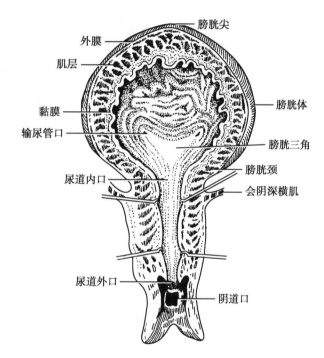

图 5-15　女性膀胱和尿道的额状切面

和弹性纤维。膀胱空虚时,黏膜形成许多皱襞,充盈时则消失。膀胱底的内面,两输尿管口和尿道内口之间的三角形区域,称膀胱三角。此区无论膀胱处于空虚或充盈时,黏膜均光滑无皱襞,是肿瘤和结核的好发部位。两输尿管口之间的横行皱襞,称输尿管间襞,膀胱镜下所见为一苍白带,是临床上膀胱镜检时寻找输尿管口的标志。

（二）肌层

膀胱的肌层由平滑肌构成,大致分为内纵、中环、外纵3层。这三层肌束相互交错,共同构成逼尿肌。在尿道内口处,环行肌层增厚形成膀胱括约肌。

（三）外膜

膀胱上面的外膜为浆膜,其他部分为纤维膜。

案例分析

扫一扫
测一测

扫一扫
看彩图

## 第四节 尿 道

尿道是膀胱通往体外的排尿管道。男性尿道见男性生殖系统的相关内容。女性尿道始于尿道内口,穿过尿生殖膈,终于尿道外口。女性尿道宽、短而直,长约5cm,仅有排尿功能。尿道外口开口于阴道前庭,距离阴道和肛门较近,故易引起逆行性泌尿系统感染。

(夏祥河)

**复习思考题**

1. 泌尿系统由哪些器官组成？其主要功能是什么？

2. 肾的形态、位置如何？

3. 肾的微细结构如何？

4. 输尿管有几个生理性狭窄？各位于何处？

5. 简述膀胱三角的位置及临床意义。

6. 试述男性肾盂结石患者,服药后结石排出体外的途径,并说明结石易在什么部位停留。

# 第六章

课件
06章PPT

# 生 殖 系 统

 学习要点

扫一扫
知重点

男性生殖系统、女性生殖系统的组成;睾丸的位置、形态、微细结构;附睾的位置、形态;前列腺、精囊腺的位置、形态;男性尿道的分部、弯曲和狭窄;卵巢的位置、形态、微细结构;输卵管的分部、位置和形态;子宫的形态、位置、固定装置和子宫的微细结构;女阴的形态和结构。

 案例分析

【案例1】 患者,男,30岁,已婚,自结婚至今5年未有生育。夫妻双方检查:女性身体状况良好,生理指标正常;男性身体状况良好,辅助检查示精子计数$3.5 \times 10^9$/L(350万/ml)。初步诊断:少精症。

讨论:精子排出体外的途径和输精管的分部。

【案例2】 患者,女,56岁,已婚。25年前生育2胎后发现阴道脱出物,能自行还纳,劳动时有小便自溢,未治疗。近5年阴道脱出物还纳渐困难,遂来就诊。无明显慢性呼吸道感染病史。既往月经基本规律,已绝经5年。辅助检查:血常规、尿常规、血液生化、胸片均未见异常。妇科B超显示子宫大小6.0cm×4.8cm×3.0cm,内膜厚0.5cm,附件未见异常。局部检查后诊断:子宫3度脱垂。

讨论:子宫的辅助装置有哪些?各起何作用?

生殖系统包括男性生殖系统和女性生殖系统。

男、女性生殖系统按其所在部位可分为内生殖器和外生殖器。内生殖器按其功能可分为生殖腺、输送管道和附属腺。

生殖系统的主要功能是产生生殖细胞,繁殖后代,分泌性激素,促进生殖器官的发育,维持两性的性功能,激发和维持第二性征。

## 第一节　男性生殖系统

男性生殖腺是睾丸;输送管道包括附睾、输精管、射精管和尿道;附属腺包括精囊、前列腺和尿道球腺。以上器官大部分位于盆腔内,属内生殖器。男性外生殖器包

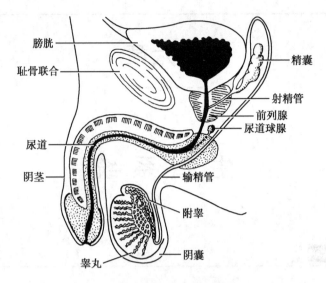

图 6-1 男性生殖系统概观

膀胱
耻骨联合
尿道
阴茎
睾丸

精囊
射精管
前列腺
尿道球腺
输精管
附睾
阴囊

括阴囊和阴茎(图 6-1)。

## 一、内生殖器

### (一)睾丸

**1. 睾丸的位置和形态** 睾丸左、右各一,位于阴囊内。睾丸呈扁椭圆形,表面光滑,分上、下两端,前、后两缘,内、外侧两面。睾丸的上端和后缘有附睾贴附,血管、神经和淋巴管经后缘进出睾丸;睾丸的前缘游离(图 6-2)。

睾丸除后缘外均被有腹膜,称睾丸鞘膜。睾丸鞘膜分脏、壁两层,脏层紧贴睾丸的表面;壁层贴附于阴囊的内面。睾丸鞘膜的脏、壁两层在睾丸后缘处相互移行,构成一个封闭的腔,称鞘膜腔。鞘膜腔内含有少量液体,起润滑作用。如鞘膜腔内因炎症液体增多,临床上称为睾丸鞘膜积液。

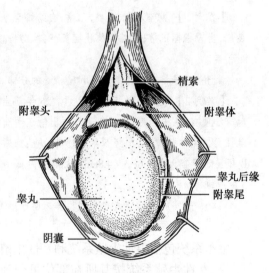

精索
附睾头
附睾体
睾丸后缘
附睾尾
睾丸
阴囊

图 6-2 睾丸和附睾

**2. 睾丸的微细结构** 睾丸的表面有一层坚厚的致密结缔组织膜,称白膜。白膜坚韧而缺乏弹性,当睾丸发生急性炎症肿胀或受外力打击时,由于白膜限制而产生剧痛。睾丸白膜在睾丸后缘处增厚,并伸入睾丸内形成睾丸纵隔。从睾丸纵隔又发出许多睾丸小隔,呈放射状伸入睾丸实质,将睾丸实质分成许多呈锥体形的睾丸小叶。每个睾丸小叶内含有 2~4 条细长盘曲的精曲小管。精曲小管在近睾丸纵隔处变为短而直的精直小管。精直小管进入睾丸纵隔相互吻合成睾丸网,由睾丸网形成 12~15 条睾丸输出小管进入附睾。精曲小管之间的结缔组织,称睾丸间质(图 6-3)。

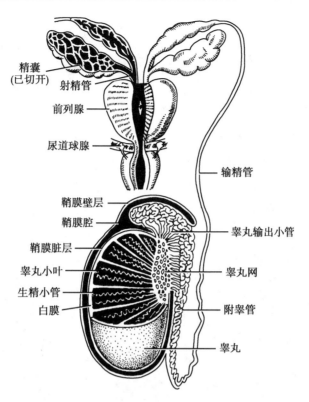

图 6-3　睾丸、附睾的结构和排精途径模式图

（1）精曲小管：是产生精子的部位。精曲小管的管壁上皮由支持细胞和生精细胞构成（图 6-4）。支持细胞呈长锥体形，细胞较大，对生精细胞有支持和营养作用；生精细胞是不同发育阶段的生殖细胞，由基膜到管腔面依次为精原细胞、初级精母细胞、次级精母细胞、精子细胞和精子。其中精子是由精子细胞变态而成，形似蝌蚪，分头、尾两部分。精子头由精子细胞的细胞核浓缩而成，前 2/3 有顶体覆盖，内含有透明质酸酶和蛋白分解酶等；精子尾细长，能摆动，使精子向前游动（图 6-5）。

（2）睾丸间质：是精曲小管之间富含血管和淋巴管的疏松结缔组织。在睾丸间质内含有睾丸间质细胞。睾丸间质细胞单个或成群分布，细胞体积较大，呈圆形或多边形。细胞核圆形，位于细胞中央。细胞质嗜酸性。睾丸间质细胞能合成和分泌雄激素。雄激素有促进男性生殖器官发育、促进精子的发生，以及激发、维持男性性功能和第二性征的作用。

3. 睾丸的功能　睾丸的主要功能是产生男性生殖细胞（精子）和分泌男性激素（雄激素）。

4. 睾丸下降及先天性鞘膜异常　在胚胎初期，睾丸位于腹膜后肾的下方，至出生前后才经腹股沟管降入阴囊。在睾丸下降时，腹膜向外突出形成腹膜鞘突，随着睾丸的下降，腹膜鞘突推移腹前外侧壁各层一起下降至阴囊，形成睾丸和精索的各层被膜和腹股沟管（图 6-6）。出生后睾丸仍未降入阴囊而停滞于腹腔或腹股沟管等处，称为隐睾。由于腹腔内温度较高，不利于精子的生长发育，而影响生殖能力，所以应在儿童时期对隐睾进行手术，将睾丸纳入阴囊内。如果腹膜鞘突不闭锁，腹腔内容物可经腹股沟管突入阴囊，形成先天性腹股沟斜疝。

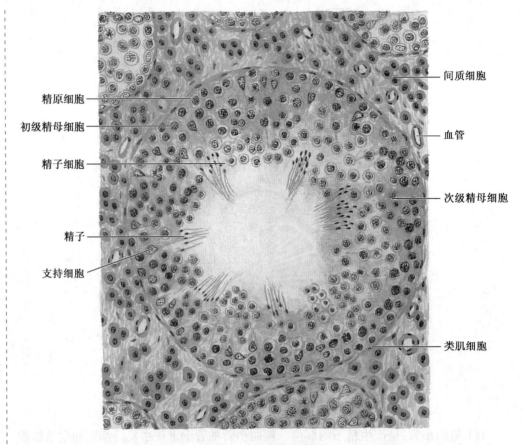

图6-4 睾丸的微细结构

间质细胞

血管

次级精母细胞

类肌细胞

精原细胞

初级精母细胞

精子细胞

精子

支持细胞

（二）附睾

附睾贴附于睾丸的上端和后缘。附睾呈新月形,可分为附睾头、附睾体和附睾尾。附睾头由睾丸输出小管盘曲而成,各输出小管相互汇合形成附睾管;附睾管迂回盘曲构成附睾体和尾。附睾管末端折而向上,延续为输精管。

附睾具有储存和输送精子的功能,还可分泌液体,供精子营养,促进精子进一步发育成熟。

附睾为男性生殖器结核的好发部位,在病变部位往往出现硬结。

（三）输精管和射精管

1. 输精管 是附睾管的延续,长约50cm。输精管沿睾丸后缘上行,经阴囊根部和腹股沟管进入腹腔,继而弯向内下进入小骨盆腔,至膀胱底的后方,与精囊的排泄管汇合成射精管(图6-7)。

2. 射精管 是输精管末端与精囊的排泄管汇合而成的管道,长约2cm,向前下穿入前列腺实质,开口于尿道的前列腺部。输精管和射精管是输送精子的管道。

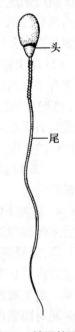

头

尾

图6-5 精子的形态

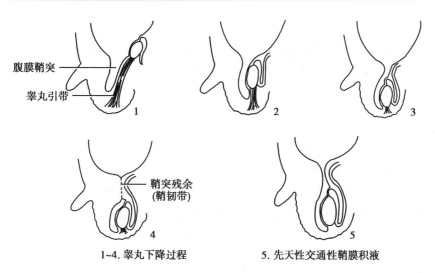

图 6-6 睾丸下降及先天性鞘膜异常图解

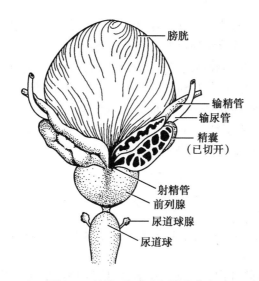

图 6-7 精囊、前列腺和尿道球腺

### (四) 精囊

精囊又称精囊腺,是一对长椭圆形的囊状器官,表面有许多囊状膨出,位于膀胱底的后方、输精管末端的外侧。精囊下端缩细为排泄管,与输精管末端汇合成射精管(图 6-7)。精囊分泌淡黄色液体,参与精液的组成。

### 知识链接

### 精索

精索为柔软的圆索状结构,从腹股沟管深环经腹股沟管延至睾丸上端。精索的主要结构有输精管、睾丸动脉、蔓状静脉丛、淋巴管和神经等,从外向内依次包有精索外筋膜、提睾肌和精索内筋膜 3 层被膜。输精管在阴囊根部至腹股沟管浅环部位置表浅,是临床输精管结扎术(男性绝育术)常选用的部位。结扎时,须剥开 3 层被膜才能找到输精管。

### (五) 前列腺

前列腺位于膀胱与尿生殖膈之间,包绕尿道的起始部。前列腺形似前后稍扁的栗子,底向上,尖向下,后面正中有一浅的前列腺沟,与直肠前壁相邻,所以经直肠指诊可以触及前列腺沟。前列腺内有尿道和射精管穿过,排泄管开口于尿道前列腺部。

前列腺分为前叶、中叶、后叶和两个侧叶。前叶很小,位于尿道前方;中叶位于尿道和射精管之间;后叶位于中叶和侧叶的后方;两个侧叶位于尿道和中叶的两侧。当前列腺肥大,特别是中叶和侧叶肥大时,可压迫尿道,引起排尿困难。

前列腺为不成对的实质性器官,主要由腺组织、平滑肌和结缔组织构成。小儿的前列腺较小,腺组织不发育,主要由平滑肌和结缔组织构成。至青春期,腺组织迅速生长,中年以后,随年龄变化,腺组织逐渐退化,前列腺体积逐渐缩小。如果前列腺内结缔组织增生,则形成前列腺肥大。

前列腺分泌乳白色液体,是精液液体的主要组成部分。

### (六) 尿道球腺

尿道球腺位于尿生殖膈内,为一对豌豆大的球形腺体。尿道球腺的排泄管开口于尿道球部。尿道球腺的分泌物也参与精液的组成。

精液由生殖管道、附属腺体的分泌物和精子共同构成,为乳白色液体,呈弱碱性。正常成年男性,一次射精量约2~5ml,含精子约3亿~5亿个。每毫升精液含精子约1亿~2亿个,若每毫升精液含精子的数量低于400万个,可导致不育症。

输精管结扎后,阻断了精子的排出途径,但输精管道和附属腺体分泌物的排出不受影响,因此,射精时仍有液体排出,但其内无精子。

## 二、外生殖器

### (一) 阴囊

阴囊位于阴茎的后下方,为一皮肤囊袋。它由阴囊中隔分为左、右两部,容纳睾丸、附睾和精索下部。

阴囊壁主要由皮肤和肉膜构成。阴囊皮肤薄而柔软,颜色深暗;肉膜是阴囊的浅筋膜,含有平滑肌纤维。平滑肌纤维的舒缩,可使阴囊皮肤松弛或皱缩,调节阴囊内的温度,使阴囊内的温度低于体温1~2℃,以适应精子的生存和发育(图6-8)。

### (二) 阴茎

阴茎外部悬垂于耻骨联合前下方,可分为阴茎根、阴茎体和阴茎头三部分。阴茎后端为阴茎根,附于耻骨弓和尿生殖膈;阴茎前端膨大,称阴茎头,其尖端有位于正中矢状位的尿道外口;阴茎根和阴茎头之间的部分为阴茎体(图6-9)。

阴茎主要由两条阴茎海绵体和一条尿道海绵体构成,外面包有筋膜和皮肤(图6-10)。阴茎海绵体左、右各一,位于阴茎的背侧。尿道海绵体位于阴茎海绵体的腹侧,有尿道贯穿其全长。尿道海绵体中部呈圆柱形,其前、后端均膨大,前端膨大为阴茎头,后端膨大为尿道球。海绵体主要由勃起组织构成,包被坚韧的致密结缔组织白膜。勃起组织内含有大量不规则血窦海绵状组织,血窦彼此通连,当大量血液流入血窦时,血窦充血胀大,海绵体变硬,阴茎勃起。

阴茎的皮肤薄而柔软,富有伸展性,在阴茎体的前端,向前形成双层游离的环形

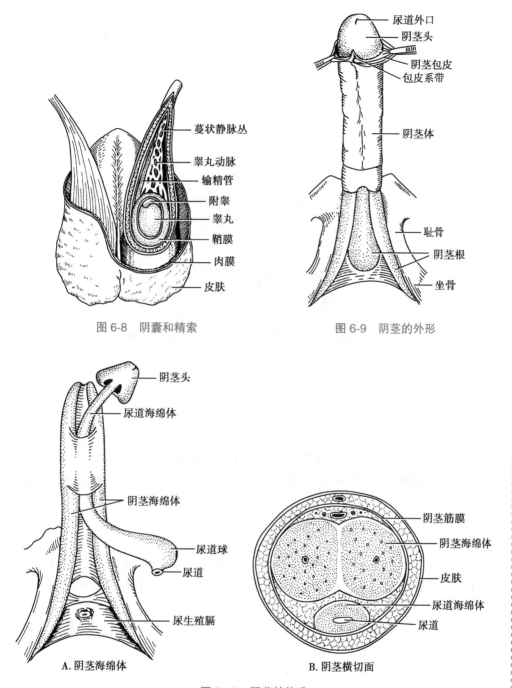

图 6-8  阴囊和精索

图 6-9  阴茎的外形

A.阴茎海绵体

B.阴茎横切面

图 6-10  阴茎的构造

皱襞,包绕阴茎头,称阴茎包皮。阴茎包皮与阴茎头的腹侧中线处连有一条皮肤皱襞,称包皮系带。

幼儿的包皮较长,包着整个阴茎头。随着年龄的增长,由于阴茎的不断增大而包皮逐渐向后退缩。若成年男子阴茎头仍被包皮包覆,能够上翻者,称包皮过长;不能上翻者,称包茎。包茎易藏包皮垢,长期刺激易患阴茎癌,故包茎患者应进行包皮环切术。行包皮环切手术时,注意勿伤及包皮系带,以免影响阴茎的正常勃起。

### (三) 男性尿道

男性尿道是尿液和精液排出体外所经过的管道。它起始于膀胱的尿道内口,终于阴茎头的尿道外口,长约 16~22cm(图 6-11)。

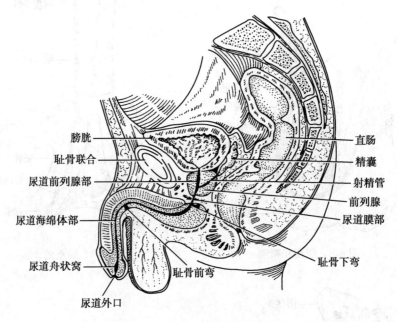

| | |
|---|---|
| 膀胱 | 直肠 |
| 耻骨联合 | 精囊 |
| 尿道前列腺部 | 射精管 |
| | 前列腺 |
| 尿道海绵体部 | 尿道膜部 |
| 尿道舟状窝 | 耻骨下弯 |
| 尿道外口 | 耻骨前弯 |

图 6-11 男性盆腔正中矢状切面

1. **男性尿道的分部** 男性尿道全长可分为前列腺部、膜部和海绵体部三部分。临床上将尿道海绵体部称为前尿道;将尿道膜部和前列腺部合称为后尿道。

(1) 前列腺部:为尿道穿经前列腺的部分,长约 2.5cm,其后壁上有射精管及前列腺排泄管的开口。

(2) 膜部:为尿道穿经尿生殖膈的部分,长约 1.2cm,管腔狭窄,位置较为固定,其周围有尿道括约肌环绕。尿道括约肌舒缩,可控制排尿。

(3) 海绵体部:为尿道穿经尿道海绵体的部分,长约 15cm。此部的起始段位于尿道球内,管腔稍扩大,称尿道球部,有尿道球腺的开口。尿道海绵体部在阴茎头内扩大成尿道舟状窝。

2. **男性尿道的形态特点** 男性尿道长而弯曲,全长有三处狭窄、三处膨大和两个弯曲。

(1) 三处狭窄:分别位于尿道内口、尿道膜部和尿道外口。尿道外口最狭窄。尿道结石易嵌顿在狭窄部位。

(2) 三处膨大:分别位于尿道前列腺部、尿道球部和尿道舟状窝。

(3) 两个弯曲:阴茎自然悬垂时,尿道呈现两个弯曲:一个是耻骨下弯,在耻骨联合的下方,凹向前上方,位于尿道前列腺部、膜部和海绵体部的起始段,此弯曲恒定不变;另一个是耻骨前弯,在耻骨联合的前下方,凹向后下方,位于尿道海绵体部,如将阴茎向上提起,此弯曲即消失。

临床上在使用尿道器械或插入导尿管时,应注意尿道的狭窄和弯曲,以免损伤尿道壁。在向男性尿道插入尿道器械或导尿管时,应将阴茎向上提起。

## 第二节　女性生殖系统

女性生殖腺是卵巢;输送管道包括输卵管、子宫和阴道;附属腺是前庭大腺。以上均为内生殖器。女性外生殖器,即女阴,包括阴阜、大阴唇、小阴唇、阴蒂、阴道前庭和前庭球等。

### 一、内生殖器

#### (一)卵巢

1. 卵巢的位置和形态　卵巢左、右各一,位于盆腔内,子宫两侧,紧贴小骨盆侧壁的卵巢窝(相当于髂内动脉和髂外动脉的夹角处)(图 6-12)。

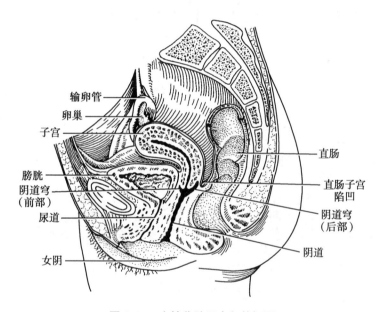

图 6-12　女性盆腔正中矢状切面

卵巢呈扁椭圆形,分上、下两端,前、后两缘和内、外侧两面。卵巢前缘借卵巢系膜连于子宫阔韧带,有卵巢血管、神经和淋巴管经系膜出入卵巢。卵巢的大小和形态因年龄而异:幼女的卵巢较小,表面光滑;性成熟期卵巢体积最大,如拇指大小,由于多次排卵,卵巢表面形成许多瘢痕,变得凹凸不平(图 6-13)。

2. 卵巢的微细结构　卵巢的表面被有单层扁平上皮。上皮的深面有一层致密结缔组织,称白膜。卵巢实质分为皮质和髓质两部分。卵巢皮质位于卵巢实质的周围部,含有不同阶段的卵泡、黄体、白体和结缔组织;卵巢髓质位于卵巢实质的中央部,由疏松结缔组织、血管、淋巴管和神经等构成(图 6-14)。

新生儿两侧的卵巢约有 70 万 ~200 万个原始卵泡。从青春期至围绝经期约30~40 年的生育期内,卵巢在脑垂体促性腺激素的影响下,每月约有 15~20 个卵泡生长发育,但通常只有 1 个卵泡发育成熟并排出 1 个卵细胞,其余卵泡均在发育的不同阶段退化为闭锁卵泡。

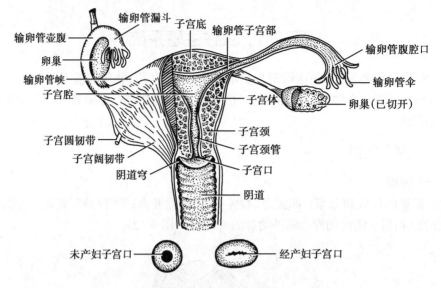

图 6-13 女性内生殖器

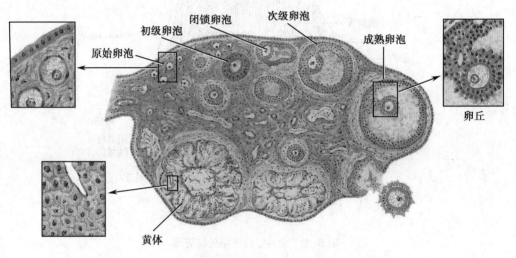

图 6-14 卵巢的微细结构

卵泡的生长发育是一个连续不断的过程,大致可分为原始卵泡、生长卵泡和成熟卵泡 3 个阶段。成熟卵泡排卵后,残留的卵泡壁塌陷,卵泡膜和血管随之陷入,在黄体生成素的作用下,逐渐发育成一个富含血管的细胞团,新鲜时呈黄色,称黄体。黄体能分泌孕激素(黄体酮)和少量雌激素。孕激素有抑制子宫平滑肌收缩和促进子宫内膜增生、子宫腺分泌以及促进乳腺发育等作用。

3. 卵巢的功能 卵巢的主要功能是产生女性生殖细胞(卵细胞)和分泌女性激素(雌激素、孕激素)。

(二) 输卵管

1. 输卵管的形态和位置 输卵管是一对输送卵细胞的肌性喇叭状弯曲管道,长约 10~12cm,左、右各一。输卵管连于子宫底两侧,包裹在子宫阔韧带的上缘内。输卵管内侧端以输卵管子宫口与子宫腔相通,外侧端以输卵管腹腔口开口于腹膜腔。故女性腹膜腔经输卵管、子宫、阴道与外界相通。

2. 输卵管的分部　输卵管全程由内侧向外侧可分为四部分。

（1）输卵管子宫部：为输卵管穿子宫壁的部分，以输卵管子宫口通子宫腔。

（2）输卵管峡：紧接子宫底外侧，短而狭细，水平向外移行为输卵管壶腹。输卵管峡是临床输卵管结扎术（女性绝育术）的常选部位。

（3）输卵管壶腹：约占输卵管全长的 2/3，管径粗而弯曲，卵细胞通常在此部受精。受精卵经输卵管子宫口入子宫，植入子宫内膜中发育成胎儿。若受精卵未能移入子宫，在输卵管或腹膜腔内发育，即为宫外孕。

（4）输卵管漏斗：为输卵管外侧端的膨大部分，呈漏斗状。漏斗末端的中央有输卵管腹腔口，开口于腹膜腔，周缘有许多细长突起，称输卵管伞，盖于卵巢表面。输卵管伞是临床识别输卵管的标志。

3. 输卵管的微细结构　输卵管的管壁由黏膜、肌层和浆膜构成。黏膜上皮为单层柱状上皮，由纤毛细胞和分泌细胞组成；肌层为平滑肌，大致分为内环行、外纵行两层；浆膜即腹膜。

（三）子宫

子宫是产生月经和受精卵发育成长为胎儿的场所。

1. 子宫的形态　成年未孕的子宫，呈前后略扁、倒置的梨形，长约 7~8cm，最宽径约 4cm，厚约 2~3cm。子宫可分为子宫底、子宫体和子宫颈三部分。子宫底是两侧输卵管子宫口上方的圆凸部分；子宫体是子宫底与子宫颈之间的大部分；子宫颈是子宫下部缩细呈圆柱状的部分。子宫颈伸入阴道内的部分，称子宫颈阴道部；在阴道以上的部分，称子宫颈阴道上部。子宫颈是癌肿的好发部位。子宫颈与子宫体相接的部位稍狭细，称子宫峡。子宫峡在非妊娠期不明显，在妊娠期逐渐伸展延长，形成子宫下段，妊娠末期可长达 7~11cm。产科常在子宫峡处进行剖宫取胎术，可避免进入腹膜腔，减少感染的机会。

子宫的内腔可分为上、下两部。上部位于子宫体内，称子宫腔；下部在子宫颈内，称子宫颈管。子宫腔呈前后略扁的三角形，两侧角通输卵管，尖向下通子宫颈管。子宫颈管呈梭形，上口通子宫腔，下口通阴道，称为子宫口。未产妇的子宫口为圆形，经产道娩出妇的子宫口呈横裂状。

2. 子宫的位置　子宫位于骨盆腔的中央，在膀胱和直肠之间，下端伸入阴道。成年女性子宫的正常位置呈前倾前屈位。前倾是指子宫整体向前倾斜，子宫的长轴与阴道的长轴形成向前开放的钝角；前屈是指子宫颈与子宫体构成凹向前的钝角弯曲（图6-15）。子宫位置的异常，是女性不孕的原因之一，常见为后倾后屈。膀胱和直肠的充盈程度可影响子宫的位置。

子宫的后方邻直肠，临床上可经直肠检查子宫的位置和大小。

子宫的两侧有输卵管和卵巢。临床上将输卵管和卵巢称为子宫附件。附件炎即指输卵管炎和卵巢炎。

3. 子宫的固定装置　子宫的正常位置依赖于盆底肌的承托和子宫韧带的牵拉与固定。维持子宫正常位置的韧带有（图6-16）：

（1）子宫阔韧带：是双层腹膜皱襞。子宫阔韧带由子宫前、后面的腹膜自子宫两侧缘延伸至骨盆侧壁而成，可限制子宫向两侧移动。其上缘游离，包裹输卵管。在子

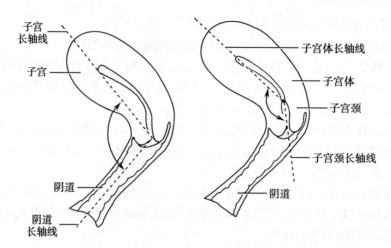

图 6-15 子宫前倾、前屈位示意图

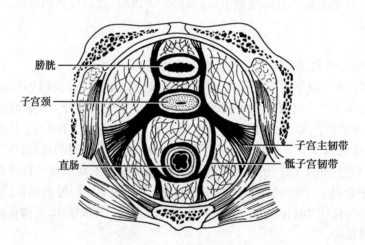

图 6-16 女性盆底的韧带模式图

宫阔韧带内有卵巢、子宫圆韧带、血管、淋巴管和神经等。

(2) 子宫圆韧带:呈圆索状,起于子宫外侧缘、输卵管子宫口的前下方,在子宫阔韧带两层之间行向前外方,达骨盆腔侧壁,再经过腹股沟管,止于阴阜和大阴唇的皮下。子宫圆韧带是维持子宫前倾位的主要结构。

(3) 子宫主韧带:位于子宫阔韧带的下方,自子宫颈两侧缘连于骨盆侧壁。子宫主韧带的主要作用是固定子宫颈,防止子宫向下脱垂。

(4) 子宫骶韧带:起于子宫颈的后面,向后绕过直肠的两侧,附着于骶骨前面。子宫骶韧带牵引子宫颈向后上,有维持子宫前屈位的作用。

如果子宫的固定装置薄弱或损伤,可引起子宫位置的异常,形成不同程度的子宫脱垂。

4. 子宫壁的微细结构 子宫壁由内向外可分为子宫内膜、子宫肌层和子宫外膜3层(图 6-17)。

(1) 子宫内膜:即子宫黏膜,由单层柱状上皮和固有层构成。子宫内膜按其功能特点可分为浅深两层。浅层称功能层,深层称基底层。功能层较厚,自青春期开始,在卵巢激素的作用下,可发生周期性脱落。脱落的子宫内膜与血液一起经阴道排出,即为月经。基底层较薄,不发生脱落,有增生和修复功能层的能力。

（2）子宫肌层:主要由分层排列的平滑肌构成,为全身平滑肌最厚的器官。妊娠时,平滑肌纤维增生肥大,数量增多。平滑肌的收缩,有助于经血排出和胎儿的娩出。

（3）子宫外膜:大部分为浆膜,只有子宫颈以下部分为纤维膜。

5. 子宫内膜的周期性变化及其与卵巢周期性变化的关系　自青春期开始,在卵巢分泌的激素作用下,子宫底部和子宫体部的子宫内膜发生周期性变化,即每28天左右发生1次内膜剥脱出血、修复和增生,称为月经周期。每个月经周期是从月经的第1天起至下次月经来潮的前1天止。在每一月经周期中,子宫内膜的变化可分为月经期、增生期和分泌期(图6-18,图6-19)。

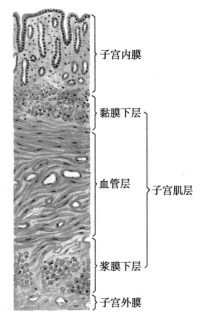

图 6-17　子宫壁的微细结构

（四）阴道

阴道位于盆腔中央,前邻膀胱和尿道,后邻直肠,上连子宫,下接外生殖器,呈前后略扁的肌性管道,富有伸展性,是精液导入、排出月经和娩出胎儿的通道。

阴道前壁较短,后壁较长,前、后壁经常处于相贴状态。阴道上部较宽,环抱子宫颈阴道部,两者之间形成环状间隙,称阴道穹。阴道穹分前部、后部和两侧部。阴道穹后部较深,与子宫直肠陷凹紧邻,两者之间隔以阴道壁和腹膜,当直肠子宫陷凹

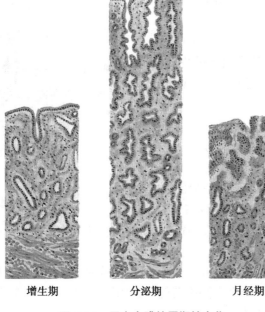

增生期　　　　　分泌期　　　　　月经期

图 6-18　子宫内膜的周期性变化

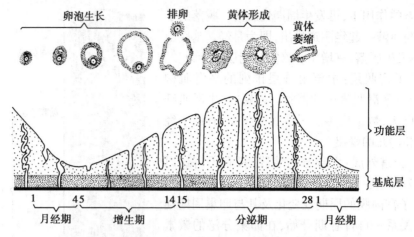

图 6-19　子宫内膜的周期性变化及其与卵巢周期性变化的关系

内有积液时,常经阴道穹后部穿刺,帮助诊断和引流。阴道的下端以阴道口开口于阴道前庭。未婚女子的阴道口周围有处女膜。处女膜破裂后,阴道口周围留有处女膜痕。

（五）前庭大腺

前庭大腺,又称 Bartholin 腺,位于阴道口后外侧的深部,其导管向内侧开口于阴道前庭,即阴道口与小阴唇之间的沟内,相当于小阴唇中、后 1/3 交界处。前庭大腺成对,形如豌豆,分泌黏液。黏液经导管排至阴道前庭,有润滑阴道口的作用。如果炎症导致前庭大腺导管阻塞,可形成前庭大腺囊肿。

## 二、外生殖器

女性外生殖器又称女阴,由阴阜、大阴唇、小阴唇、阴道前庭、阴蒂和前庭球等组成（图 6-20）。

（一）阴阜

阴阜是位于耻骨联合前面的皮肤隆起区,深面有较多的脂肪组织。青春期后皮肤长有阴毛。

（二）大阴唇

大阴唇位于阴阜的后下方,是一对纵行的皮肤皱襞,皮肤富有色素,长有阴毛,其内部是富含弹性纤维的疏松结缔组织。大阴唇构成女阴的外侧界,其前端左右互相连合,形成唇前连合;后端不联合,二者之间相连的皮肤称为唇后连合。

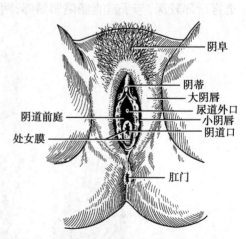

图 6-20　女性外生殖器

（三）小阴唇

小阴唇是位于大阴唇内侧的一对较薄的皮肤皱襞,表面光滑无阴毛,富有弹性。两侧小阴唇前端向前延伸并在阴蒂背侧相连为阴蒂包皮,在阴蒂下方形成阴蒂系带;后端彼此汇合为阴唇系带。

案例分析

158

（四）阴道前庭

阴道前庭是位于两侧小阴唇之间的裂隙,其前部有尿道外口,后部有阴道口。

（五）阴蒂

阴蒂位于尿道外口的前方,由两条阴蒂海绵体构成,相当于男性的阴茎海绵体,分为头、体、脚三部分。阴蒂后端以两个阴蒂脚附于耻骨下支和坐骨支,两脚在前方结合成阴蒂体,表面覆以阴蒂包皮。阴蒂露于表面的部分为阴蒂头,富有感觉神经末梢,感觉灵敏。

（六）前庭球

前庭球相当于男性的尿道海绵体,呈蹄铁形,分为中间部和两个外侧部。中间部细小,位于阴蒂体与尿道外口之间的皮下;外侧部较大,位于大阴唇的深面。

（夏祥河）

扫一扫
测一测

扫一扫
看彩图

 **复习思考题**

1. 男性生殖系统、女性生殖系统各有哪些器官？内生殖器各有何功能？

2. 输卵管、输精管结扎术常在何处施行？

3. 子宫的形态、位置如何？

4. 子宫的固定装置有哪些？

5. 卵巢位于何处？形态如何？

6. 试述黄体的形成、功能及子宫内膜的周期性变化分期。

# 第七章

# 脉 管 系 统

 学习要点

脉管系统的组成;血液循环;心的位置、形态,心的各腔;心壁的构造;心的传导系统;心的血管;心的体表投影;血管概述;肺循环动脉、静脉;体循环动脉、静脉;淋巴系统组成;淋巴管道、淋巴组织和淋器官。

## 案例分析

患者,男,43 岁。半年来剧烈运动时诱发胸骨后疼痛,休息数分钟可缓解。近 3 天来发作频繁,且上楼或步行时均可诱发,夜间也有发作。血压 130/80mmHg,心率 60 次 /min。入院后冠脉造影显示前室间支Ⅱ度狭窄。

诊断:冠心病。

讨论:心血管系统包括哪些器官? 心脏有什么功能? 心的位置和外形如何? 心脏冠状动脉的起始、走行、分支及分布如何? 何谓冠心病?

脉管系统是一系列连续而封闭的管道系统,由心血管系统和淋巴系统组成。心血管系统包括心、动脉、毛细血管和静脉,其内流动着血液;淋巴系统包括淋巴管道、淋巴组织和淋巴器官。淋巴管道内有向心流动的淋巴液,最后汇入静脉,所以淋巴系统是心血管系统的重要辅助结构。

脉管系统的主要功能是运输物质,一方面把消化系统吸收的营养物质和呼吸系统吸收的氧气运送到组织和细胞,同时将组织和细胞代谢过程中产生的代谢产物和二氧化碳运送至肾、肺和皮肤排出体外。

## 第一节 心血管系统

## 一、概述

### (一) 心血管系统的组成

心血管系统由心和血管组成。

1. 心　是血液循环的动力器官,被心间隔分为互不相通的左、右两半,每半又可分为心房和心室两部分,所以心共有4个腔,即右心房、右心室、左心房和左心室。心房接受静脉,心室发出动脉。在房室口和动脉口均有瓣膜,顺血流开启,逆血流关闭,保证血液在心内的定向流动。

2. 血管　包括动脉、静脉和毛细血管。

(1) 动脉:是引导血液离心的管道。在行程中反复分支,越分越细,直至毛细血管。

(2) 静脉:是引导血液回心的管道。静脉始于毛细血管,在回心的途中不断接受属支,越汇越粗,最终注入心房。

(3) 毛细血管:介于小动脉和小静脉之间,相互连接成网,分布广泛,除角膜、毛发、软骨、晶状体、牙釉质和被覆上皮外,遍布全身各部,是血液与组织、细胞进行物质交换的场所。

(二) 血液循环

血液由心室射出,流经动脉、毛细血管、静脉,再返回心房,这种周而复始、循环往复的流动,称血液循环。根据途径和功能的不同,血液循环可分为体循环和肺循环,且两个循环同时进行,彼此相通(图 7-1)。

1. 体循环　携带氧和营养物质的血液自左心室射入主动脉,再经主动脉各级分支流向全身各处毛细血管,在此进行物质交换,氧和营养物质透过毛细血管壁进入组织间隙,供组织和细胞所利用,同时组织和细胞代谢产生的代谢产物和二氧化碳进入血液,再经各级静脉,最后由上、下腔静脉和心的冠状窦回到右心房。体循环的特点是:途径长,流经范围广,压力高,完成了物质交换。

2. 肺循环　由体循环回心的静脉血从右心房进入右心室,自右心室射入肺动脉,经肺动脉各级分支至肺泡周围的毛细血管,在此进行气体交换。此后,血液沿着各级静脉,最后经左、右肺静脉流回左心房。肺循环的特点是:途径短,只经过肺,压力相对较低,完成了气体交换。

(三) 血管的吻合及侧支循环

人体内的血管除经动脉-毛细血管-静脉相连通外,在动脉和动脉之间、静脉和静脉之间,甚至动脉和静脉之间也可借吻合支彼此接通,形成广泛的血管吻合(图7-2)。

1. 动脉间吻合　在人体经常运动或易受压的部位,附近的多条动脉相互吻合成动脉网,这有利于缩短血液循环时间和调节血液流量。

2. 静脉间吻合　静脉间吻合远比动脉间吻合丰富,除具有和动脉相似的吻合形式外,常吻合成静脉丛、静脉网或静脉弓,以保证脏器扩大或腔壁受压时静脉回流畅通。

3. 动-静脉吻合　在体内许多部位,如耳郭、指尖、唇等处,小动脉和小静脉可借动、静脉吻合直接连通,有利于缩短循环路径,调节局部血流量和体温。

4. 侧支吻合　有的血管主干在行程中发出与其平行的侧副管(侧支),发自主干不同平面的侧副管彼此吻合,称侧支吻合。正常状态下,侧副管较细,血流量小,当主干阻塞时,侧副管血流量加大而增粗,以保证主干阻塞以后远端的血液供应。这种通过侧支吻合而建立的血液循环,称侧支循环。侧支循环的建立对保证病理状态下器官的血液供应有重要意义(图7-3)。

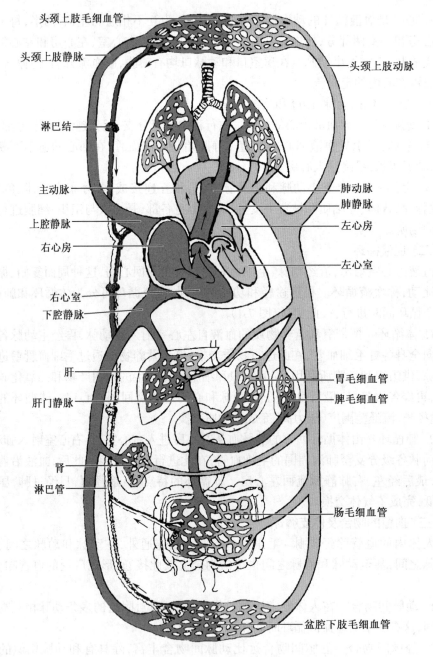

图 7-1 血液循环示意图

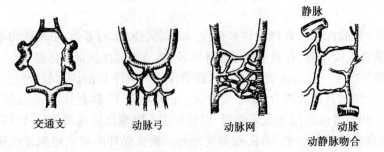

图 7-2 血管的吻合形式

## 二、心

### (一) 心的位置与毗邻

心位于胸腔中纵隔内,约 2/3 位于正中线的左侧,1/3 位于正中线的右侧。心的前面大部分被肺和胸膜所遮盖,只有前下方一小部分与胸骨体和左侧第 4~6 肋软骨直接相邻。心的后方平第 5~8 胸椎,与食管和胸主动脉相邻;心两侧与胸膜和肺相邻;心下方与膈相贴;上方与出入心的大血管相连(图 7-4)。

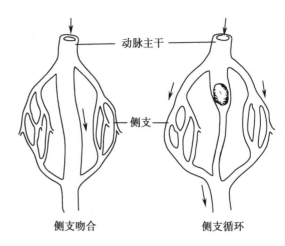

图 7-3 血管的侧支吻合与侧支循环

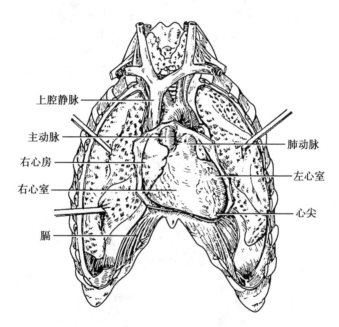

图 7-4 心的位置

### (二) 心的外形

心呈前后略扁的倒置圆锥形,具有一尖、一底、两面、三缘和四沟(图 7-5,图 7-6)。

1. 心底 朝向右后上方,与出入心的大血管相连,主要由左心房和小部分右心房构成。

2. 心尖 钝圆,朝向左前下方,由左心室构成,其体表投影在左侧第 5 肋间隙锁骨中线内侧 1~2cm 处,或左侧第 5 肋间隙距前正中线 7~9cm 处。此处可以扪及心尖搏动。

3. 两面 心的前面稍隆凸,与胸骨体和肋软骨相邻,又称胸肋面,大部分由右心房和右心室构成,小部分由左心室和左心耳构成;心的下面较平,与膈相对,又称膈

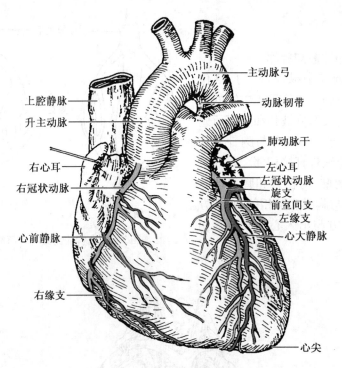

图 7-5 心的外形与血管（前面）

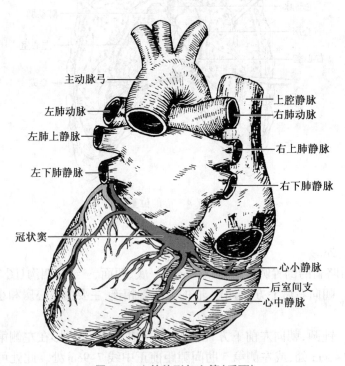

图 7-6 心的外形与血管（后面）

面,大部分由左心室构成,小部分由右心室构成。

4. 三缘 心右缘垂直钝圆,主要由右心房构成;心左缘钝圆,大部分由左心室构成,小部分为左心耳;心下缘较锐利,介于膈面和胸肋面之间,近水平位,主要由右心室和心尖构成。

5. 四沟 心表面有4条沟,可作为心各腔在心表面的分界。在近心底处有一条不完整的环形沟,称冠状沟,前方被肺动脉干所中断,是心房和心室在心表面的分界标志;在胸肋面自冠状沟至心尖稍右侧的一条纵沟,称前室间沟;在膈面自冠状沟至心尖稍右侧的一条纵行的沟,称后室间沟;前、后室间沟是左、右心室在心表面的分界标志,在心尖稍右侧的汇合处略凹陷,称心尖切迹。冠状沟、前室间沟、后室间沟内均有血管和脂肪充填。在心底,右心房与右侧上、下肺静脉交界处的浅沟,称房间沟,是左、右心房在心表面的分界标志。后室间沟、房间沟和冠状沟的交汇区,称房室交点,也是心表面的一个重要标志。

(三) 心的各腔

1. 右心房 右心房壁薄而腔大,位于心的右上部。右心房突向左前方的三角形部分,称右心耳,内面有许多大致平行排列的肌隆起,称梳状肌。右心房内有3个入口和1个出口。3个入口分别是:位于后上部的上腔静脉口;后下部的下腔静脉口;下腔静脉口与右房室口之间的冠状窦口。1个出口即右房室口,位于右心房的前下部,通右心室。

右心房的后内侧壁为房间隔,在房间隔右侧面下部有一卵圆形浅窝,称卵圆窝,为胚胎时期卵圆孔闭锁后的遗迹,此处薄弱,是房间隔缺损的好发部位(图7-7)。

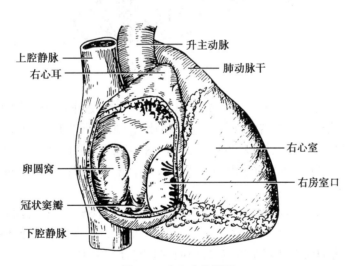

图 7-7 右心房的腔面

2. 右心室 右心室位于右心房左前下方,构成心胸肋面的大部分。室腔呈尖端向前下的锥体形,其底部有两口,即位于后上方的右房室口和位于左上方的肺动脉口;两口之间的弓状肌性隆起,称室上嵴。右心室以室上嵴为界分为后下方的流入道(窦部)和前上方的流出道(漏斗部)。

（1）流入道：是右心室的主要部分，自右房室口至右心室尖，其内面有许多纵横交错的肌性隆起，称肉柱。流入道的入口即右房室口，口周缘有由致密结缔组织构成的纤维环，纤维环上附有 3 片三角形的瓣膜，称三尖瓣，其游离缘借腱索与心室壁上的乳头肌相连。在功能上纤维环、三尖瓣、腱索和乳头肌是一个整体，称三尖瓣复合体。当右心室舒张时三尖瓣开放，右心房的血经房室口流入右心室；当右心室收缩时，三尖瓣关闭，可防止血液反流回右心房。由于有乳头肌收缩牵拉腱索，使瓣膜恰好关闭，不至于翻向心房，保证了血液在心内的单向流动（图 7-8）。

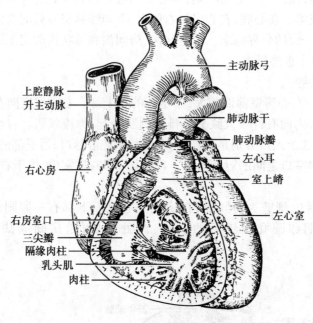

图 7-8　右心室的腔面

（2）流出道：是右心室腔向左上方的延伸部分，向上逐渐变窄，形似圆锥状，室壁光滑，称动脉圆锥，其末端借肺动脉口通肺动脉干。肺动脉口周缘的纤维环上附有 3 片彼此相连的半月形袋状瓣膜，称肺动脉瓣（图 7-9），开口朝向肺动脉干方向。当右心室收缩时肺动脉瓣开放，血液由右心室射入肺动脉干；当右心室舒张时肺动脉瓣关闭，防止血液反流回右心室。

3. 左心房　位于右心房的左后方，构成心底的大部分。左心房向右前方的突出部分，称左心耳，其内面亦有梳状肌。左心房后部腔较大，其后壁的两侧各有两个肺静脉口。左心房的前下部有左房室口，通向左心室（图 7-10）。

4. 左心室　左心室构成心尖及心的左缘。左心室以二尖瓣前尖为界分为左后方的流入道（窦部）和前内侧的流出道（主动脉前庭）（图 7-10）。

（1）流入道：为左心室的主要部分，其入口即左房室口。左房室口周缘有致密结缔组织构成的纤维环，纤维环上附有两片三角形的瓣膜，称二尖瓣，瓣膜的游离缘也借腱索和乳头肌相连。纤维环、二尖瓣、腱索和乳头肌在功能上与三尖瓣复合体相同，称二尖瓣复合体。

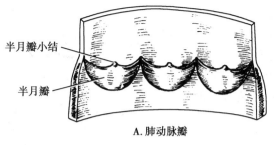

A.肺动脉瓣

半月瓣小结

半月瓣

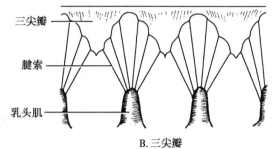

三尖瓣

腱索

乳头肌

B.三尖瓣

图 7-9 肺动脉瓣和三尖瓣模式图

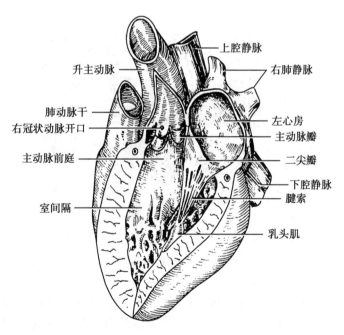

升主动脉

肺动脉干

右冠状动脉开口

主动脉前庭

室间隔

上腔静脉

右肺静脉

左心房

主动脉瓣

二尖瓣

下腔静脉

腱索

乳头肌

图 7-10 左心房与左心室

 (2) 流出道:为左心室腔的前内侧部分,室壁光滑又称主动脉前庭。流出道向右上方经主动脉口通主动脉。主动脉口周缘的纤维环上附有 3 片半月形的袋状瓣膜,称主动脉瓣,开口朝向主动脉方向,其形态和功能同肺动脉瓣。每片瓣膜与主动脉壁之间的袋状腔隙,称主动脉窦,可分为左、右、后 3 个窦,左、右窦壁上分别有左、右冠状动脉的开口(图 7-11)。

### （四）心壁的构造

心壁从内向外依次由心内膜、心肌层和心外膜构成（图7-12）。

1. 心内膜 心内膜衬覆于心腔的最内面，由内向外包括内皮、内皮下层和心内膜下层3层结构。内皮与出入心脏的血管内皮相连续，表面光滑利于血液的流动；内皮下层位于内皮基膜的外面，由薄层致密结缔组织构成，含少量平滑肌；心内膜下层位于内皮下层深面，由疏松结缔组织构成，内含血管、神经、淋巴管及心传导系统的分支。心瓣膜即是由心内膜折叠后向心腔内突出而形成。

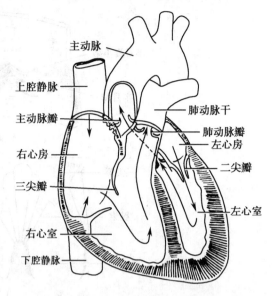

图 7-11　心各腔的血流方向示意图

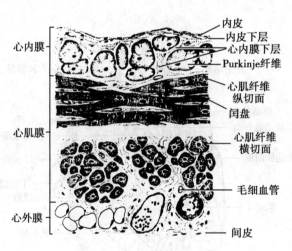

图 7-12　心壁的组织结构

2. 心肌层 是构成心壁的主体，由心肌纤维和结缔组织构成（图7-13）。结缔组织在左房室口、右房室口、肺动脉口和主动脉口周缘分别形成纤维环，在纤维环之间形成左、右纤维三角，它们共同组成心纤维骨骼（图7-14）。在纤维环周围附着有心瓣膜，是由心内膜向心腔内突出而形成的片状结构，包括房室瓣、主动脉瓣和肺动脉瓣，瓣膜表面被覆内皮，中轴为致密结缔组织。心瓣膜的功能是阻止血液逆流。

心房肌和心室肌不相连续，分别附于心纤维骨骼上，故心房肌和心室肌不会同时收缩。

3. 心外膜 为浆膜性心包的脏层，贴在心肌层的表面。心外膜与大血管根部的外膜相续。

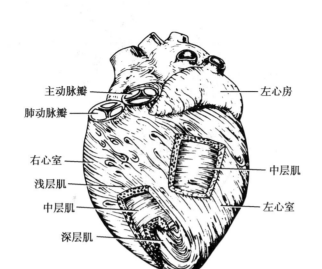

图 7-13　心肌层

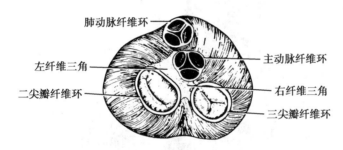

图 7-14　纤维环与纤维三角

4. 房间隔和室间隔（图 7-15）

（1）房间隔：位于左、右心房之间，由两层心内膜夹少量心房肌和结缔组织构成。卵圆窝是房间隔的最薄弱处，易发生房间隔缺损。

（2）室间隔：位于左、右心室之间，分为肌部和膜部。肌部较厚，占室间隔前下大部分，由两层心内膜夹心室肌构成，其两侧心内膜深面分别有左、右束支通过。膜部较薄，缺乏心肌层，位于室间隔后上部，室间隔缺损多发于此部位。

（五）心的传导系统

心的传导系统由特殊分化的心肌纤维构成。其主要功能是产生兴奋并传导冲动，维持心的正常节律性搏动。包括窦房结、结间束、房室结、房室束、左束支、右束支及浦肯野纤维（图 7-16）。

1. 窦房结　呈长椭圆形，位于上腔静脉与右心房交界处心外膜的深面，能有节律地产生兴奋，自律性最高，是心的正常起搏点。

2. 结间束　包括前结间束、中结间束和后结间束，3 条结间束由窦房结发出，分别至房室结上缘和后缘。

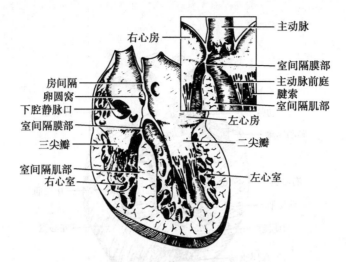

右心房 —— 主动脉

房间隔 —— 室间隔膜部
卵圆窝 —— 主动脉前庭
下腔静脉口 —— 腱索
室间隔膜部 —— 室间隔肌部
三尖瓣 —— 左心房
室间隔肌部 —— 二尖瓣
右心室 —— 左心室

图 7-15 房间隔与室间隔

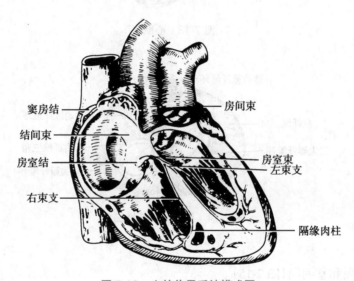

窦房结 —— 房间束
结间束
房室结 —— 房室束
—— 左束支
右束支
—— 隔缘肉柱

图 7-16 心的传导系统模式图

3. **房室结** 呈扁椭圆形,位于房间隔下部右侧,冠状窦口前上方的心内膜深面。其主要功能是将窦房结传来的冲动传向心室,但传导速度较慢,形成房室延搁。正常情况下,房室结也产生节律性兴奋,但自律性较窦房结低,当窦房结的冲动产生或传导有障碍时,房室结亦可维持心的搏动。

4. **房室束及左、右束支** 房室束又称 His 束,由房室结前端发出,向下行至室间隔肌部上方分为左、右束支。左、右束支沿室间隔肌部两侧心内膜深面下行至乳头肌根部,再分成许多细小的浦肯野纤维,与普通心室肌纤维相连。

窦房结发出的冲动,先传导到心房肌,引起心房肌兴奋和收缩,同时经房室结、房室束、左(右)束支、浦肯野纤维传到普通心室肌纤维,从而引起心室肌兴奋和收缩。

(六) 心的血管

1. **心的动脉** 营养心的动脉有右冠状动脉和左冠状动脉(图 7-17)。

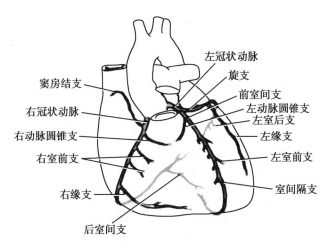

图 7-17 冠状动脉

(1) 右冠状动脉:起始于主动脉右窦,经右心耳与肺动脉干之间进入冠状沟,沿冠状沟绕心右缘至心膈面,在房室交点附近发出后室间支和左室后支。后室间支沿后室间沟下行,在心尖切迹处与前室间支的末梢吻合。右冠状动脉沿途的主要分支有窦房结支、动脉圆锥支、右室前支、右缘支、后室间支和左室后支,分布于窦房结、房室结、右心房、右心室、室间隔后下 1/3 和左室后壁一部分。右冠状动脉发生阻塞时,多引起房室传导阻滞和后壁心肌梗死。

(2) 左冠状动脉:起始于主动脉左窦,在左心耳与肺动脉之间进入冠状沟,立即分为旋支和前室间支。

1) 旋支:沿冠状沟绕心左缘入心膈面,沿途主要分支有左缘支、左室后支和窦房结支,分布于左心房、左心室左侧面和膈面、窦房结。

2) 前室间支:沿前室间沟下行,绕心尖稍右侧至后室间沟上行与后室间支吻合,沿途的主要分支有动脉圆锥支、左室前支、右室前支和室间隔前支,分布于左心室前壁、右心室前壁和室间隔前上 2/3 部。

2. 心的静脉 心的静脉大多汇入冠状窦,注入右心房,亦有小静脉直接注入心的各腔。冠状窦位于心膈面,左心房与左心室之间的冠状沟内,其主要属支有心大静脉、心中静脉、心小静脉(图 7-18)。

(1) 心大静脉:在前室间沟与前室间支伴行,至冠状沟,绕心左缘,注入冠状窦左端。

(2) 心中静脉:在后室间沟伴后室间支上行,注入冠状窦右端。

(3) 心小静脉:在冠状沟内始于心右缘伴右冠状动脉左行注入冠状窦右端。

(七) 心包

心包是包在心和出入心的大血管根部的囊状结构,分内、外两层。外层为纤维心包,内层为浆膜心包。

纤维心包为纤维性结缔组织囊,上方与出入心的大血管外膜相延续;下方与膈的中心腱相愈着。纤维心包厚而坚韧,能防止心过度扩大,以保持循环血量的相对稳定。

浆膜心包分壁层和脏层。壁层衬于纤维心包内面;脏层即心外膜,覆于心肌层表

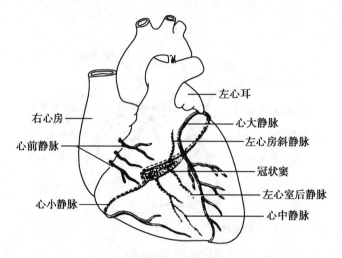

图 7-18 心的静脉模式图

面。脏层与壁层在出入心的大血管根部互相移行,两层之间围成的潜在性腔隙,称心包腔。心包腔内有少量浆液,起润滑作用,可减少心搏动时脏、壁两层之间的摩擦(图 7-19)。

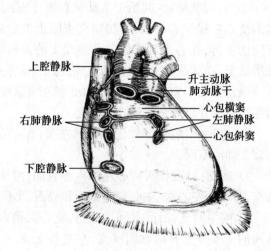

图 7-19 心包

### (八)心的体表投影

心的体表投影可分为心外形的体表投影和瓣膜位置的体表投影。

1. 心外形在胸前壁的体表投影 可用以下四点及其向外略凸的弧形连线来表示(图 7-20)。

(1)左上点:在左侧第 2 肋软骨的下缘,距胸骨左缘 1.2cm 处。

(2)右上点:在右侧第 3 肋软骨的上缘,距胸骨右缘约 1cm 处。

(3)左下点:在左侧第 5 肋间隙,左锁骨中线内侧 1~2cm 处(或距前正中线 7~9cm 处)。

(4)右下点:在右侧第 6 胸肋关节处。

左、右上点间的连线为心的上界;左、右下点间的连线为心的下界;左侧上、下点之间稍凸向左侧的连线为心的左界;右侧上、下

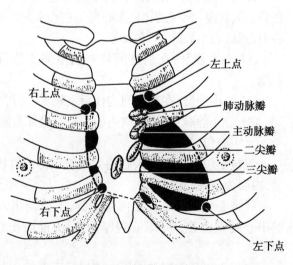

图 7-20 心的体表投影

点之间稍凸向右侧的连线为心的右界。

2. 心各瓣膜的体表投影

（1）二尖瓣：左侧第 4 胸肋关节处及胸骨左半的后方。

（2）三尖瓣：在胸骨正中线的后方平对第 4 肋间隙。

（3）主动脉瓣：在胸骨左缘第 3 肋间隙。

（4）肺动脉瓣：在左侧第 3 胸肋关节稍上方。

了解心外形和瓣膜的体表投影，对诊断心脏疾病有重要临床意义。

## 三、血管

### （一）概述

除毛细血管外，血管壁结构一般可分为内膜、中膜和外膜 3 层（图 7-21，图 7-22）。

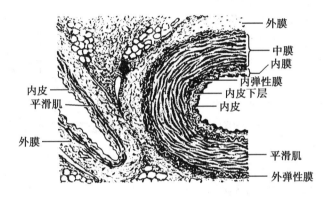

图 7-21　中动脉和中静脉的组织结构

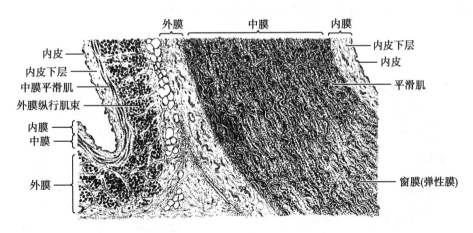

图 7-22　大动脉和大静脉的组织结构

1. 动脉

（1）内膜：位于最内层，最薄，由内皮、内皮下层和内弹性膜组成。内皮游离面光滑，可减少液体流动时的阻力。大动脉内弹性膜由弹性蛋白构成，呈均质膜状，可以作为内膜和中膜的分界。

（2）中膜：大动脉的中膜由数十层的弹性膜组成，具有很强的弹性，对维持血液连续均匀的流动起重要作用,故大动脉又称为弹性动脉;中动脉、小动脉、微动脉的中膜均由环行排列的平滑肌组成,其中中动脉中膜平滑肌有 10~40 层,小动脉中膜平滑肌有 3~4 层,微动脉中膜仅由 1~2 层平滑肌构成。中动脉和小动脉平滑肌较厚,故被称为肌性动脉。小动脉和微动脉管壁平滑肌收缩时,其管径变小,使血流阻力增加,对血流量及血压的调节起重要作用,因此,又把小动脉和微动脉称为外周阻力血管(图 7-23)。

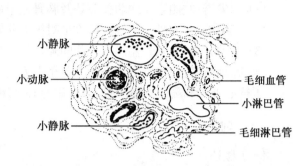

图 7-23　小动脉和小静脉的组织结构

(3) 外膜:由疏松结缔组织组成。大动脉外膜较薄,结缔组织中有营养自身的血管、淋巴管和神经等;中动脉在外膜与中膜交界处有明显的外弹性膜,厚度与中膜接近。

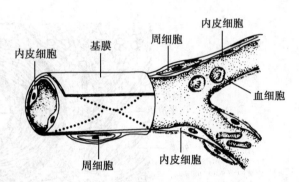

图 7-24　毛细血管的内皮细胞及周细胞

2. 毛细血管　管径极细,平均直径 7~9μm,可容纳 1~2 个红细胞。毛细血管的管壁最薄,由内皮和基膜组成(图 7-24)。根据内皮细胞的结构特点,可将毛细血管分为 3 类。

(1) 连续毛细血管:内皮细胞完整、连续(图 7-25)。主要分布于肌组织、结缔组织、肺和中枢神经系统等处。

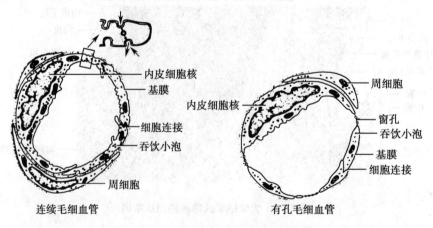

图 7-25　两种毛细血管超微结构模式图

(2) 有孔毛细血管:内皮细胞不含胞核的部分菲薄,有贯穿胞质的环形窗孔(图 7-25),但基膜连续。主要存在于胃肠道黏膜、某些内分泌腺和肾血管球等处,物质交换主要通过内皮细胞的窗孔来完成。

(3) 血窦:又称窦状毛细血管,腔大、形状不规则;电镜下可见内皮细胞间有较大的间隙和窗孔;基膜可以是连续的或不连续的,甚至完全没有。因此,窦状毛细血管的物质交换是通过内皮细胞的窗孔及细胞间的间隙进行的。血窦主要分布在大分子物质交换旺盛的器官,如肝、脾、骨髓和某些内分泌器官。

## 知识拓展

### 毛细血管与美容

  毛细血管广泛分布在机体各个器官、组织和细胞间。它们结构简单,管壁薄,通透性高,分支多而且行程迂曲,彼此相互通连,吻合成网,其内血流速度缓慢,有利于血液与周围组织进行物质交换。因此,毛细血管是体内实现物质交换的重要结构。毛细血管的疏密程度与各器官组织代谢率密切相关,如心、肝、肺、肾和黏膜等代谢旺盛,毛细血管较密;而肌腱、韧带等代谢率较低,则毛细血管稀疏。在日常生活中,我们常常看到一部分人面部皮肤潮红,肉眼可见一条条扩张的毛细血管,部分呈红色或紫红色斑状、点状、线状或星状损害的形象,中医理论中称为"红赤面",这是毛细血管扩张所引起,影响皮肤汲取营养,导致皮肤养分供养不足,造成粗糙、干燥和过早衰老的症状。

  3. 静脉 静脉管壁中的内弹性膜和外弹性膜均不发达,故 3 层结构分界不明显。

  (1) 内膜:最薄,由内皮和少量结缔组织构成。内膜常向静脉管腔折叠突出,形成静脉瓣,有防止血液逆流的作用。四肢的浅静脉内静脉瓣较多,大静脉如门静脉及头部的静脉等,一般无静脉瓣。

  (2) 中膜:由数层稀疏的平滑肌构成。

  (3) 外膜:最厚,由结缔组织构成,内含血管、神经、淋巴管。大静脉的外膜含有纵行平滑肌。

  4. 微循环 是指微动脉到微静脉之间的血液循环,是血液循环的基本功能单位,一般包括微动脉、中间微动脉、真毛细血管、直捷通路、动 - 静脉吻合和微静脉等(图7-26)。

  (1) 微动脉:是小动脉的分支,管壁结构主要为内皮、1~2 层环行平滑肌和结缔组织。平滑肌的舒缩活动,可以起控制微循环的总闸门作用。

  (2) 中间微动脉:是微动脉的分支,管壁平滑肌已不完整。

  (3) 真毛细血管:即通常所说的毛细血管,迂回曲折,血流缓慢,是进行物质交换的部位。真毛细血管起始处有少量平滑肌,称毛细血管前括约肌,可以调节真毛细血管内的血流量。在组织处于静息状态时,只有少部分血液流经真毛细血管;当组织功能活跃时,大部分血液流入真毛细血管,进行充分的物质交换。

  (4) 直捷通路:中间微动脉的延伸部分形成直捷通路,较短直,血流量较快。在组织处于静息状态时,中间微动脉大部分的血液直接经直捷通路进入微静脉,这是一条经常开放的途径。

  (5) 动 - 静脉吻合:是微动脉与微静脉之间直接连通的血管。当其关闭时,血液由微动脉流入毛细血管;当其松弛时,血液由微动脉可经此直接流入微静脉。动、静脉吻合主要分布在指、趾、唇和鼻等处的皮肤内及某些器官内,是调节局部组织血流量的重要结构。

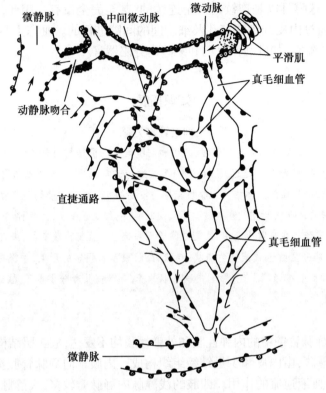

图 7-26　微循环血管模式图

（6）微静脉：是收集真毛细血管、直捷通路和动静脉吻合等的血管。

（二）肺循环的动脉

肺循环的动脉主干是肺动脉干，起于右心室，向左上方斜行至主动脉弓的下方，分为左、右肺动脉。

1. 左肺动脉　较短，水平向左，经食管、胸主动脉前方至左肺门，分两支分别进入左肺上叶和下叶。

2. 右肺动脉　较长，水平向右，依次经升主动脉下方、上腔静脉后方达右肺门，分三支分别进入右肺上叶、中叶和下叶。

在肺动脉干分叉处稍左侧与主动脉弓下缘之间有一短的结缔组织索，称动脉韧带，是胚胎时动脉导管闭锁后的遗迹。若出生后 6 个月动脉导管仍不闭锁，称动脉导管未闭，是常见的先天性心脏病之一。

（三）肺循环的静脉

肺循环的静脉主干是肺静脉，左、右各两条，起自肺泡周围的毛细血管网，逐级汇合，在每侧肺门处形成上、下两条肺静脉，分别称为左上肺静脉、左下肺静脉、右上肺静脉和右下肺静脉，注入左心房的两侧。

（四）体循环的动脉

体循环的动脉包括从左心室发出的主动脉及其各级分支，是输送动脉血至全身各组织器官的血管（图 7-27）。

1. 主动脉　是体循环动脉的主干，根据其行程可分为升主动脉、主动脉弓和降主

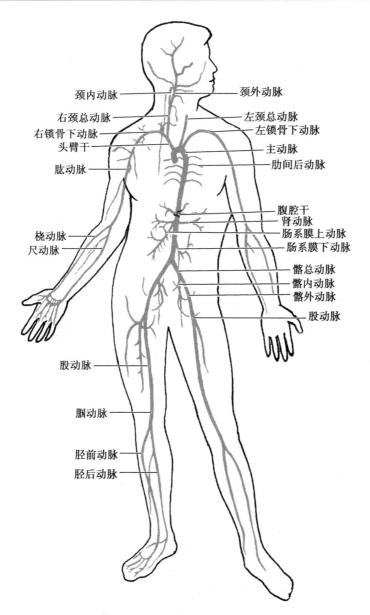

图 7-27 体循环动脉分布概况

动脉。降主动脉以膈为界分为胸主动脉和腹主动脉(图 7-28)。

(1) 升主动脉:起自左心室,在肺动脉干与上腔静脉之间向右上方斜行,至右侧第2胸肋关节后方移行为主动脉弓。升主动脉根部发出左、右冠状动脉。

(2) 主动脉弓:在右侧第2胸肋关节后方续于升主动脉,于胸骨柄后方弓形弯向左后下,至第4胸椎椎体下缘左侧移行为降主动脉。主动脉弓的凸侧发出三大分支,自右向左依次为头臂干、左颈总动脉和左锁骨下动脉。头臂干又称无名动脉,斜行向右上方,至右侧胸锁关节后方分为右颈总动脉和右锁骨下动脉。

主动脉弓壁内有压力感受器,具有感受和调节血压的作用。在主动脉弓下方有2~3个粟粒状小体,称主动脉小球,属化学感受器,可感受血液中 $CO_2$ 浓度的变化,当

血液中 $CO_2$ 浓度升高时，可反射性引起呼吸加深加快。

（3）降主动脉：在第 4 胸椎椎体下缘续于主动脉弓，沿脊柱左前方下降，至第 12 胸椎椎体水平穿膈的主动脉裂孔入腹腔，下行至第 4 腰椎椎体的下缘，分为左、右髂总动脉。降主动脉在膈以上的部分，称胸主动脉；在膈以下的部分，称腹主动脉。

2. 头颈部的动脉　头颈部的动脉主干是左、右颈总动脉。左颈总动脉直接起自主动脉弓，右颈总动脉起自头臂干，两者经胸锁关节的后方，沿气管、喉和食管的两侧上行，至甲状软骨上缘平面分为颈内动脉和颈外动脉。颈总动脉上段位置表浅，在活体可摸到其搏动。颈总动脉外侧邻颈内静脉，两者的后方有迷走神经，3 个结构被共同包在一个结缔组织囊内，称颈动脉鞘。

在颈总动脉末端和颈内动脉起始处管径稍膨大，称颈动脉窦，其壁内有压力感受器。当血压升高时，窦壁扩张，刺激压力感受器，可反射性引起心跳变慢、外周血管扩张，使血压下降。

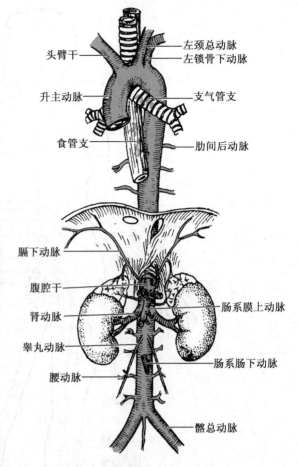

图 7-28　主动脉走行及分布概况

在颈总动脉分叉处后方连有一扁椭圆形小体，称颈动脉小球，属化学感受器，可感受血液中 $CO_2$ 浓度的变化，反射性调节呼吸运动。

颈总动脉的主要分支有颈外动脉和颈内动脉。

（1）颈外动脉：由颈总动脉发出后，先于颈内动脉内侧，逐渐转至其外侧上行，穿腮腺实质，至下颌颈平面分为颞浅动脉和上颌动脉两个终支（图 7-29），沿途主要分支有甲状腺上动脉、舌动脉和面动脉等。

1）甲状腺上动脉：由颈外动脉起始处发出，向前下行至甲状腺侧叶上端，分支布于甲状腺上部和喉。

2）舌动脉：在甲状腺上动脉稍上方发出，分支布于舌、舌下腺和腭扁桃体。

3）面动脉：在舌动脉稍上方，约平下颌角高度发自颈外动脉，经下颌下腺深面，在咬肌前缘越过下颌骨下缘至面部，沿口角和鼻翼外侧上行达内眦，改名为内眦动脉。面动脉沿途分支布于面部软组织、下颌下腺和腭扁桃体。在咬肌前缘与下颌骨下缘交界处面动脉位置表浅，可摸到其搏动。

4）颞浅动脉：在腮腺实质内上行，经耳屏前方、颧弓根部至颞区，分支布于腮腺和额部、顶部、颞部的软组织。颞浅动脉在耳屏的前方、颧弓根部位置表浅，可摸到其

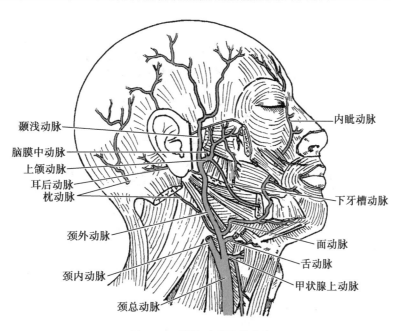

颞浅动脉
脑膜中动脉
上颌动脉
耳后动脉
枕动脉
颈外动脉
颈内动脉
颈总动脉

内眦动脉
下牙槽动脉
面动脉
舌动脉
甲状腺上动脉

图 7-29　颈外动脉及其分支

搏动。

5）上颌动脉：经下颌颈深面至颞下窝，沿途分支布于口腔、鼻腔、咀嚼肌、硬脑膜等处。上颌动脉的主要分支为脑膜中动脉，向上穿棘孔入颅中窝，紧贴颅骨内面走行，分前、后两支，布于硬脑膜和颅骨。脑膜中动脉的前支较粗大，行于翼点的内面，骨折时易伤及此动脉，形成硬膜外血肿。

（2）颈内动脉：由颈总动脉分出后垂直上行，穿颅底颈动脉管入颅腔，分支布于脑和视器。颈内动脉在颈部无分支（图 7-30）。

3. 上肢的动脉　上肢的动脉主干是左、右锁骨下动脉（图 7-31）。

（1）锁骨下动脉：左锁骨下动脉直接起自主动脉弓，右锁骨下

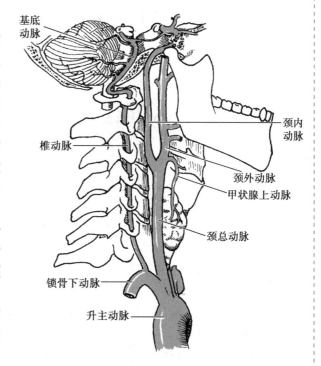

基底动脉
椎动脉
锁骨下动脉
升主动脉

颈内动脉
颈外动脉
甲状腺上动脉
颈总动脉

图 7-30　颈内动脉及椎动脉

动脉起自头臂干，二者经胸锁关节后方斜向外至颈根部，呈弓形经胸膜顶前方，向外穿斜角肌间隙至第 1 肋外侧缘移行为腋动脉。从胸锁关节至锁骨中点画一凸向上的弧形线，最高点距锁骨上缘 1.5cm，该处可摸到锁骨下动脉的搏动。锁骨下动脉的主要分支有椎动脉、胸廓内动脉和甲状颈干。

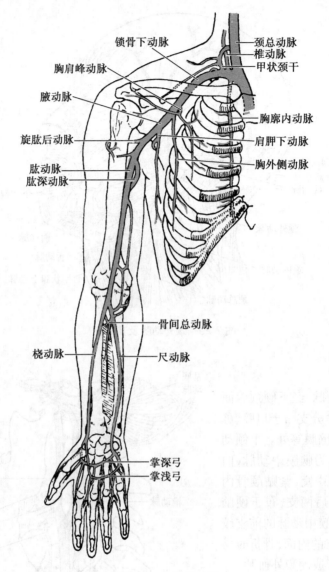

图 7-31  上肢的动脉

1）椎动脉：是锁骨下动脉的最大分支，向上穿第 6~1 颈椎横突孔，经枕骨大孔入颅腔，分支布于脑和脊髓。

2）胸廓内动脉：起自锁骨下动脉下壁，垂直下行进入胸腔，沿途分支布于胸前壁、胸膜、心包、膈、乳房等。

3）甲状颈干：为一动脉短干，自锁骨下动脉发出后，立即分为数支至颈部和肩部。其中主要分支为甲状腺下动脉，分支布于甲状腺下部、喉、食管和气管等。

（2）腋动脉：在第 1 肋的外侧缘续于锁骨下动脉，至背阔肌下缘移行为肱动脉（图7-32）。主要分支有胸肩峰动脉、胸外侧动脉、肩胛下动脉和旋肱后动脉等，布于肩关节周围的肌和乳房等。

（3）肱动脉：在背阔肌下缘续于腋动脉，沿肱二头肌内侧缘伴正中神经下行至肘窝，在桡骨颈平面分为桡动脉和尺动脉。肱动脉沿途分支布于臂部肌肉、肱骨和肘关

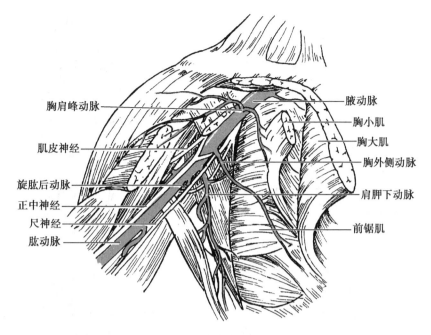

图 7-32 腋动脉及其分支

节(图 7-33)。在肘窝稍上方,肱二头肌内侧可摸到肱动脉的搏动,是临床上测量血压的听诊部位。肱动脉的最主要分支为肱深动脉,由肱动脉发出后斜向后外方,伴桡神经沿桡神经沟下行,分支布于肱骨和肱三头肌。

腋动脉与肱动脉的体表投影相当于上肢外展90°,手掌向上,从锁骨中点至肘窝中央的连线。背阔肌下缘以上的部分为腋动脉,以下的部分为肱动脉。

(4)桡动脉:自肱动脉发出后,先经肱桡肌与旋前圆肌之间,然后在肱桡肌腱与桡侧腕屈肌腱之间下行,绕桡骨茎突远侧转向手背,穿第1掌骨间隙入手掌,其终支与尺动脉的掌深支吻合成掌深弓,沿途分支布于前臂桡侧诸肌、肘关节和腕关节。桡动脉主要分支有拇主要动脉和掌浅支。拇主要动脉分布到拇指两侧和示指桡侧;掌浅支参与构成掌浅弓,终末支参与构成掌深弓。

桡动脉下段在腕上方,行于桡侧腕屈肌腱外侧,位置表浅,可摸到其搏动,是临床诊脉的部位(图 7-34)。

(5)尺动脉:由肱动脉分出后,在尺侧腕屈肌和指浅屈肌之间下行,经豌豆骨的桡侧至手掌,其末端与桡动脉的掌浅支吻合成掌浅弓。尺动脉的主要分支有骨间总动脉和掌深支。骨间总动脉分为骨间前、后动脉,沿骨间膜前、后面下行,分支布于前臂

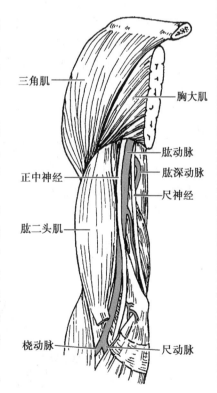

图 7-33 肱动脉及其分支

肌和尺、桡骨。掌深支参与构成掌深弓。

（6）掌浅弓和掌深弓：掌浅弓位于掌腱膜深面，由尺动脉的末端和桡动脉掌浅支吻合而成，其凸侧缘约相当于握拳时中指所指的水平面。从掌浅弓凸侧发出 3 条指掌侧总动脉和 1 条小指尺掌侧动脉。指掌侧总动脉各分为两条指掌侧固有动脉，沿第 2~5 指相对缘下行至指端；小指尺掌侧动脉分布于小指掌面尺侧缘。掌深弓位于指深屈肌腱的深面，由桡动脉末端与尺动脉掌深支吻合而成，其凸侧缘位于掌浅弓近侧约 2cm 处。由掌深弓凸侧发出 3 条掌心动脉，行至掌指关节附近，分别注入相应的指掌侧总动脉（图 7-35）。

4. 胸部的动脉 胸部的动脉主干是胸主动脉，其分支有脏支和壁支两种。脏支细小，包括支气管动脉、食管动脉和心包支，分支布于同名各器官。壁支较粗大，共10 对，上 9 对位于第 3~11 对肋间隙内，称肋间后动脉（第 1、2 肋间后动脉为锁骨下动脉的分支），走行于上位肋下缘的肋沟内；最后 1 对走行在第 12 肋的下缘，称肋下动脉。肋间后动脉和肋下动脉分支布于胸壁、腹壁上部、背部和脊髓等处（图 7-36）。

5. 腹部的动脉 腹部的动脉主干是腹主动脉，有壁支和脏支两类分支。壁支主要有腰动脉和膈下动脉。腰动脉共有 4 对，起自腹主动脉后壁，向外侧走行，分支布于腹后壁、背肌和脊髓等处。膈下动脉起于腹主动脉的上端，行向外上方，分支布于膈的下面和肾上腺。

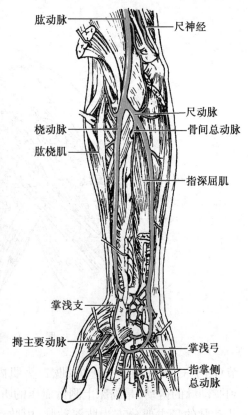

图 7-34 前臂前面的动脉

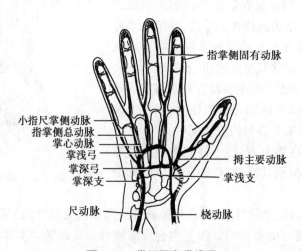

图 7-35 掌深弓和掌浅弓

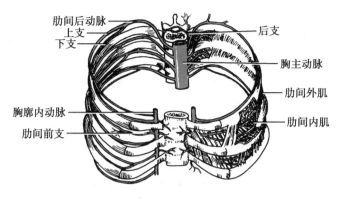

图 7-36　胸壁的动脉

脏支分支较多,包括不成对的腹腔干、肠系膜上动脉、肠系膜下动脉,以及成对的肾上腺中动脉、肾动脉、睾丸动脉等。

(1) 腹腔干:短而粗,在主动脉裂孔稍下方由腹主动脉前壁发出,随即分为胃左动脉、肝总动脉和脾动脉(图 7-37,图 7-38)。

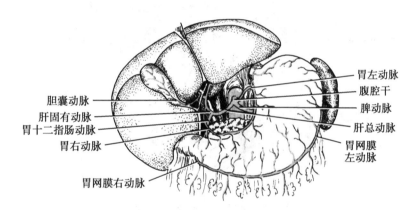

图 7-37　腹腔干及其分支(胃前面)

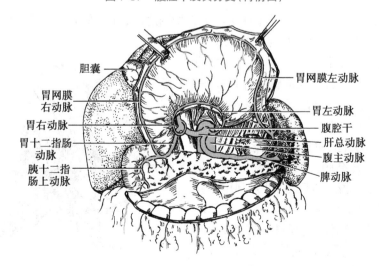

图 7-38　腹腔干及其分支(胃后面)

1）胃左动脉：沿胃小弯右行，与胃右动脉吻合。

2）肝总动脉：分为肝固有动脉和胃十二指肠动脉。肝固有动脉再分出左、右支入肝门，起始处还发出胃右动脉，沿胃小弯左行与胃左动脉吻合。胃十二指肠动脉在十二指肠下缘分为胃网膜右动脉和胰十二指肠上动脉。胃网膜右动脉在大网膜前两层之间沿胃大弯左行与胃网膜左动脉吻合。

3）脾动脉：在脾门处分数支入脾，入脾门前发出 3~5 条胃短动脉和胃网膜左动脉。胃短动脉布于胃底，胃网膜左动脉沿胃大弯右行与胃网膜右动脉吻合，分支布于胃大弯侧胃壁和大网膜。

（2）肠系膜上动脉：约平第 1 腰椎平面由腹主动脉前壁发出，经胰和十二指肠水平部之间下行入肠系膜根，呈弓形向右下至右髂窝（图 7-39），分支布于十二指肠、空肠、回肠、盲肠、升结肠和横结肠。其主要分支有：

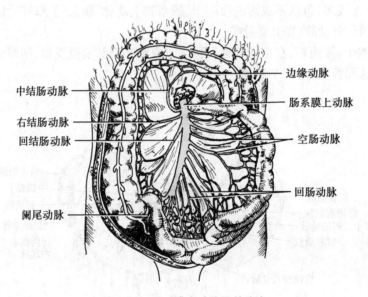

图 7-39　肠系膜上动脉及其分支

1）胰十二指肠下动脉：行于胰头与十二指肠之间，分支布于十二指肠和胰。

2）空肠动脉和回肠动脉：约 12~16 支，行于肠系膜内，由肠系膜上动脉左侧壁发出，反复分支吻合成多级动脉弓，由最后一级动脉弓发出小支直行布于空肠和回肠。

3）回结肠动脉：是肠系膜上动脉的终末支，行向右下，至回盲部，分支布于回肠末段、盲肠和升结肠。回结肠动脉发出阑尾动脉，后经回肠末段后方，进入阑尾系膜游离缘，布于阑尾（图 7-40）。在阑尾切除术中，应在阑尾系膜根部结扎阑尾动脉。

4）右结肠动脉：在回结肠动脉上方发自肠系膜上动脉右壁，向右行布于升结肠。

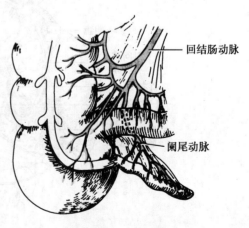

图 7-40　阑尾动脉

5)中结肠动脉:在右结肠动脉上方发自肠系膜上动脉右壁,进入横结肠系膜,分支布于横结肠。

(3)肠系膜下动脉:平第3腰椎高度起自腹主动脉前壁,在腹膜后方行向左下(图7-41),分支布于降结肠、乙状结肠和直肠上部。其主要分支有:

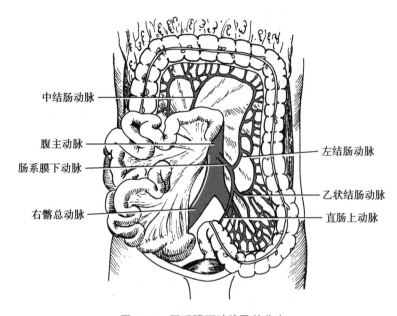

图 7-41　肠系膜下动脉及其分支

1)左结肠动脉:沿腹后壁横行向左,布于结肠左曲和降结肠。

2)乙状结肠动脉:有2~3条,向左下进入乙状结肠系膜,布于乙状结肠。

3)直肠上动脉:为肠系膜下动脉的直接延续,于第3骶椎平面分为2支,沿直肠后面两侧下行,布于直肠上部,并与直肠下动脉吻合。分布到结肠的各动脉之间,在近结肠处均先吻合成动脉弓,再分支至肠壁。

(4)肾上腺中动脉:约平第1腰椎平面起自腹主动脉,向外行,分布于肾上腺。

(5)肾动脉:约平第2腰椎高度,起自腹主动脉的侧壁,向外横行,经肾门入肾。肾动脉在入肾门之前发出肾上腺下动脉,分布于肾上腺。

(6)睾丸动脉:于肾动脉起始处稍下方,由腹主动脉前壁发出,沿腰大肌前斜行向外下,经腹股沟管进入阴囊,分布于睾丸和附睾。女性为卵巢动脉,经卵巢悬韧带向下走行于子宫阔韧带两层之间,分布于卵巢和输卵管。

6. 盆部的动脉　腹主动脉在第4腰椎椎体下缘平面分为左、右髂总动脉。髂总动脉沿腰大肌内侧向外下行至骶髂关节处,分为髂内动脉和髂外动脉(图7-42,图7-43)。盆部的动脉主干是髂内动脉,为一短干,沿盆侧壁下行,发出壁支和脏支。

(1)壁支:分布于盆壁,主要分支有闭孔动脉、臀上动脉和臀下动脉。

1)闭孔动脉:沿盆腔侧壁行向前下,穿闭孔至大腿内侧,分支布于大腿内侧肌群和髋关节。

2)臀上动脉:穿梨状肌上孔出盆腔,分支布于臀中肌、臀小肌和髋关节。

3)臀下动脉:穿梨状肌下孔出盆腔,分支布于臀大肌、臀部和股后部皮肤。

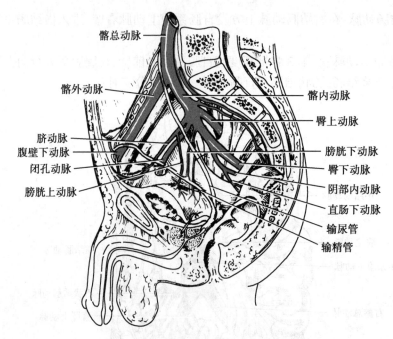

图 7-42　男性盆腔的动脉

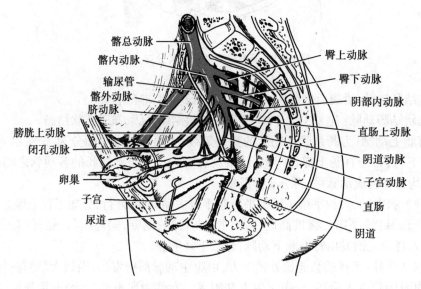

图 7-43　女性盆腔的动脉

(2) 脏支:分布于盆腔脏器和外生殖器,主要有膀胱下动脉、直肠下动脉、子宫动脉和阴部内动脉。

1) 膀胱下动脉:分支布于膀胱底、精囊腺、前列腺和输尿管下段。

2) 直肠下动脉:分支布于直肠下部,与直肠上动脉和肛动脉的分支吻合。

3) 子宫动脉:沿盆腔侧壁下行,经子宫阔韧带底部两层腹膜之间,在子宫颈外侧约 2cm 处越过输尿管的前上方,分支布于子宫、阴道、输卵管和卵巢。子宫切除术时,结扎子宫动脉要注意其与输尿管的位置关系。

4) 阴部内动脉:经梨状肌下孔出盆腔,绕坐骨棘,经坐骨小孔入坐骨直肠窝,主要

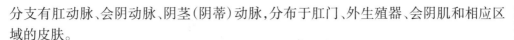

分支有肛动脉、会阴动脉、阴茎(阴蒂)动脉,分布于肛门、外生殖器、会阴肌和相应区域的皮肤。

7. 下肢的动脉 下肢的动脉主干是髂外动脉。髂外动脉沿腰大肌内侧缘下行,经腹股沟韧带中点深面入股三角,移行为股动脉。髂外动脉在腹股沟韧带上方发出腹壁下动脉(图 7-44)。

(1) 股动脉:续于髂外动脉,在股三角内下行(图 7-45),移行为腘动脉。在腹股沟韧带中点下方,股动脉位置表浅,可摸到其搏动。

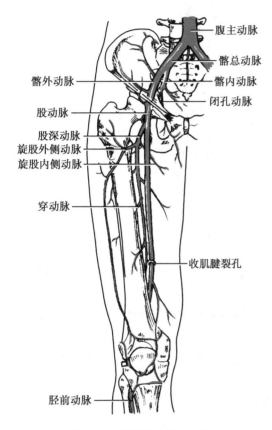

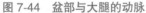

图 7-44 盆部与大腿的动脉

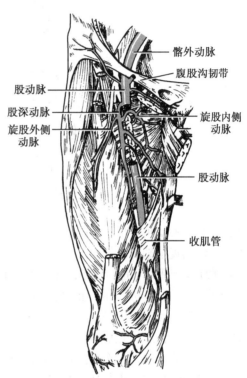

图 7-45 股动脉及其分支

(2) 腘动脉:在收肌腱裂孔处续于股动脉,经腘窝深部下行,至腘窝下部分为胫前动脉和胫后动脉。腘动脉分支布于膝关节及其附近的肌肉。

(3) 胫前动脉:由腘动脉发出,向前穿小腿骨间膜,沿小腿前群肌之间下行,至踝关节前方移行为足背动脉(图 7-46)。胫前及足背动脉沿途分支布于小腿前群肌、足背、足趾和附近的皮肤。在踝关节前方,内、外踝连线的中点处可摸到足背动脉的搏动。

(4) 胫后动脉:续于腘动脉,在小腿肌后群浅、深两层之间下行,经内踝后方进入足底,分为足底内侧动脉和足底外侧动脉。胫后动脉及其分支布于胫骨、腓骨、小腿后群肌、小腿外侧群肌及足底肌等。

8. 动脉的主要压迫止血部位

(1) 颈总动脉:当头面部大出血时,可在胸锁乳突肌前缘,平喉的环状软骨高度,

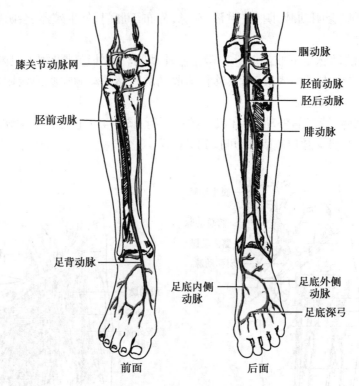

图 7-46　小腿和足部的动脉

向后内将颈总动脉压向第 6 颈椎横突上,进行急救止血,但不可同时压迫两侧颈总动脉,以防出现脑缺血。

（2）面动脉:当面部软组织出血时,可在咬肌前缘与下颌骨下缘交界处,向内将面动脉压向下颌骨,进行压迫止血。

（3）颞浅动脉:当头前外侧部出血时,可在耳屏前方 1cm 处,向内将颞浅动脉压向颧弓根部,进行压迫止血。

（4）锁骨下动脉:当上肢出血时,可在锁骨中点上方的锁骨上窝处,向后下将锁骨下动脉压向第 1 肋,进行压迫止血。

（5）肱动脉:当前臂和手部出血时,可在臂中部,肱二头肌内侧缘,向后外侧将肱动脉压向肱骨,进行压迫止血,或肘窝加垫压迫止血。

（6）桡动脉、尺动脉:当手部出血时,可在桡腕关节上方的两侧,同时压迫桡动脉和尺动脉暂时止血。

（7）指掌侧固有动脉:当手指远侧端出血时,可在手指根部两侧压迫指掌侧固有动脉止血。

（8）股动脉:当下肢出血时,可在腹股沟韧带中点稍内侧的下方,向后内将股动脉压向耻骨下支,进行压迫止血。此处也是动脉穿刺和插管最便捷的部位。

（9）足背动脉:当足部出血时,可在踝关节前方,内、外踝连线的中点处,向后下将足背动脉压向足舟骨,进行压迫止血。

（五）体循环的静脉

体循环的静脉分浅、深两类。深静脉位于深筋膜的深面或体腔内,多与同名动脉伴行,引流静脉血的范围与伴行动脉的分布范围大体一致。浅静脉位于皮下浅筋膜内,又称皮下静脉,数目众多,不与动脉伴行,最终注入深静脉。较大的皮下静脉可透过皮肤看到,临床上常经此注射、输液、输血、采血和插入导管等。

体循环的静脉分为上腔静脉系、下腔静脉系(包括肝门静脉系)和心静脉系(见心的血管)。

1. 上腔静脉系  上腔静脉系由上腔静脉及其属支组成,收集头颈、上肢、胸壁和部分胸腔器官(心除外)的静脉血。上腔静脉由左、右头臂静脉在右侧第 1 胸肋结合处后方汇合而成,在上纵隔内沿升主动脉右侧垂直下降,平第 3 胸肋关节下缘处注入右心房。上腔静脉入心房前,在其后壁有奇静脉注入(图 7-47)。

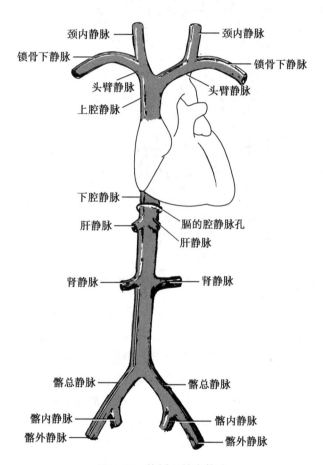

图 7-47 体循环的大静脉

(1) 头颈部的静脉

1) 颈内静脉:是头颈部最大的静脉干(图 7-48),于颈静脉孔处续于颅内乙状窦,在颈动脉鞘内沿颈内动脉和颈总动脉外侧下行,至胸锁关节后方与锁骨下静脉汇合成头臂静脉。颈内静脉的属支较多,按其所在部位可分颅内支和颅外支。颅内支通过硬脑膜窦收集颅骨、脑、脑膜、视器及前庭蜗器等处的静脉血;颅外支收集面部、颈部、咽、舌和甲状腺的静脉血。

颈内静脉的主要属支有:①面静脉,收集面部软组织的静脉,起于内眦静脉,伴面

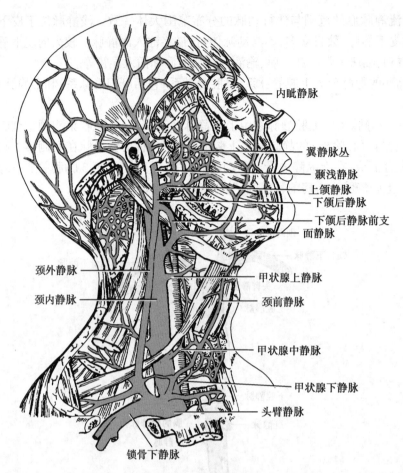

图 7-48 头颈部的静脉

动脉斜向下外,至下颌角高度与下颌后静脉的前支汇合,跨过颈内、外动脉的浅面,注入颈内静脉(图 7-49)。在口角平面以上面静脉一般无静脉瓣,并借内眦静脉、眼静脉与颅内的海绵窦相交通。因此,当面部,尤其是鼻根至两侧口角间的三角区内发生化脓性感染时,若处理不当,病菌可经上述途径侵入颅内,导致颅内感染,临床上称此区为"危险三角"。②下颌后静脉,由颞浅静脉和上颌静脉在腮腺内汇合而成,下行至腮腺下端分为前后两支。前支汇入面静脉;后支与耳后静脉和枕静脉汇合成颈外静脉。下颌后静脉收集颞浅动脉和上颌动脉分布区域的静脉血。

### 知识拓展

#### 面部危险三角与美容

一些青少年或部分成年人,面部皮肤总会反复出现痤疮、疖肿等,此类小病本身危害并不大,但却影响美容,有些在其消退之后还给患部皮肤留下明显的色素沉着,与周围皮肤相比,很不协调。有些人在面部出现痤疮、疖肿时,就会忍不住用手挤压,企图排出痤疮和疖肿脓液,殊不知这是十分危险的举动。如果痤疮和疖肿发生在危险三角区,挤压时,有可能会将炎症细胞通过毛细血管挤压进入面静脉,进而通过眦静脉、眼静脉进入颅内海绵窦,导致颅内感染,造成严重后果。

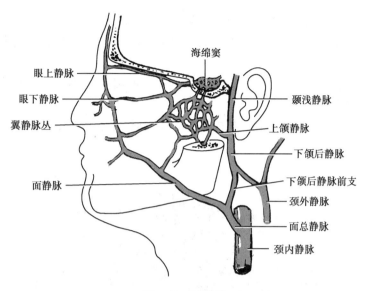

图 7-49 面静脉

2) 颈外静脉:是颈部最大的浅静脉,沿胸锁乳突肌浅面下行,在锁骨上方穿颈深筋膜注入锁骨下静脉。颈外静脉主要收集头皮和面部的静脉血,位置表浅,临床上常作为穿刺部位。颈外静脉下端虽有一对静脉瓣,但不能防止血液逆流,当右心衰竭或上腔静脉阻塞引起颈外静脉回流不畅时,可致颈外静脉怒张。

3) 锁骨下静脉:在第 1 肋外侧缘续于腋静脉,弓形向内行于锁骨下动脉的前下方,至胸锁关节后方与颈内静脉汇合成头臂静脉。两静脉汇合处,称静脉角,是淋巴导管的注入部位。锁骨下静脉的属支主要有颈外静脉和腋静脉,收集上肢及颈部浅层的静脉血。临床上常经锁骨上或锁骨下行锁骨下静脉导管插入。

(2) 上肢的静脉:上肢的深静脉均与同名动脉伴行。上肢的浅静脉均起于手背静脉网,向上汇合形成头静脉、贵要静脉和肘正中静脉(图 7-50)。临床上常选用手背静脉网、前臂和肘部前面的浅静脉采血、输液和注射药物。

1) 头静脉:起自手背静脉网的桡侧,向上绕过前臂桡侧缘上行至前臂掌侧面,经肘部的前面、肱二头肌外侧沟上行,再经三角肌与胸大肌间沟至锁骨下窝,穿深筋膜注入腋静脉或锁骨下静脉。

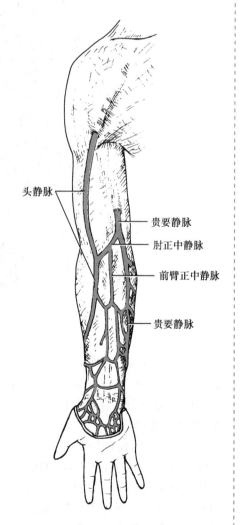

图 7-50 上肢的浅静脉

2）贵要静脉：起自手背静脉网的尺侧，沿前臂尺侧上行，在肘窝处接受肘正中静脉后，沿肱二头肌内侧沟上升至臂中部，穿深筋膜注入肱静脉，或伴肱静脉上行，注入腋静脉。

3）肘正中静脉：该静脉变异较多，通常斜行于肘窝皮下，连接头静脉和贵要静脉，有时也接受前臂正中静脉。

（3）胸部的静脉：胸部的静脉主要有头臂静脉、上腔静脉、奇静脉及其属支（图7-51）。

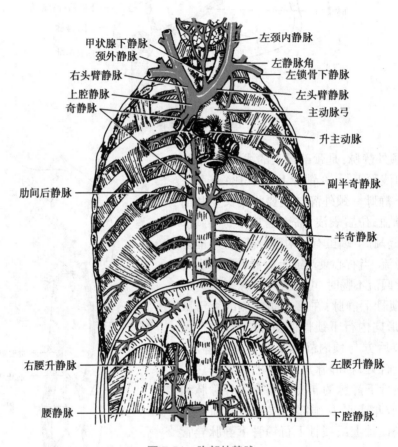

图 7-51 胸部的静脉

1）头臂静脉：又称无名静脉，由锁骨下静脉和颈内静脉在胸锁关节后方汇合而成。左头臂静脉比右头臂静脉长，向右下斜行，跨左颈总动脉前方至右侧第 1 胸肋结合处后方与右头臂静脉汇合成上腔静脉。头臂静脉的属支还有胸廓内静脉、椎静脉和甲状腺下静脉等。

2）奇静脉：起自右腰升静脉，穿膈入胸腔，沿脊柱右侧上行，至第 4 胸椎椎体高度向前绕右肺根上方注入上腔静脉。奇静脉主要收集右侧肋间后静脉、支气管静脉、食管静脉和半奇静脉的血液。奇静脉上连上腔静脉，下借右腰升静脉连于下腔静脉，是沟通上腔静脉系和下腔静脉系的重要通道之一。当上腔静脉或下腔静脉阻塞时，奇静脉可成为重要的侧支循环途径。

3）半奇静脉：起自左腰升静脉，沿脊柱左侧上行，平第8~10胸椎高度，向右经胸主动脉和食管后方，跨过脊柱注入奇静脉。半奇静脉收集左侧下部的肋间后静脉、食管静脉及副半奇静脉的血液。

4）副半奇静脉：收集左侧中、上部肋间后静脉的血液，沿胸椎体左侧下行，注入半奇静脉或向右跨过脊柱前方注入奇静脉。

5）椎静脉丛：椎管内、外有丰富的静脉丛，纵贯脊柱全长，按部位可分为椎内静脉丛和椎外静脉丛，两者间有丰富的吻合。椎内静脉丛位于硬膜外隙，接受椎体和脊髓的静脉血；椎外静脉丛位于椎体前方、椎弓及突起的后方，收集椎体及邻近肌肉的静脉血。

椎静脉丛无瓣膜，注入附近的椎静脉、肋间后静脉、腰静脉和骶外侧静脉等。椎静脉丛向上经枕骨大孔与颅内硬脑膜窦相通，向下与盆腔静脉丛相连，是沟通上、下腔静脉系和颅内、外静脉的又一重要途径（图7-52）。当胸部、盆部、腹部发生感染或肿瘤时，可经此途径侵入颅内或其他器官。

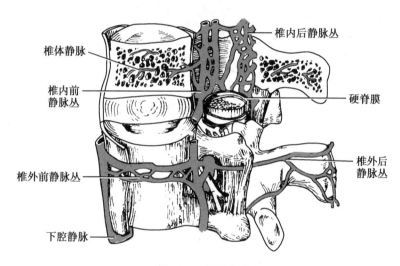

图 7-52 椎静脉丛

2. 下腔静脉系 下腔静脉系由下腔静脉及其属支（还包括肝门静脉系）构成，收集腹、盆部和下肢的静脉血。下腔静脉在第4~5腰椎椎体右前方，由左、右髂总静脉汇合而成，在腹主动脉的右侧和脊柱右前方上行，经肝的后方，穿膈的腔静脉孔入胸腔，注入右心房（图7-53）。

（1）盆部的静脉：盆部的静脉主干为髂总静脉，在骶髂关节的前方，由髂外静脉和髂内静脉合成。

1）髂外静脉：是股静脉的直接延续，主要收集下肢所有浅、深静脉的血液，也收集腹壁下部的静脉血。

2）髂内静脉：位于髂内动脉的后内侧，分为脏支与壁支，收集同名动脉分布区域的静脉血。其脏支常在器官表面或壁内形成丰富的静脉丛，男性有直肠静脉丛（图7-54）和膀胱静脉丛，女性除此之外还有子宫静脉丛及阴道静脉丛等。在盆腔器官扩张或受挤压时，静脉丛有助于血液的回流。

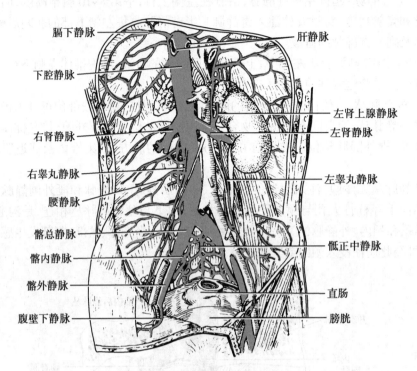

膈下静脉

下腔静脉

右肾静脉

右睾丸静脉

腰静脉

髂总静脉

髂内静脉

髂外静脉

腹壁下静脉

肝静脉

左肾上腺静脉

左肾静脉

左睾丸静脉

骶正中静脉

直肠

膀胱

图 7-53 下腔静脉及其属支

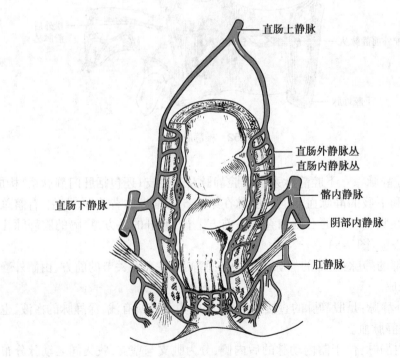

直肠上静脉

直肠外静脉丛

直肠内静脉丛

髂内静脉

阴部内静脉

肛静脉

直肠下静脉

图 7-54 直肠的静脉

　　(2) 下肢的静脉:下肢的深静脉均与同名动脉伴行,收集同名动脉分布区域的静脉血。下肢的浅静脉主要有大隐静脉和小隐静脉及其属支(图 7-55)。

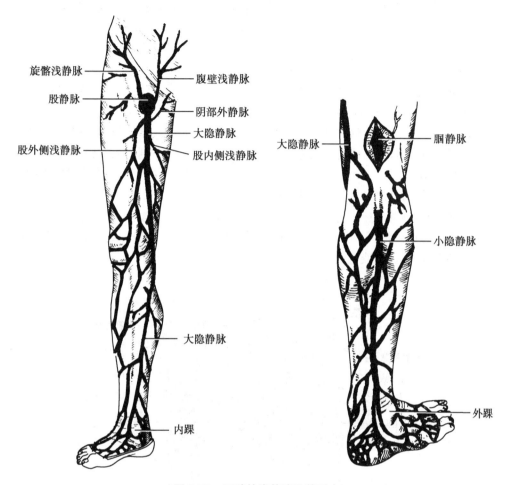

旋髂浅静脉

股静脉

股外侧浅静脉

腹壁浅静脉

阴部外静脉

大隐静脉

股内侧浅静脉

大隐静脉

腘静脉

小隐静脉

大隐静脉

内踝

外踝

图 7-55　下肢的浅静脉及其属支

　　1) 大隐静脉:是全身最长的静脉,起自足背静脉弓内侧端,经内踝前方,沿小腿内侧,大腿前内侧伴隐神经上行,在耻骨结节下外方 3~4cm 处穿隐静脉裂孔,注入股静脉。大隐静脉在注入股静脉之前还接受腹壁浅静脉、阴部外静脉、旋髂浅静脉、股内侧浅静脉和股外侧浅静脉 5 条属支,收集足、小腿和大腿的前内侧部浅层的静脉血。大隐静脉在内踝前方位置表浅且恒定,是临床上输液和注射的常用部位。

　　2) 小隐静脉:起自足背静脉弓外侧端,经外踝后方,沿小腿后面上升,至腘窝下角处穿深筋膜注入腘静脉。小隐静脉收集足外侧部和小腿后部浅层结构的静脉血。

　　大隐静脉和小隐静脉借吻合支与深静脉交通。当深静脉回流受阻时,深静脉血液反流入浅静脉,可导致下肢浅静脉曲张。

　　(3) 腹部的静脉:腹部静脉分为壁支和脏支,多与同名动脉伴行。壁支与成对的脏支直接或间接注入下腔静脉。壁支包括 1 对膈下静脉和 4 对腰静脉。每侧腰静脉之间的纵支相连成腰升静脉,左、右腰升静脉向上至胸腔分别延续为半奇静脉和奇静脉,是沟通上、下腔静脉系的重要侧支吻合途径之一。脏支又有成对和不成对之分,

不成对的脏支(除肝外)先汇入肝门静脉,经肝门入肝,再经肝静脉出肝注入下腔静脉(详见肝门静脉系)。成对的脏支主要有:

1)肾静脉:在肾门处合为静脉干,横行向内注入下腔静脉,左肾静脉出肾门后向右跨腹主动脉前方注入下腔静脉,故长于右肾静脉。

2)睾丸静脉:起自睾丸和附睾的数条小静脉,在精索内彼此吻合形成蔓状静脉丛,围绕在睾丸动脉周围上行,经腹股沟管进入盆腔,最后汇合成一条睾丸静脉。右侧睾丸静脉直接注入下腔静脉,左侧睾丸静脉以直角注入左肾静脉,故左侧睾丸静脉内血液回流阻力大于右侧,睾丸静脉曲张多见于左侧。

3)卵巢静脉:起自卵巢静脉丛,经卵巢悬韧带上行,注入部位与睾丸静脉相同。

4)肾上腺静脉:起自肾上腺,右侧直接注入下腔静脉,左侧注入左肾静脉。

5)肝静脉:有 3 支,分别称为肝右静脉、肝中静脉和肝左静脉,收集肝血窦回流的血液,在腔静脉沟处出肝并注入下腔静脉。

(4)肝门静脉系:由肝门静脉及其属支组成(图 7-56),收集除肝以外腹腔内不成对器官的静脉血。肝门静脉系位于两级毛细血管之间,且无静脉瓣,当肝脏病变时,导致肝门静脉高压,血液可出现逆流。

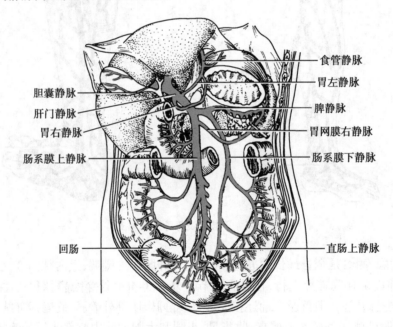

图 7-56　肝门静脉及其属支

肝门静脉长约 6~8cm,由肠系膜上静脉和脾静脉在胰头后方汇合而成,行向右上方进入肝十二指肠韧带,经胆总管和肝固有动脉的后方上行至肝门,分左、右支分别进入肝左叶和肝右叶。肝门静脉在肝内反复分支后注入肝血窦,与来自肝固有动脉的血液混合后,经肝静脉注入下腔静脉。

肝门静脉的属支主要包括肠系膜上静脉、脾静脉、肠系膜下静脉、胃左静脉、胃右静脉、胆囊静脉和附脐静脉等,多与同名动脉伴行,收集同名动脉分布区域的血液。

肝门静脉系与上、下腔静脉系之间存在丰富的吻合,主要有 3 个吻合途径(图7-57)。

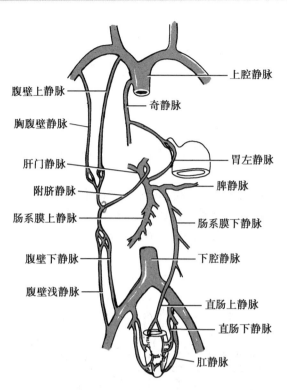

图 7-57 肝门静脉系与上、下腔静脉系吻合模式图

在正常情况下,肝门静脉系与上、下腔静脉系之间吻合处的静脉细小,血流量少,血液按正常方向回流,各自分流到所属静脉系。当肝硬化、肝肿瘤或胰头肿瘤等压迫肝门静脉,导致肝门静脉血液回流受阻时,肝门静脉的血液可通过上述吻合途径,通过上、下腔静脉系回流。由于血流量增多,造成食管静脉丛、直肠静脉丛和脐周静脉网变得粗大而弯曲,出现静脉曲张,甚至破裂。如果食管静脉丛曲张破裂,则会出现呕血;直肠静脉丛曲张破裂,则会出现便血。此外,肝门静脉血液回流受阻时,亦可导致脾和胃肠的静脉淤血等,出现脾大和腹水等。

知识链接

**肝门静脉系与腹部美容**

生活中,有些人出现以脐为中心向四周伸展、迂曲的静脉曲张,状如海蛇头或水母头,一般称为"海蛇头",十分影响美观。海蛇头是腹壁静脉曲张的俗称。肝门静脉血液回流受阻时,静脉血经脐静脉逆流,位于脐周围的静脉大量开放,导致以脐为中心的腹壁浅表静脉曲张,形成海蛇头征象。它是肝门静脉高压的特征性临床体征之一,尤其是形态典型、长时间持续不退的海蛇头,应首先考虑肝门静脉高压症。

# 第二节 淋巴系统

## 一、概述

淋巴系统由淋巴管道、淋巴组织和淋巴器官组成(图 7-58)。淋巴系统内流动着无色透明液体,称淋巴液。自小肠绒毛中的中央乳糜池至胸导管的淋巴管道中,淋巴因含乳糜微粒呈乳白色。

血液流经毛细血管动脉端时,部分液体成分经毛细血管壁滤出到组织间隙,形成组织液。组织液与细胞进行物质交换后,大部分从毛细血管静脉端被吸收回静脉,小部分水分和大分子物质则进入毛细淋巴管成为淋巴液。淋巴液沿各级淋巴管道和淋

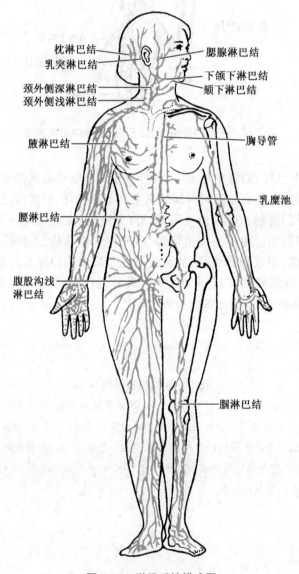

图 7-58 淋巴系统模式图

巴结的淋巴窦向心流动,最终汇入静脉。淋巴管道是心血管系统的辅助管道,协助静脉引导组织液回流;淋巴组织和淋巴器官具有产生淋巴细胞、过滤淋巴液和参与免疫应答的功能。

## 二、淋巴管道

根据其结构和功能的不同,淋巴管道分为毛细淋巴管、淋巴管、淋巴干和淋巴导管。

### (一)毛细淋巴管

毛细淋巴管是淋巴管道的起始部分,以膨大的盲端起始于组织间隙,彼此吻合成毛细淋巴管网,然后汇入淋巴管(图 7-59)。毛细淋巴管管径比毛细血管略粗,管壁的通透性大于毛细血管。毛细淋巴管分布甚广,除上皮、脑、脊髓、晶状体、角膜、牙釉质等处外,几乎遍布全身。

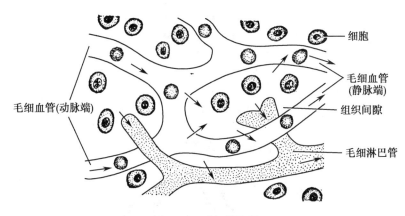

图 7-59 毛细淋巴管

### (二)淋巴管

淋巴管由毛细淋巴管汇合而成,管壁的结构和静脉相似,也有丰富的瓣膜,具有防止淋巴液逆流的功能。由于相邻两对瓣膜之间的淋巴管明显扩张,故淋巴管呈串珠状。淋巴管在向心走行的过程中,通常要经过一个或多个淋巴结。根据位置淋巴管可分为浅、深两种,两者之间存在广泛的交通。浅淋巴管行于浅筋膜内,与浅静脉伴行;深淋巴管位于深筋膜深面,多与深部血管、神经伴行。

### (三)淋巴干

全身各部的浅、深淋巴管经过一系列淋巴结群后,最后一群淋巴结的输出淋巴管汇合成较大的淋巴干。淋巴干共有 9 条,即左、右颈干,左、右锁骨下干,左、右支气管纵隔干和 1 条肠干(图 7-60)。

左、右颈干分别收集头颈部左、右半侧的淋巴;左、右锁骨下干分别收集左、右上肢及胸腹壁浅层的淋巴;左、右支气管纵隔干主要收集胸腔脏器和胸腹壁深层的淋巴;左、右腰干分别收集左右下肢、盆部、腹后壁和腹腔内成对脏器的淋巴;肠干主要收集腹腔内不成对脏器的淋巴。

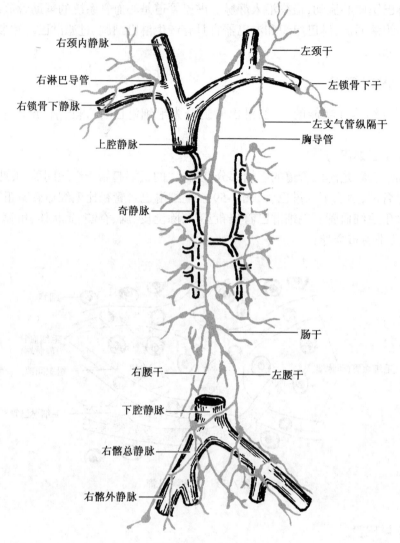

右颈内静脉

右淋巴导管

右锁骨下静脉

上腔静脉

奇静脉

右腰干

下腔静脉

右髂总静脉

右髂外静脉

左颈干

左锁骨下干

左支气管纵隔干

胸导管

肠干

左腰干

图 7-60　淋巴干及淋巴导管

## （四）淋巴导管

全身 9 条淋巴干最后汇合成 2 条淋巴导管，即胸导管和右淋巴导管，分别注入左、右静脉角（图 7-61）。

1. 胸导管　胸导管是全身最粗大、最长的淋巴导管，长 30~40cm，在第 1 腰椎体前方起自乳糜池。乳糜池为胸导管起始处的膨大，由左、右腰干和肠干汇合而成。胸导管经膈肌的主动脉裂孔进入胸腔，在食管后方沿脊柱右前方上行，至第 5 胸椎高度向左侧斜行，然后沿脊柱左前方上行，出胸廓上口至颈根部，在左颈总动脉和左颈内静脉的后方呈弓状弯向前下，注入左静脉角。胸导管在注入左静脉角之前，有左颈干、左锁骨下干和左支气管纵隔干汇入，收集两下肢、盆部、腹部、左胸部、左上肢和左头颈部的淋巴，即全身 3/4 部位的淋巴。

胸导管末端有一对瓣膜，可阻止静脉血逆流入胸导管。胸导管与气管支气管淋巴结、左锁骨上淋巴结和纵隔后淋巴结之间存在广泛的淋巴侧支循环通路，因此，胸

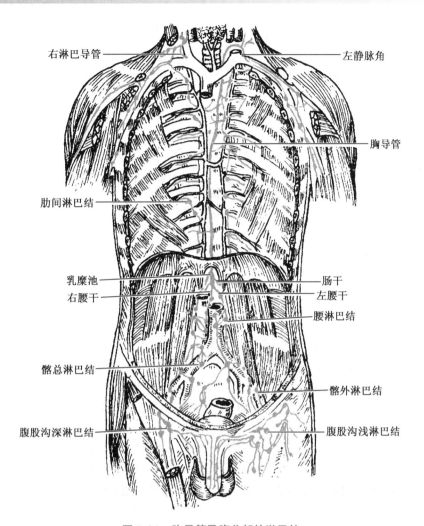

右淋巴导管　　　　　　　　　　　　左静脉角

胸导管

肋间淋巴结

乳糜池　　　　　　　　　　　　肠干
右腰干　　　　　　　　　　　　左腰干

腰淋巴结

髂总淋巴结

髂外淋巴结

腹股沟深淋巴结　　　　　　　腹股沟浅淋巴结

图 7-61　胸导管及腹盆部的淋巴结

导管内的肿瘤细胞可转移到这些淋巴结。

2. 右淋巴导管　右淋巴导管为一短干,长约 1~1.5cm,由右颈干、右锁骨下干和右支气管纵隔干汇合而成,注入右静脉角。右淋巴导管收集右头颈部、右上肢、右胸部的淋巴,即全身 1/4 部位的淋巴。

### 三、淋巴器官

淋巴器官主要由淋巴组织构成,包括淋巴结、脾、胸腺和扁桃体等。淋巴器官具有产生淋巴细胞、滤过淋巴液和参与免疫应答等功能,是人体重要的防御装置。胸腺和扁桃体的相关内容分别在内分泌系统和消化系统叙述,本节重点描述淋巴结和脾。

#### (一) 淋巴结

1. 淋巴结的形态　淋巴结常呈圆形或椭圆形的小体,大小不一,新鲜时呈灰红色。淋巴结一侧隆凸,有数条输入淋巴管相连;另一侧凹陷,称淋巴结门,是淋巴结的神经、血管和输出淋巴管出入的地方。

2. 淋巴结的结构　淋巴结表面为薄层致密结缔组织被膜,深面为淋巴结的实质。

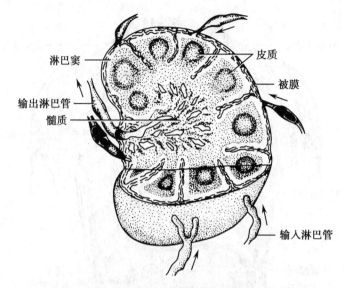

图 7-62　淋巴结的结构模式图

被膜伸入实质分支形成小梁,小梁之间为淋巴组织和淋巴窦(图 7-62)。淋巴结的实质分皮质与髓质两部分,皮质位于淋巴结的周边和被膜深面;髓质位于淋巴结的中央。

(1) 皮质:位于被膜下方,由浅层皮质、副皮质区和皮质淋巴窦组成。浅层皮质位于皮质最外层,主要含 B 淋巴细胞,由淋巴小结和小结间区的弥散淋巴组织构成;副皮质区位于皮质深层,由弥散淋巴组织组成,主要为 T 淋巴细胞;皮质淋巴窦包括被膜下淋巴窦和小梁周窦,分别位于被膜深面和小梁周围,两者相互通连。淋巴窦壁由一层内皮细胞围成,窦腔迂回曲折,内有网状细胞、网状纤维和大量巨噬细胞等。

(2) 髓质:位于淋巴结深部,由髓索与髓质淋巴窦组成(图 7-63)。髓索呈索状,相互连接成网,主要含有 B 淋巴细胞、浆细胞和巨噬细胞等;髓质淋巴窦简称髓窦,分布于髓索之间或髓索与小梁之间,有呈星状的内皮细胞支撑窦腔,有许多巨噬细胞附着于内皮细胞,结构与皮质淋巴窦相似。

3. 淋巴结的功能

(1) 滤过淋巴:细菌、毒素等抗原物质,由毛细淋巴管进入淋巴结,被巨噬细胞吞噬而受到清除。但淋巴结对病毒及癌细胞的清除能力较差,故在恶性肿瘤患者中,出现的引流区淋巴结肿大,是肿瘤淋巴道转移的临床标志。

(2) 参与免疫应答:进入淋巴结的抗原,被巨噬细胞捕获、吞噬与处理后,其抗原信息即被呈递给相应的 T、B 淋巴细胞。在抗原刺

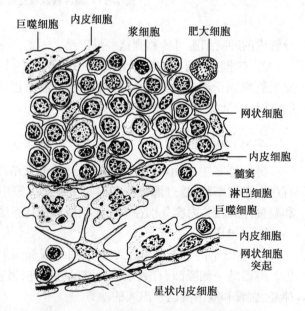

图 7-63　淋巴结髓索和髓窦结构模式图

激下,浅层皮质分化、增殖,淋巴小结增多增大,B 淋巴细胞很快转化为浆细胞并产生抗体,进行体液免疫;同时,副皮质区明显扩大,产生并输出更多的效应性 T 淋巴细胞,引发细胞免疫。

4. 全身主要淋巴结的分布及流注　淋巴结一般成群分布于人体的一定部位,沿相应部位的血管排列,并接受一定器官或部位回流的淋巴。该淋巴结被称为这个器官或部位的局部淋巴结。当局部有感染时,毒素、细菌、寄生虫、癌细胞等可沿淋巴管侵入相应的局部淋巴结,引起淋巴结肿大。所以,了解局部淋巴结的位置、收纳范围和流注在临床上有重要意义。

(二)脾

1. 脾的位置和形态　脾是人体最大的淋巴器官,重约 110~200g。脾位于左季肋区,胃底与膈之间,第 9~11 肋的深面,其长轴与第 10 肋一致,正常时在左肋弓下不能触及(图 7-64)。

活体脾为暗红色实质性器官,扁椭圆形,质软而脆,在左季肋区受暴力打击时,易导致脾破裂。脾分为内外侧两面,上下两缘和前后两端。内侧面凹陷,与胃底、左肾、左肾上腺、结肠左曲和胰尾相邻,又称脏面,近中央处有脾门,是血管、神经出入的

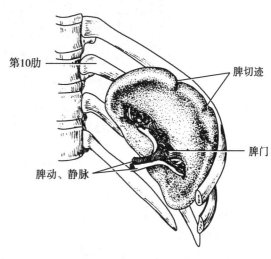

图 7-64　脾(脏面)

部位;外侧面光滑隆凸,与膈相对,又称膈面;前端较宽,朝向前外;后端钝圆,朝向后内方;上缘较锐,前部有 2~3 个脾切迹,是临床触诊脾的标志;下缘钝圆,朝向后下方。

2. 脾的结构　脾表面覆有一层间皮,间皮深面包裹致密结缔组织构成的被膜。被膜向脾内伸入,形成许多条索状粗细不等的分支,称为小梁。小梁相互连接,构成脾的粗支架。

在新鲜的脾切面上观察,可见脾的实质分为深红色的红髓,其间散在着灰白色点状的白髓,红髓与白髓交界处的狭窄区域为边缘区(图 7-65)。

(1)白髓:白髓由密集的淋巴组织组成,包括动脉周围淋巴鞘与淋巴小结两部分。动脉周围淋巴鞘是围绕着中央动脉的厚层弥散淋巴组织,为胸腺依赖区,含有大量 T 淋巴细胞和少量的巨噬细胞及交错突细胞等;淋巴小结也称脾小体或脾小结,常位于动脉周围淋巴鞘的一侧,由大量 B 淋巴细胞组成,构成脾的骨髓依赖区。

(2)红髓:由脾索和脾血窦两部分组成。脾索由索带状淋巴组织构成,相互连接成网,主要含有各种血细胞以及 B 淋巴细胞、巨噬细胞、浆细胞和树突状细胞,是脾进行滤血的主要场所,可清除血中异物及衰老死亡的红细胞等;脾血窦简称脾窦,是位于脾索之间的不规则腔隙,宽约 12~40μm,窦壁内、外贴附着许多吞噬能力很强的巨噬细胞。

(3)边缘区:边缘区位于白髓与红髓交界处,含有 T 淋巴细胞、B 淋巴细胞和大量巨噬细胞。边缘区既是淋巴细胞从血液进入脾的重要通道,也是脾最先接触抗原并

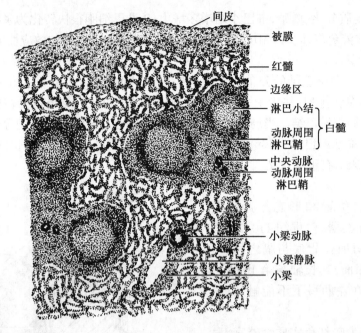

图 7-65 脾的微细结构

案例分析

扫一扫
测一测

扫一扫
看彩图

产生免疫应答的重要部位。

3. 脾的功能

（1）滤过血液：血液经脾动脉进入脾后，进入边缘区和脾索，其中大量巨噬细胞可吞噬清除血液中的病原体和衰老红细胞等。当脾功能亢进时，可因红细胞破坏增加而引起贫血。

（2）参与免疫应答：脾是人体最大的免疫器官，也是免疫细胞聚居的主要部位，侵入血液的抗原性异物可引起脾内 T、B 淋巴细胞发生免疫应答，在机体免疫功能中有着重要地位。

（3）造血：脾在胚胎早期有制造各种血细胞及血小板的功能，出生后，继续保持着产生淋巴细胞的作用。成年后，脾内仍然含有少量造血干细胞，一旦机体处于严重缺血或某些病理状态时，脾还能恢复其制造多种血细胞的功能，称之为髓外造血。

（刘荣志）

 复习思考题

1. 心的位置、形态和体表投影如何？

2. 从手背静脉网注入药物，可经哪些途径到达阑尾？

3. 口服核黄素后，可使尿液呈橙黄色，该药物在体内经过哪些途径？

4. 肝门静脉的合成、主要属支和收集范围如何？门静脉高压时，肝门静脉的血液可通过哪几条侧支循环回流入心？

5. 全身的淋巴干有哪些？

# 第八章

# 感 觉 器

## 学习要点

感觉器的构成与功能;眼球壁和眼球内容物的组成、形态结构;眼副器名称、结构;眼的血管和神经。

外耳、中耳和内耳的分部、形态、结构;声波的传导途径。

## 案例分析

患者,女,37 岁,7 天前无明显诱因右眼疼痛伴视力下降,无头疼,无恶心、呕吐等不适。专科检查:右眼视力 0.1,左眼视力 0.8。右眼球结膜睫状充血,角膜上皮光泽,角膜后沉着物(+),可见房水闪辉明显,虹膜瞳孔后粘连,瞳孔 3mm×3mm 大小,对光反射消失,眼底看不清,左眼眼表正常。初步诊断:葡萄球膜炎。

讨论:眼球壁各层结构及功能,视网膜中央动脉的来源、行程、分支及分布。

感觉器是指由特殊感受器及其附属器构成,能够感受特定刺激的器官。感觉器是机体感受内、外环境各种刺激并产生神经冲动的结构,主要包括视器(眼)和前庭蜗器(耳)等。根据感受器特化程度,将其分为两类:①一般感受器:由感觉神经末梢构成,分布于全身各部,如皮肤、肌、关节等处的触觉、压觉、痛觉、温度觉、本体觉等感受器,以及内脏和心血管等器官内的化学、压力感受器等;②特殊感受器:由感觉细胞构成,主要分布在头部的某些器官内,如眼、耳、舌和鼻等器官内的视觉、听觉、味觉和嗅觉等感受器。

根据感受器所在部位和所接受刺激的来源,将其分为 3 类:①外感受器,感受来自外界环境的刺激,如触觉、压觉、痛觉、温度觉、光波和声波等刺激,分布于皮肤、黏膜、眼和耳等处;②内感受器,感受来自内环境的物理或化学刺激,如压力、渗透压、温度、离子和化合物浓度等刺激,分布于内脏和心血管等处;③本体觉感受器,感受机体运动和平衡变化时所产生的刺激,分布于肌、肌腱、关节和内耳等处。

感受器感受刺激并把其转变为神经冲动,该冲动经感觉神经传入中枢神经系统,到达大脑的感觉中枢,产生相应感觉。

# 第一节 视　　器

视器又称眼,是感受可见光刺激的视觉器官,具有感受光波刺激,并将其转变为神经冲动的功能,包括眼球及眼副器两部分。

## 一、眼球

眼球近似球形位于眶内,后端由视神经连于间脑,由眼球壁和眼球内容物组成(图 8-1)。

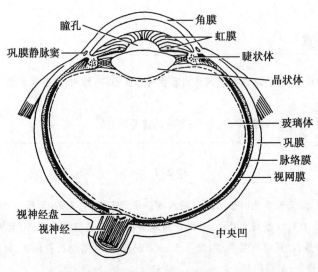

图 8-1　眼球的构造

### (一)眼球壁

眼球壁由外向内依次为眼球纤维膜、眼球血管膜、视网膜 3 层。

1. 眼球纤维膜　为眼球壁外层,由致密结缔组织构成,厚而坚韧,具有保护眼球内容物和维持眼球形态的作用。纤维膜分为角膜和巩膜两部分。

(1)角膜:占纤维膜的前 1/6,略向前凸,无色透明,无血管,富含感觉神经末梢,故而感觉敏锐。

(2)巩膜:占纤维膜的后 5/6,呈乳白色,不透明。巩膜与角膜交界处深部有一环形小管,称巩膜静脉窦,是房水回流的通道。巩膜前部露于眼裂的部分,正常为乳白色,如呈黄色常为黄疸的体征。

2. 眼球血管膜　为眼球壁中层,由疏松结缔组织构成,富含血管和色素细胞,呈棕黑色。血管膜从前向后分为虹膜、睫状体、脉络膜三部分(图 8-2)。

(1)虹膜:为血管膜的前部,位于角膜后方,呈圆盘形,其中央有一圆孔,是光线射入眼内的孔道,称瞳孔。以瞳孔为中心向四周呈放射状排列的平滑肌,称瞳孔开大肌,收缩时可使瞳孔开大,由交感神经支配;在瞳孔周围呈环行排列的平滑肌,称瞳孔括约肌,收缩时可使瞳孔缩小,由副交感神经支配。活体上,透过角膜可见虹膜和瞳孔。虹膜的颜色有种族差异,其颜色取决于虹膜所含色素的多少。黄种人的虹膜为棕色,

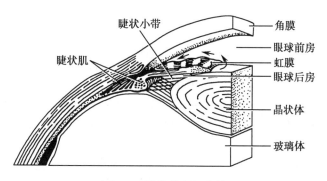

图 8-2 睫状体和晶状体

白种人的虹膜呈浅黄色或浅蓝色。

（2）睫状体：位于虹膜外后方，是眼球血管膜的增厚部分。睫状体前部有许多向内突出呈放射状排列的皱襞，称睫状突。睫状突发出许多睫状小带与晶状体相连。睫状体内含有平滑肌，称睫状肌；该肌收缩与舒张，牵动睫状小带松弛或紧张，以调节晶状体的曲度。睫状肌收缩时可使睫状体向前内移位。睫状体还有产生房水的功能。

（3）脉络膜：续于睫状体后部，占眼球血管膜的后 2/3。脉络膜富含血管和色素细胞，有营养眼球、吸收眼内散射光线的作用。

3. 视网膜　为眼球壁内层，贴附于眼球血管膜的内面。视网膜可分为两部分：贴在脉络膜内面的部分有感光作用，称视网膜视部；贴在虹膜和睫状体内面的部分无感光作用，称视网膜盲部。

在视网膜后部中央稍偏鼻侧处有一白色圆盘形隆起，称视神经盘（视神经乳头）。视神经盘无感光作用，故称盲点。在视神经盘的颞侧约 3.5mm 处，有一黄色区域，称黄斑。黄斑中央凹陷，称中央凹，是感光和辨色最敏锐的部位（图 8-3）。

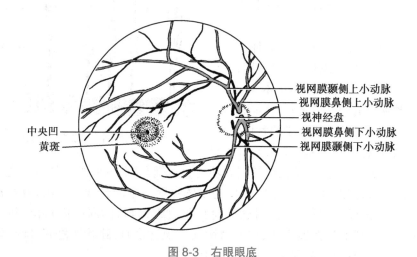

图 8-3 右眼眼底

视网膜视部的组织结构分内、外两层（图 8-4）。外层为色素上皮层，内层为神经层，两层连接疏松。病理情况下，色素上皮层和神经层发生分离，临床上称"视网膜剥离"。

## 知识链接

### 眼轴和视轴

当眼平视前方时，眼球前面正中点称前极，后面正中点称后极，前、后极的连线称为眼轴。经瞳孔中央至视网膜黄斑中央凹的连线称为视轴。眼轴与视轴呈锐角交叉。

### （二）眼球内容物

眼球内容物包括房水、晶状体、玻璃体。

1. 房水 角膜与晶状体之间的腔隙称为眼房，其被虹膜分隔为眼球前房和眼球后房，前房与后房借瞳孔相通。眼房内无色透明的液体，称房水。房水具有屈光、营养角膜和晶状体以及维持眼内压的作用。眼球前房的周边部，即虹膜与角膜之间的夹角，称虹膜角膜角。

房水由睫状体产生，充填于眼球后房，经瞳孔至眼球前房，经虹膜角膜角渗入巩膜静脉窦，最后汇入眼静脉。若因虹膜与晶状体粘连或前房角狭窄等原因造成房水循环发生障碍，引起眼内压增高，导致视力减退甚至失明，临床上称青光眼。

2. 晶状体 位于虹膜和玻璃体之间。晶状体呈双凸透镜状，无色透明，具有弹性，无血管和神经。晶状体表面包有一层透明而有弹性的薄膜，称晶状体囊。晶状体借睫状小带连于睫状体。

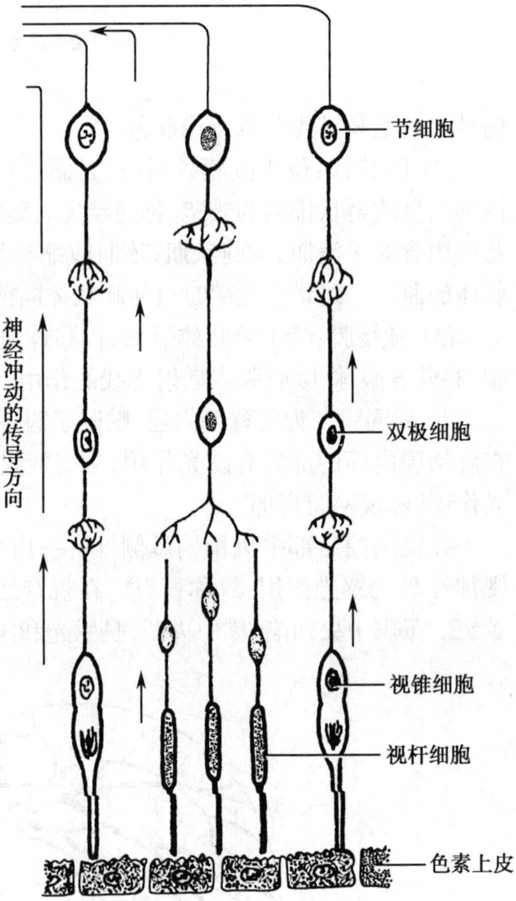

晶状体具有屈光功能，是眼球屈光系统的主要组成部分。晶状体的屈光功能，可随睫状肌的收缩和舒张而变化。通过睫状肌对晶状体的调节，从不同距离的物体反射过来的光线进入眼球后，都能在视网膜上形成清晰的物像。视近物时，睫状肌收缩，睫状体向前内移位，睫状小带松弛，晶状体依其本身弹性变凸，屈光力增强。视远物时，睫状肌舒张，睫状体向后外移位，睫状小带拉紧，晶状体变扁，屈光力减弱。

随着年龄增长，晶状体逐渐硬化而失去弹性，睫状肌对晶状体的调节功能减退，看近物时，晶状体屈光度不能相应增大，导致视物不清，称老花眼。若晶状体因疾病或创伤等原因而混浊，影响视力，临床上称白内障。

3. 玻璃体 位于晶状体与视网膜之间，为无色透明的胶状物质，表面被覆有玻璃

图中标注：
- 节细胞
- 双极细胞
- 视锥细胞
- 视杆细胞
- 色素上皮
- 神经冲动的传导方向

图 8-4 视网膜的结构（示意图）

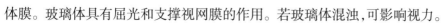

体膜。玻璃体具有屈光和支撑视网膜的作用。若玻璃体混浊,可影响视力。

角膜、房水、晶状体和玻璃体都具有屈光作用,共同组成眼的屈光系统。

外界物体的光线,经过眼的屈光系统后,在视网膜上形成清晰的物像,这种视力,称为正视。如果眼球的前后径(眼轴)过长或眼的屈光系统的屈光率过大,看远物时物像落在视网膜之前,看不清远处的物体,称为近视;反之,如果眼球的前后径(眼轴)过短或眼的屈光系统的屈光率过小,看近物时物像落在视网膜之后,则称为远视;如果角膜不是正圆的球面,屈光率不一,平行光线不能聚成单一的焦点,则视物不清,物像变形,临床上称为散光。

## 二、眼副器

### (一) 眼睑

眼睑俗称眼皮,位于眼球的前方,具有保护眼球的功能。眼睑分上睑和下睑,上、下睑之间的裂隙称为睑裂。睑裂的内侧角叫内眦,外侧角叫外眦。眼睑的游离缘,称睑缘,生有睫毛(图 8-5,图 8-6)。睫毛的根部有皮脂腺,称睑缘腺,开口于睫毛毛囊。睑缘腺的急性炎症,临床上称为睑腺炎(麦粒肿)。

眼睑的组织结构自外向内依次可分为皮肤、皮下组织、肌层、睑板(图 8-6)。睑板内含有睑板腺,开口于睑缘,其分泌物有润滑睑缘和防止泪液外溢等作用。当睑板腺的导管阻塞时,分泌物在腺内潴留,可形成睑板腺囊肿,亦称霰粒肿。

### (二) 结膜

结膜是一层薄而透明富含血管的黏膜。其中贴附于上、下眼睑内面的部分,称睑结膜;覆盖于巩膜前部表面的部分,称球结膜;球结膜与睑结膜之间的移行部分,称结膜穹窿,分别形成结膜上穹和结膜下穹。当睑裂闭合时,各部分结膜围成的囊状腔隙,称结膜囊,通过睑裂与外界相通。

### (三) 泪器

泪器包括泪腺和泪道(图 8-7)。

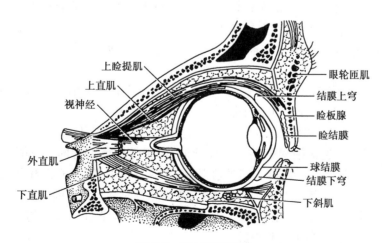

图 8-5 眶(矢状切面)

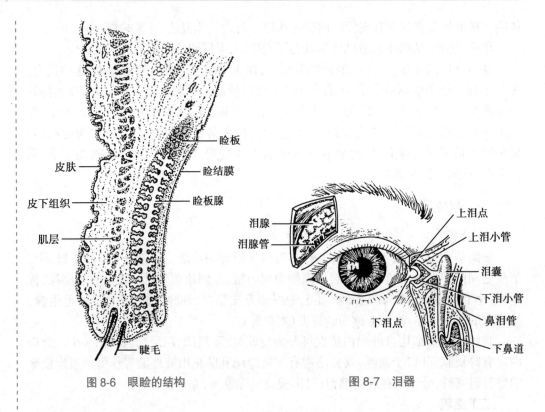

图 8-6　眼睑的结构　　　　　　图 8-7　泪器

## 知识链接

### 沙眼和结膜炎

沙眼和结膜炎是结膜的常见疾病。结膜病变常局限于某一部位,如沙眼易发于睑结膜和结膜穹窿;疱疹则多见于角膜缘的结膜和球结膜。炎症常引起结膜充血水肿。

1. 泪腺　位于眶上壁前外侧部的泪腺窝内,有 10~20 条排泄管开口于结膜上穹的外侧部。泪腺分泌泪液。泪液具有湿润角膜、冲洗异物和杀菌等作用。

2. 泪道　包括泪点、泪小管、泪囊和鼻泪管。

(1) 泪点:上、下睑缘内侧端各有一个乳头状隆起,中央有一小孔,叫泪点,是泪小管的入口。

(2) 泪小管:为连接泪点与泪囊的小管,分为上泪小管和下泪小管,先分别向上或向下,然后转向内侧,汇合开口于泪囊。

(3) 泪囊:位于泪囊窝内的膜性囊,上端为盲端,下端续于鼻泪管。

(4) 鼻泪管:为连接泪囊下端的膜性管道,位于骨性鼻泪管内,下端开口于下鼻道。鼻泪管开口处的黏膜内有丰富的静脉丛,患感冒时,黏膜易充血和肿胀,致使鼻泪管的开口闭塞,使泪液向鼻腔内引流不畅,故患感冒时常有流泪的症状。

泪腺不断地分泌泪液,泪液借助眨眼活动涂抹于眼球表面。多余的泪液经泪点、泪小管进入泪囊,再经鼻泪管到鼻腔。

(四) 眼球外肌

眼球外肌是配布在眼球周围的骨骼肌,包括 6 块运动眼球的肌和 1 块运动眼睑的肌(图 8-8)。

运动眼球的肌包括上直肌、下直肌、内直肌、外直肌、上斜肌和下斜肌。各直肌均起自视神经孔周围的总腱环,沿眼球壁向前行,分别止于巩膜的上面、下面、内侧面和外侧面。上直肌使眼球转向上内方;下直肌使眼球转向下内方;内直肌和外直肌可分别使眼球转向内侧和外侧。上斜肌起自蝶骨体,向前行,以细腱穿过眶内侧壁前上方的滑车,然后转向后外,止于眼球上面后外侧部的巩膜,收缩时使眼球转向下外方;下斜肌起自眶下壁的前内侧部,沿眶下壁行向后外,止于眼球下面后外侧部的巩膜,收缩时使眼球转向上外方(图 8-9)。

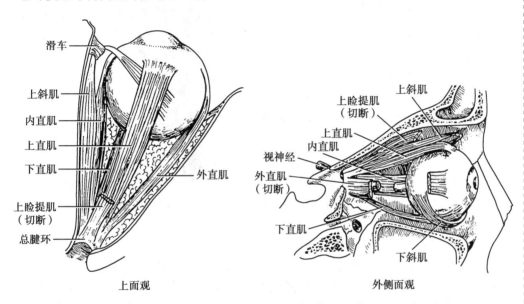

图 8-8 眼球外肌(右眼)

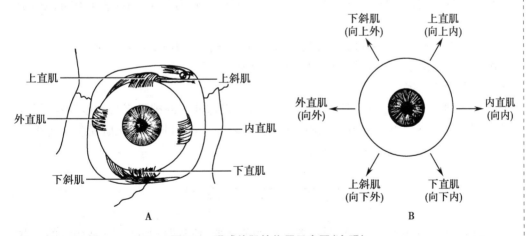

图 8-9 眼球外肌的作用示意图(右眼)

运动上眼睑的一块肌叫上睑提肌,起自视神经管前上方的眶壁,沿眶上壁向前,以腱膜止于上睑,收缩时可上提上睑。上睑提肌麻痹时可引起上睑下垂。

(五)眶脂体与眼球筋膜

1. 眶脂体 是充填于眶内各结构之间的脂肪组织团块,可固定眶内的各种软组织,对眼球和眶内的血管、神经起支持保护作用。

2. 眼球筋膜 亦称眼球鞘,为致密结缔组织纤维膜,前方起自角膜缘稍后处的巩膜,向后止于视神经周围。在眼球周围与眼球鞘之间存留的间隙,称巩膜外隙,有利于眼球灵活转动。

### 三、眼的血管和神经

#### (一) 眼的动脉

眼动脉是颈内动脉在颅内的一个分支,与视神经共同经视神经管入眶,在眶内分支分布于眼球、眼球外肌、泪器和眼睑等处(图 8-10)。视网膜中央动脉为眼动脉的重要分支,在眼球后方穿入视神经鞘,随视神经向前行至视神经盘处分为 4 支分布于视网膜,分别为视网膜颞侧上小动脉、视网膜颞侧下小动脉、视网膜鼻侧上小动脉和视网膜鼻侧下小动脉(图 8-3)。

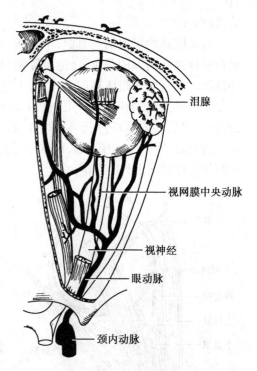

图 8-10 眼的动脉

#### (二) 眼的静脉

眼的静脉主要有眼上静脉和眼下静脉,收集眼球和眼副器的静脉血,向后经眶上裂入颅腔,主要注入海绵窦。其中视网膜中央静脉及其属支与视网膜中央动脉及其分支伴行,经视神经盘出视网膜后,离开视神经,注入眼静脉。眼的静脉无静脉瓣,向前经内眦静脉与面静脉相交通,向后主要注入颅内的海绵窦,故面部感染有可能蔓延入颅内。

临床上,视网膜中央动脉的分支和视网膜中央静脉的属支以及视神经盘、黄斑等结构都可利用检眼镜观察到,借此可协助诊断某些疾病。

#### (三) 眼的神经

眼的神经支配来源较多,除视神经外,运动眼球外肌的神经来自动眼神经、展神经、滑车神经;感觉神经来自三叉神经的眼神经;瞳孔括约肌和睫状肌受副交感神经支配;瞳孔开大肌受交感神经支配。

## 第二节 前庭蜗器

前庭蜗器,又称耳,包括感受位置变动的前庭器(位觉器)和感受声波刺激的蜗器(听觉器)两部分。耳按部位分为外耳、中耳和内耳三部分(图 8-11)。外耳和中耳是收集和传导声波的结构;内耳有听觉和位置觉感受器。

### 一、外耳

外耳包括耳郭、外耳道和鼓膜三部分。

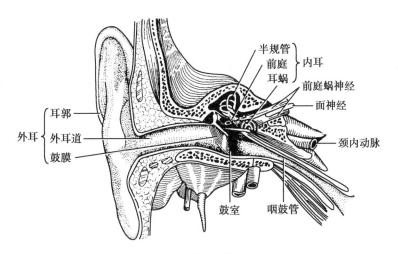

图 8-11 前庭蜗器全貌

### (一) 耳郭

耳郭位于头部两侧,主要以弹性软骨为支架,外覆皮肤,皮下组织很少,富含血管和神经(图 8-12)。耳郭有收集声波的作用。

### (二) 外耳道

外耳道是外耳门至鼓膜之间的弯曲管道,长约 2.5cm。外耳道外侧 1/3 以软骨为基础,为软骨部;内侧 2/3 位于颞骨内,为骨部。两部交界处较狭窄。外耳道略呈 S 形。检查外耳道和鼓膜时,需将耳郭向后上方牵拉,使外耳道变直,以便于观察。但婴儿的外耳道较短而平直,鼓膜近于水平位,检查婴儿的鼓膜时,应将耳郭向后下方牵拉。

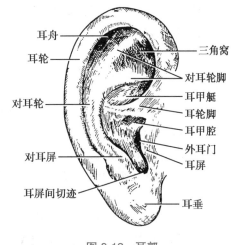

图 8-12 耳郭

外耳道的皮肤较薄,含有毛囊、皮脂腺、耵聍腺和丰富的感觉神经末梢。耵聍腺的分泌物称耵聍,干燥后形成痂块。外耳道的皮下组织极少,皮肤与软骨膜或骨膜紧密结合,故外耳道发生疖肿时,疼痛剧烈。

### (三) 鼓膜

鼓膜为椭圆形半透明的薄膜,位于外耳道与鼓室之间,呈倾斜位。鼓膜中心向内凹陷,称鼓膜脐。鼓膜上 1/4 薄而松弛,称松弛部;下 3/4 坚实紧张,称紧张部。紧张部前下部有三角形的反光区,称光锥(图 8-13)。慢性化脓性中耳炎常可引起鼓膜穿孔。

## 二、中耳

中耳包括鼓室、咽鼓管和乳突小房等

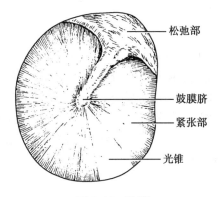

图 8-13 鼓膜

部分。

**(一) 鼓室**

鼓室位于鼓膜与内耳之间,是颞骨岩部内的一个不规则的含气小腔。鼓室有 6 个壁围成,内有 3 块听小骨。鼓室的内面衬有黏膜,并与咽鼓管、乳突窦和乳突小房等处的黏膜相延续。

1. 鼓室壁

(1) 上壁:也称盖壁,为一层薄骨板。鼓室借此与颅中窝相邻。

(2) 下壁:也称颈静脉壁,为一层薄骨板,将鼓室与颈内静脉起始部隔开。

(3) 前壁:也称颈动脉壁,即颈动脉管的后壁,与颈内动脉邻近。此壁上部有咽鼓管的开口。

(4) 后壁:也称乳突壁,上部有乳突窦的开口。乳突窦为一小腔,向后通乳突小房。

(5) 外侧壁:也称鼓膜壁,主要由鼓膜构成。

(6) 内侧壁:也称迷路壁,即内耳的外侧壁。此壁的后上部有一卵圆形孔,称前庭窗,被镫骨底封闭;后下部有一圆孔,称蜗窗,被第二鼓膜封闭。前庭窗的后上方有一弓形隆凸,称面神经管凸,其深部有面神经管,管内有面神经走行。中耳的炎症或手术易伤及面神经。

 **知识链接**

**慢性化脓性中耳炎的危害**

慢性化脓性中耳炎可侵蚀破坏鼓室壁的黏膜、骨膜和骨质,向邻近结构蔓延,引起各种并发症:向上侵蚀破坏鼓室盖,可引起颅内化脓性感染;向后蔓延到乳突窦和乳突小房,可引起乳突炎;向外侧侵蚀鼓膜可引起鼓膜穿孔;向内侧侵蚀内侧壁可引起迷路炎和损害面神经。

2. 听小骨 有 3 块,由外向内为锤骨、砧骨、镫骨。锤骨形似鼓槌,有一柄和一头,柄附着于鼓膜内面;头与砧骨构成关节。砧骨形如砧,由体和长脚、短脚构成,分别与锤骨和镫骨相连。镫骨形如马镫,由一头、一底、前脚和后脚构成。镫骨底封闭前庭窗。3 块听小骨互以关节相连,构成听小骨链。当声波振动鼓膜时,通过听小骨链的传导,将声波的振动传入内耳(图 8-14)。

中耳炎可引起听小骨粘连、韧带硬化等,使听小骨链的活动受到限制,致听力下降。

**(二) 咽鼓管**

咽鼓管是咽腔通连鼓室的管道。管壁内面衬有黏膜,与咽黏膜和鼓室壁的黏膜相连续。咽鼓管鼓室口开口于鼓室的前壁;咽鼓管咽口开口于鼻咽侧壁。咽鼓管咽口平时处于闭合状态,当吞咽或张大口时,咽口张开,空气沿咽鼓管进入鼓室,使鼓室的气压和外界的气压平衡,利于鼓膜的正常振动。

幼儿的咽鼓管较成人短而平直,腔径相对较大,故咽部感染易沿此管侵入鼓室,引起中耳炎。

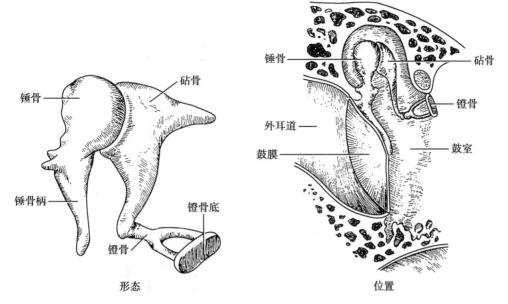

图 8-14　听小骨

**咽鼓管病变**

当咽部有炎症时,咽鼓管因黏膜肿胀而阻塞,空气不能经咽鼓管进入鼓室,而鼓室内原有的空气被吸收,使鼓室内的气压形成负压,导致鼓膜内陷,患者常有耳内堵塞感及耳聋、耳鸣等症状。

### (三) 乳突小房

乳突小房是颞骨乳突内的许多含气小腔,相邻的小房相互通连。乳突小房的壁衬有黏膜,并与鼓室的黏膜相延续,故中耳炎症可向后蔓延,经乳突窦侵犯乳突小房而引起乳突炎。

## 三、内耳

内耳位于颞骨岩部内,在鼓室的内侧壁与内耳道底之间。内耳由构造复杂的管道组成,故称迷路。迷路由骨迷路和膜迷路两部分组成。骨迷路为颞骨岩部内的骨性隧道;膜迷路是套在骨迷路内的膜性小囊和小管,内含有内淋巴。膜迷路与骨迷路之间的间隙内充满外淋巴。内、外淋巴互不相通。

### (一) 骨迷路

骨迷路分为骨半规管、前庭和耳蜗三部分(图 8-15)。它们互相通连。

1. 骨半规管　为骨迷路后部 3 个相互垂直排列的半环形小管。按其位置分别为前骨半规管、外骨半规管和后骨半规管。每个半规管有两个骨脚连于前庭,其中有一骨脚膨大,称骨壶腹。但前、后骨半规管的单脚合并成一个总骨脚,因此 3 个骨半规管有 5 个骨脚开口于前庭。

2. 前庭 为骨迷路中部不规则的椭圆形空腔。前庭的外侧壁即鼓室的内侧壁,有前庭窗和蜗窗。前庭向前通耳蜗,向后通 3 个骨半规管。

3. 耳蜗 为骨迷路的前部,形似蜗牛壳。耳蜗是由一骨性蜗螺旋管环绕蜗轴旋转两圈半构成。蜗轴是耳蜗的骨质中轴,其伸出骨螺旋板突入蜗螺旋管内腔,但未达蜗螺旋管的外侧壁,缺空处由膜迷路(蜗管)填补封闭。故蜗螺旋管分为 3 个管道:上方的前庭阶、下方的鼓阶、中间的蜗管(图 8-16)。前庭阶通前庭窗,鼓阶通向蜗窗。前庭阶和鼓阶在蜗顶相通。

（二）膜迷路

膜迷路套在骨迷路内,为密闭的膜性小管,包括膜半规管、椭圆囊、球囊和蜗管(图 8-17)。

1. 膜半规管 为 3 个半环形膜性小管,套在骨半规管内,形状和骨半规管相似,也有相应的膜壶腹。膜壶腹壁内面有一嵴状隆起,称壶腹嵴,是位置觉感受器,能感受头部旋转变速运动的刺激。

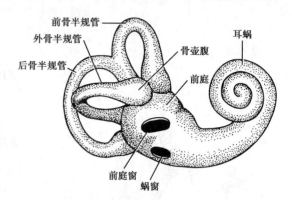

图 8-15 骨迷路

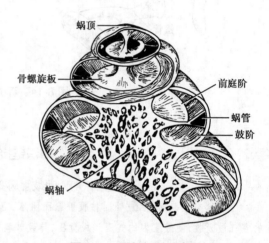

图 8-16 耳蜗切面示意图

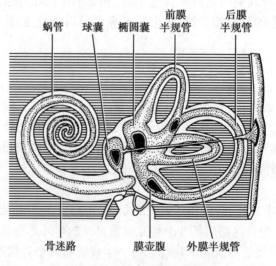

图 8-17 膜迷路和骨迷路

2. 椭圆囊和球囊 位于前庭内,为两个膜性小囊。椭圆囊位于后上方,连通 3 个膜半规管;球囊位于前下方,与蜗管相通。两囊之间有椭圆球囊管相连。椭圆囊和球囊壁的内面各有一斑状隆起,分别称椭圆囊斑和球囊斑,是位置觉感受器,能感受头部静止的位置及直线加速或减速运动的刺激。

3. 蜗管 为耳蜗内的膜性管道,以盲端终止于蜗顶。蜗管的横切面呈三角形,有上壁、外侧壁和下壁 3 个壁。上壁称前庭膜,外侧壁为蜗螺旋管内表面骨膜的增厚部分,下壁由骨螺旋板和螺旋膜(基底膜)组成。

螺旋膜上有螺旋器,又称 Corti 器。螺旋器主要由支持细胞、毛细胞和盖膜构成,是听觉感受器,能感受声波刺激(图 8-18)。

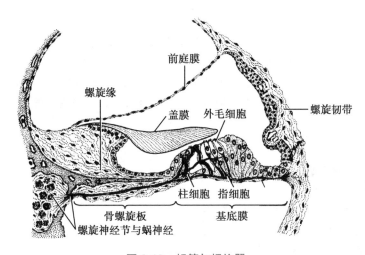

图 8-18 蜗管与螺旋器

## 四、声波的传导途径

### (一)空气传导

空气传导是指声波经外耳道引起鼓膜振动,经听小骨链传至前庭窗,引起前庭阶的外淋巴流动,从而引起蜗管的内淋巴波动和螺旋膜振动,刺激螺旋器产生神经冲动,经蜗神经传入大脑皮质听觉中枢,产生听觉(图 8-19)。

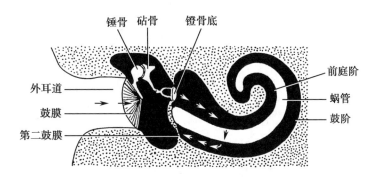

图 8-19 声波传导途径示意图

案例分析

扫一扫
测一测

扫一扫
看彩图

鼓膜穿孔或听小骨链功能障碍的患者,声波可以经鼓室内空气引起第二鼓膜振动进行传导。这一途径的传导引起听力显著下降,但不会导致听力完全丧失。

（二）骨传导

骨传导是指声波经颅骨（骨迷路）传入内耳的过程。骨传导的主要途径是:声波→颅骨→骨迷路→前庭阶和鼓阶的外淋巴→蜗管的内淋巴→螺旋膜→螺旋器→蜗神经→中枢神经→大脑皮质听觉中枢。

在正常情况下声波的传导以空气传导为主,但在听力检查中可用到骨传导,对于鉴别传导性耳聋与神经性耳聋极为重要。

 知识链接

### 传导性耳聋与神经性耳聋

鼓膜、听小骨链损伤或功能障碍引起的听力下降,称传导性耳聋;内耳螺旋器、蜗神经和中枢神经病变引起的听力下降或障碍,称神经性耳聋。传导性耳聋经骨传导可以听到声音,神经性耳聋声波无论从何途径传入,都不能引起听觉。如聋哑患者多属神经性耳聋。

（王佳天）

 **复习思考题**

1. 叙述视网膜的形态结构和组织结构。
2. 简述晶状体的位置和形态。视物时晶状体是如何调节的?
3. 光线从外界达视网膜需经过哪些结构?
4. 简述房水的产生及房水循环。
5. 内耳的位置及组成如何?
6. 简述声波的空气传导途径。

# 第九章

# 神 经 系 统

**学习要点**

　　神经系统的组成与区分;神经系统的活动方式;神经系统的常用术语;脊髓的位置、外形和内部结构;脑的分部;脑干的外形、内部结构和功能;小脑、间脑、端脑的位置、外形、内部结构和功能;脑室、脑和脊髓的被膜、血管及脑脊液循环;神经传导通路;脊神经、脑神经和内脏神经。

## 案例分析

　　患者,女,58 岁,几个月前额部严重疼痛,感右上、下肢无力,说话困难,视物出现重影。检查发现:左侧瞳孔比右侧大,向前平视时左眼转向外下方。左侧瞳孔直接对光反射和调节反射消失。左上睑下垂,右上、下肢无随意运动,跟腱和髌腱反射亢进皆见于右侧。右侧眼裂以下面瘫,伸舌时舌尖偏向右侧,但舌肌不萎缩。

　　讨论:试推测出现上述症状的病变部位,分析左眼出现的症状属于何神经损伤所致? 右侧肢体痉挛性瘫,腱反射亢进,表明上运动神经元损伤,那么属于何纤维束损伤所致?

## 第一节 概 述

　　神经系统在人的生命活动中是起主导作用的系统。内、外环境的各种信息由感受器接受后,通过周围神经传递到脑和脊髓的各级中枢进行整合,再经周围神经控制和调节机体各系统器官的活动,以维持机体与内、外界环境的相对平衡。

### 一、神经系统的组成与区分

　　神经系统主要由神经组织组成。神经组织包括神经细胞和神经胶质细胞。神经细胞又称神经元,具有接受刺激和传导神经冲动的功能;神经胶质细胞对神经元起支持、保护、营养、防御和绝缘等作用。

　　神经系统在形态和功能上是一个整体,为了叙述方便,可将其分为中枢部和周围部。中枢部,也称中枢神经系统,包括脑和脊髓;周围部,又称周围神经系统,包括与脑相连的 12 对脑神经和与脊髓相连的 31 对脊神经。脑神经和脊神经根据其所分布的器官不同,分为躯体神经和内脏神经。躯体神经分布于体表、骨、关节和骨骼肌;内脏神经分布于内脏、心血管、平滑肌和腺体。躯体神经和内脏神经均含有传入纤维和传出纤维。传入纤维,又称感觉纤维,将神经冲动自感受器传向中枢神经系统;传出纤维,又称运动纤维,将神经冲动自中枢神经系统传向周围效应器。内脏神经中的传出部分支配心肌、平滑肌和腺体的活动,不受人的主观意志所控制,故又称为自主神经系统或植物神经系统。内脏神经中的传出部分(内脏运动神经)又依其功能的不同,分为交感神经和副交感神经(图 9-1)。

## 二、神经系统的活动方式

神经系统的基本活动方式是反射。神经系统在调节机体的活动中接受内、外环境的刺激并作出适宜反应,这种神经调节过程,称反射。反射活动的结构基础是反射弧。反射弧包括 5 个环节,即感受器→传入(感觉)神经→中枢→传出(运动)神经→效应器(图 9-2)。如膝反射,其感受器位于髌韧带内,传入神经是股神经的感觉纤维,中枢在脊髓腰段,传出神经沿股神经达股四头肌(效应器)。如果反射弧的任何一部分损伤,反射即出现障碍。

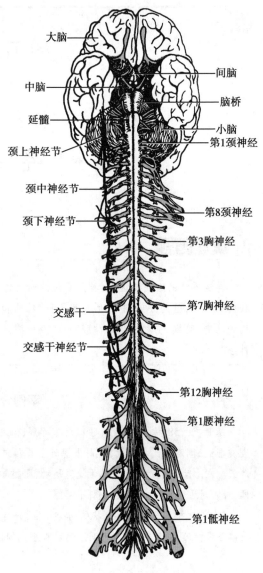

大脑
中脑
延髓
颈上神经节
颈中神经节
颈下神经节
交感干
交感干神经节
间脑
脑桥
小脑
第1颈神经
第8颈神经
第3胸神经
第7胸神经
第12胸神经
第1腰神经
第1骶神经

图 9-1　神经系统的区分

## 三、神经系统的常用术语

神经系统根据神经元的胞体和神经纤维所在部位的不同,常给予不同的术语。具体如下:

(一) 灰质

位于中枢神经系统内,由神经元的胞体和树突聚集而成,因色泽灰暗,故称灰质。位于大脑、小脑表层的灰质,称皮质。

(二) 白质

位于中枢神经系统内,由神经纤维集聚而成,因多数纤维具有髓鞘而呈白色,故称白质。位于大脑和小脑的白质因被皮质包绕而位于深部,称为髓质。

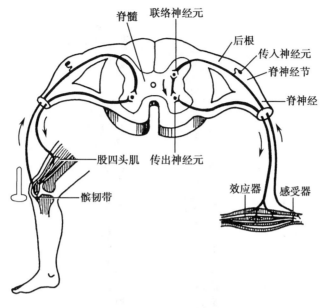

图 9-2　反射弧示意图

**（三）神经核和纤维束**

位于中枢神经系统内,由功能相同的神经元胞体集聚而成的结构,称神经核;起止、行程和功能基本相同的神经纤维聚集在一起形成束状,称纤维束。

**（四）网状结构**

位于中枢神经系统内,由灰质和白质混合而成,即神经纤维交织成网状,灰质团块散在其中的部位,称网状结构。

**（五）神经节和神经**

位于周围神经系统内,功能相同的神经元胞体聚集在一起形成的结构,称神经节;神经纤维聚集而成的条索状结构,称神经。

# 第二节　中枢神经系统

## 一、脊髓

**（一）脊髓的位置与外形**

脊髓位于椎管内,上端在平枕骨大孔处与延髓相续,下端在成人达第 1 腰椎体下缘平面,新生儿达第 3 腰椎体下缘平面。脊髓呈前后稍扁的圆柱形,长度约 42~45cm,全长粗细不匀,自上而下呈现两个膨大,即颈膨大和腰骶膨大。脊髓下端变细呈圆锥状,称为脊髓圆锥。脊髓圆锥向下延续为无神经组织的细丝,称终丝,在第 2 骶椎水平为硬脊膜包裹,终于尾骨背面(图 9-3)。

脊髓表面有 6 条纵沟,即前正中裂、后正中沟、左右前外侧沟和左右后外侧沟。前外侧沟有脊神经的前根附着;后外侧沟有脊神经的后根附着。脊神经的前根由运动纤维组成,后根由感觉纤维组成,每侧的前、后根在椎间孔处合并成脊神经。每条脊神经的后根处都有一膨大,称脊神经节,为假单极神经元的胞体集聚而成(图 9-4)。

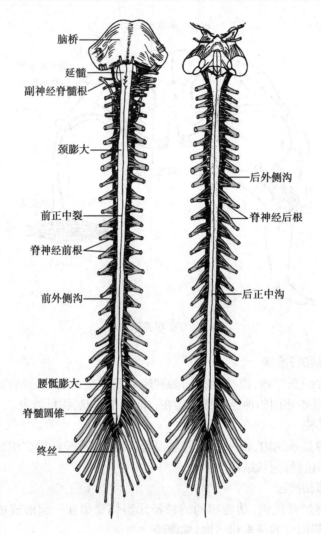

图 9-3 脊髓的外形

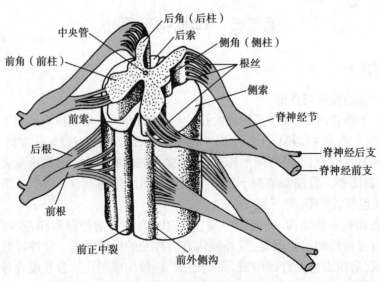

图 9-4 脊髓结构示意图

脊髓两侧连有 31 对脊神经。每对脊神经所连的一段脊髓,称一个脊髓节段,即 8 个颈节(C)、12 个胸节(T)、5 个腰节(L)、5 个骶节(S)和 1 个尾节(Co)。

（二）脊髓节段及其与椎骨的对应关系

由于在胚胎 3 个月后,人体脊柱的生长速度比脊髓快,致使成人脊髓与脊柱的长度不相等,以致脊髓的节段与脊柱的节段并不完全对应。了解椎骨与脊髓的对应位置,在临床上很有实用意义,如在创伤中,可凭借受伤的椎骨位置来推测脊髓可能受损的节段。腰、骶、尾部的脊神经前、后根在通过相应的椎间孔离开脊柱以前,在椎管内向下行走一段距离形成马尾。成人椎管内,在相当于第 1 腰椎体下缘平面以下已无脊髓而只有马尾(图 9-5)。临床上常选择第 3、4 或第 4、5 腰椎棘突之间进针行腰椎穿刺,以免损伤脊髓(图 9-6)。

成人脊髓节段与椎骨的对应关系简示如表 9-1 所示。

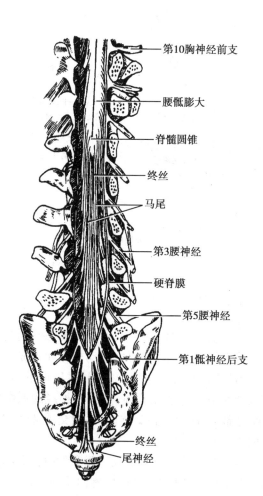

图 9-5 脊髓圆锥与马尾

（第10胸神经前支、腰骶膨大、脊髓圆锥、终丝、马尾、第3腰神经、硬脊膜、第5腰神经、第1骶神经后支、终丝、尾神经）

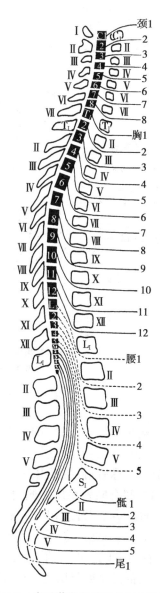

图 9-6 脊髓节段与椎骨的对应关系

表 9-1　脊髓节段与椎骨的对应关系

| 脊髓节段 | 对应椎骨 | 推算举例 |
|---|---|---|
| 上颈髓（$C_1$~$C_4$） | 与同序数椎骨同高 | 如第 3 颈髓节对第 3 颈椎 |
| 下颈髓（$C_5$~$C_8$） | 较同序数椎骨高 1 个椎骨 | 如第 5 颈髓节对第 4 颈椎 |
| 上胸髓（$T_1$~$T_4$） | 较同序数椎骨高 1 个椎骨 | 如第 3 胸髓节对第 2 胸椎 |
| 中胸髓（$T_5$~$T_8$） | 较同序数椎骨高 2 个椎骨 | 如第 6 胸髓节对第 4 胸椎 |
| 下胸髓（$T_9$~$T_{12}$） | 较同序数椎骨高 3 个椎骨 | 如第 11 胸髓节对第 8 胸椎 |
| 腰髓（$L_1$~$L_5$） | 平对第 10~12 胸椎 | |
| 骶、尾髓（$S_1$~$S_5$、Co） | 平对第 12 胸椎和第 1 腰椎 | |

（三）脊髓的内部结构

脊髓由灰质和白质组成（图 9-7）。脊髓正中，可见窄小的中央管，向上与第四脑室相通，向下在脊髓末端扩大形成终室，内含脑脊液。

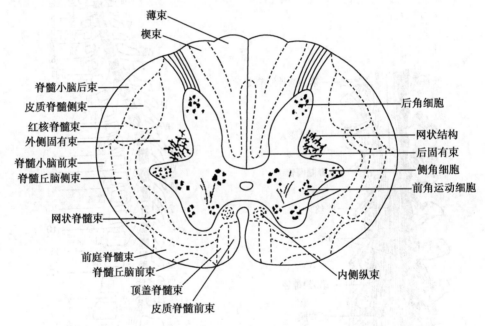

图 9-7　脊髓的内部结构（颈膨大部水平切面）

1. 灰质　位于中央管的周围，呈蝶形，横切面呈 H 形，由大量大小形态不同的多极神经元胞体和树突组成。每侧灰质前部扩大，称前角，主要由运动神经元组成。灰质后部狭长，称后角，主要由参与感觉传导的中间神经元组成。脊髓 $T_1$~$L_3$ 间的节段，前、后角之间有向外突出的侧角，含交感神经节前神经元胞体，是交感神经的低级中枢。在脊髓 $S_2$~$S_4$ 节段，相当于侧角位置的部位，称为骶副交感核，是副交感神经在脊髓的中枢。在中央管前、后分别有灰质前连合和灰质后连合。

2. 白质　位于灰质的周围，主要由后索、外侧索和前索组成。每个索由长短不同的上、下行的纤维束所构成。在灰质前连合的前方有横行的纤维，称白质前连合。

（1）上行纤维（传导）束：①薄束与楔束，位于后索内，分别向脑部传导来自同侧下半身（T$_5$节段以下）和上半身（T$_4$节段以上，头面部除外）的本体感觉（肌、腱、骨骼、关节的位置觉、运动觉和震动觉）以及精细触觉（如辨别两点距离和物体纹理粗细）（图9-8），止于延髓的薄束核和楔束核；②脊髓丘脑束，位于前索和外侧索，起于灰质后角神经核，纤维大部分经白质前连合交叉到对侧白质前索和外侧索上行，分别形成脊髓丘脑前束和脊髓丘脑侧束，传导来自躯干和四肢的痛觉、温觉、粗触觉和压觉的神经冲动，止于背侧丘脑（图9-9）。

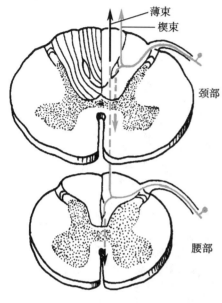

图9-8　薄束和楔束

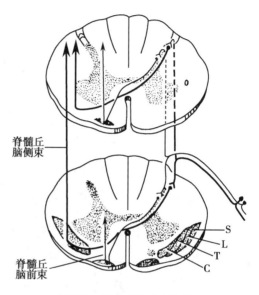

图9-9　脊髓丘脑侧束和前束

（2）下行纤维束：主要有皮质脊髓束，是脊髓内最大的下行纤维束，起源于大脑皮质，在延髓下部的锥体大部分交叉越边至对侧脊髓侧索的后部下行，称皮质脊髓侧束。此束下行过程中，沿途发出纤维止于同侧脊髓灰质前角运动细胞。在延髓没有交叉的少数皮质脊髓束纤维行于脊髓前索，居正中裂两侧，称皮质脊髓前束，止于双侧灰质前角。皮质脊髓束的主要功能是支配躯干、四肢骨骼肌的随意运动（图9-10）。

（四）脊髓的功能

1. 传导功能　脊髓是脑与躯干、四肢感受器和效应器联系的枢纽。脊髓内上、下行纤维束是实现传导功能的重要结构。

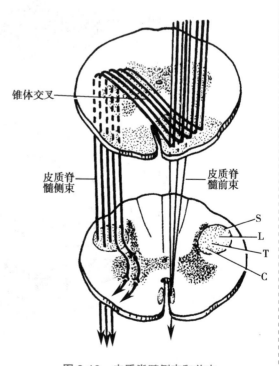

图9-10　皮质脊髓侧束和前束

2. 反射功能 脊髓各节段均能单独或与邻近节段共同构成反射中枢。脊髓的反射功能,是对来自内、外刺激所产生的不随意性反应,如膝反射等。脊髓内还有内脏反射的低级中枢,如排便、排尿反射中枢等,当脊髓受损时可引起排尿、排便等功能障碍。

## 二、脑

脑位于颅腔内,由端脑、间脑、脑干(包括中脑、脑桥、延髓)及小脑组成(图 9-11,图 9-12),脑内的腔隙构成脑室系统。

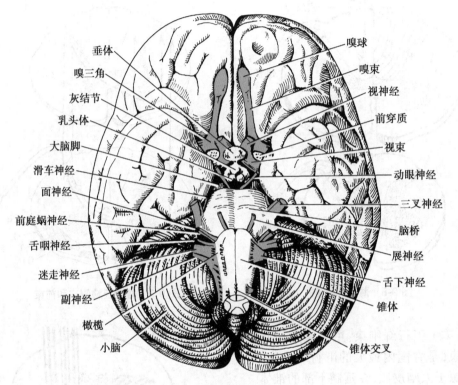

图 9-11 脑的底面

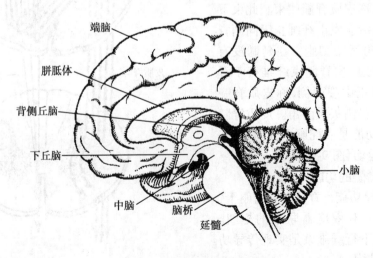

图 9-12 脑的正中矢状切面

（一）脑干

脑干自下而上由延髓、脑桥和中脑三部分组成。脑干位于颅后窝枕骨大孔前方的骨面。延髓向下在枕骨大孔处续于脊髓。中脑向上接间脑。延髓、脑桥的背面与小脑相邻，之间围成的室腔为第四脑室。此室向下与延髓和脊髓的中央管相续，向上经中脑水管通第三脑室（图 9-13，图 9-14）。

1. 脑干的外形

（1）腹侧面：延髓位于脑干最下部。延髓上部前正中裂两侧各有一隆起的锥体，主要由皮质脊髓束纤维聚成。锥体下方，皮质脊髓束纤维大部交叉，形成锥体交叉。锥体外侧有卵圆形隆起的橄榄，内含下橄榄核。橄榄和锥体之间的前外侧沟中有舌下神经根出脑。在橄榄的背方，自上而下可见舌咽神经、迷走神经和副神经的根。

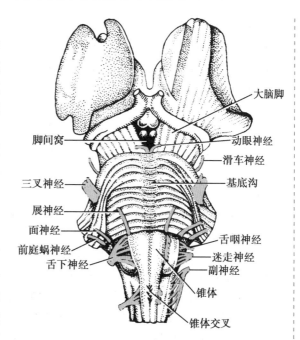

图 9-13　脑干的外形（腹侧面）

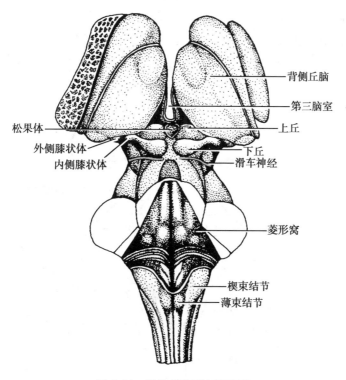

图 9-14　脑干的外形（背侧面）

脑桥腹侧面有宽阔膨隆的基底部,下缘借延髓脑桥沟与延髓分界,沟中自内侧向外侧分别有展神经、面神经和前庭蜗神经根出入;脑桥上缘与中脑的大脑脚相接。基底部正中有纵行的基底沟,容纳基底动脉。

中脑腹侧面的上界为间脑的视束,下界为脑桥上缘。中脑腹侧面有一对粗大的圆柱状隆起,称大脑脚,由大量来自大脑皮质的下行纤维所组成。大脑脚底之间的深凹为脚间窝,有动眼神经根出脑。

(2) 背侧面:延髓背侧面下部形似脊髓,上部中央管敞开构成菱形窝的下半部。在延髓背面下部,脊髓的薄束、楔束向上延伸,分别扩展为膨隆的薄束结节和楔束结节,其深面有薄束核和楔束核,是薄束、楔束终止的核团。

脑桥背面形成菱形窝的上半部,两侧是小脑上脚和小脑下脚。

中脑背面有两对圆形突起,上一对为上丘,是视觉反射中枢;下一对为下丘,是听觉反射中枢。从上、下丘的外侧,各有向前外伸出的一条隆起,分别称为上丘臂和下丘臂,分别连于间脑的外侧膝状体和内侧膝状体。在下丘臂的下部连有滑车神经根。在中脑内有中脑水管,上通第三脑室,下通第四脑室。

脑干背侧面有菱形窝,构成第四脑室的底。

2. 脑干的内部结构 脑干的内部结构主要包括灰质、白质和网状结构。

(1) 灰质:内部包括脑神经核、非脑神经核

1) 脑神经核:脑神经核是脑干灰质的一部分,发出或接受除嗅神经、视神经外的脑神经纤维。主要有 4 种性质的脑神经核,即躯体运动核、内脏运动核、躯体感觉核和内脏感觉核。功能相同的脑神经核排列成延续的纵行细胞柱(图 9-15,图 9-16)。

2) 非脑神经核:主要有薄束核、楔束核、红核与黑质等。①薄束核与楔束核,位于延髓,是向高级脑部传递躯干、四肢本体感觉和精细触觉的重要中继核团。②红核与黑质,位于中脑。红核富含血管,新鲜切面呈红色;黑质的细胞内含黑色素和多巴胺,

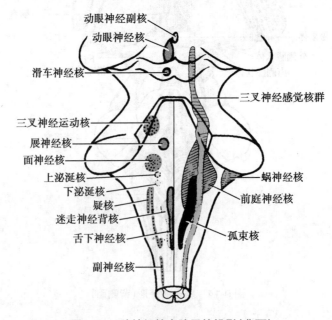

图 9-15 脑神经核在脑干的投影(背面)

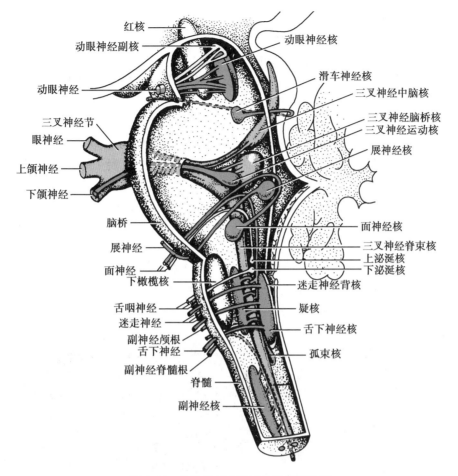

图 9-16 脑神经核在脑干的投影(侧面)

故呈黑色。它们对调节骨骼肌的张力起重要作用。黑质病变,多巴胺减少,使肌张力过高,运动减少,可出现震颤麻痹。

(2) 白质:内部有上行纤维束和下行纤维束。

1) 上行(感觉)纤维束:主要有 3 个丘系。①内侧丘系,自延髓中下部背侧的薄束核及楔束核发出的纤维在中央管腹侧交叉后上行,称内侧丘系,上行进入间脑后,止于背侧丘脑的腹后外侧核。内侧丘系传导来自对侧躯干和上、下肢的精细触觉、本体觉和震动觉。②脊髓丘系,脊髓内的脊髓丘脑前束和脊髓丘脑侧束,上升进入延髓后,两者逐渐合并成一束,称为脊髓丘系。脊髓丘系内的脊髓丘脑束纤维进入间脑后,止于背侧丘脑腹后外侧核。脊髓丘系传导对侧躯干及上、下肢的痛、温、触觉。③三叉丘系,传导来自头、面部痛、温、触(包括精细触觉)、压觉的纤维,止于三叉神经脊束核和三叉神经脑桥核。由此两核发出上行纤维交叉至对侧组成三叉丘系,行于内侧丘系的外方,止于背侧丘脑腹后内侧核。

2) 下行(运动)纤维束:包括皮质脊髓束和皮质核束,合称锥体束。①皮质脊髓束,为大脑皮质运动中枢发出的纤维,当行至延髓下端时,绝大部分纤维交叉至对侧,形成锥体交叉。交叉后的纤维组成皮质脊髓侧束,下降于对侧脊髓侧索内;小部分未交叉的纤维形成皮质脊髓前束,行于脊髓前索内。皮质脊髓束支配躯干四肢骨骼肌的随意运动。②皮质核束,为大脑皮质运动中枢发出的纤维,经内囊膝部下行至中脑的大脑脚底,大多数终止于两侧的脑神经运动核,但面神经核的下半(分布到眼裂以下的面肌)和舌下神经核仅接受对侧的皮质核束支配。

(3) 脑干网状结构:在脑干的中央区域,神经纤维交织成网,其间散布大小不等的神经核团,共同构成脑干网状结构。

3. 脑干的功能

(1) 传导功能:脑干内的上、下行纤维,是脑、脊髓和周围神经联系的重要通道。

(2) 反射功能:脑干内有多个反射活动的低级中枢,如延髓内有呼吸运动中枢和心血管活动中枢;脑桥内有角膜反射中枢;中脑内有瞳孔对光反射中枢。

(3) 脑干网状结构的功能:①保持大脑皮质的兴奋性;②调节骨骼肌的张力;③维持生命活动等功能。

(二) 小脑

1. 小脑的位置　小脑位于颅后窝,在前方有 3 对小脑脚与脑干背面相连接。

2. 小脑的外形　小脑上部较平坦;下面凸隆;两侧膨隆为小脑半球;中间狭细为小脑蚓。小脑表面有许多平行浅沟,沟间的突起,称为叶片;少数深沟裂将小脑分成若干部分。小脑半球下面靠近枕骨大孔附近的突起部分是小脑扁桃体,紧邻延髓和枕骨大孔。所以当颅内压增高时,小脑扁桃体可能被挤压而嵌入枕骨大孔,成为小脑扁桃体疝,可压迫延髓危及生命(图 9-17,图 9-18)。

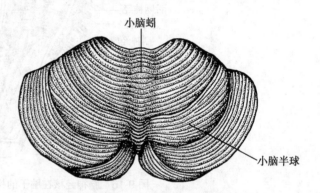

图 9-17　小脑外形(上面)

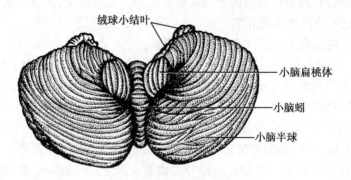

图 9-18　小脑外形(下面)

3. 小脑的内部结构　由灰质和白质组成。灰质大部分集中在表面,称小脑皮质;白质在深面,称小脑髓质。髓质中有灰质团块,称小脑核(图 9-19)。小脑核深埋于白质内,有 4 对,其中的齿状核,为小脑核中最大者,左、右各一。

4. 小脑的功能　小脑是重要的运动调节中枢,参与身体平衡、肌紧张、协调骨骼肌的随意运动。如小脑损伤可出现平衡失调,站立不稳,步态蹒跚;肌张力降低;共济

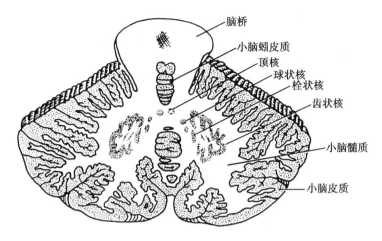

图 9-19 小脑的内部结构

失调,表现走路时抬腿过高,取物时过度伸手指,令患者做指鼻试验时动作不准。

(三)间脑

间脑位于脑干和端脑之间,连接两侧大脑半球和中脑。由于大脑半球高度发展而掩盖了间脑的背面及侧面,仅部分腹侧部露于脑底。间脑分为 5 部分:

1. 背侧丘脑 又称丘脑,由两个卵圆形的灰质团块借丘脑间黏合(中间块)连接而成,位于间脑的背侧份。丘脑被"Y"形的白质纤维板,即内髓板分为丘脑前核群、丘脑内侧核群和丘脑外侧核群。其中丘脑外侧核群又可分为背、腹两层,腹层由前向后分为腹前核、腹中间核(又称腹外侧核)和腹后核。腹后核又分为腹后内侧核和腹后外侧核(图 9-20)。

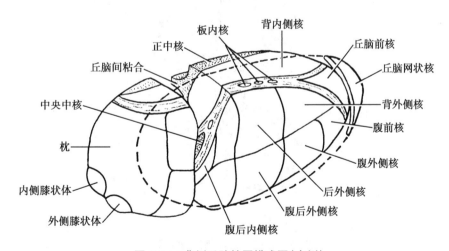

图 9-20 背侧丘脑核团模式图(右侧)

背侧丘脑是皮质下高级感觉中枢。来自全身的躯体浅、深感觉都是先到背侧丘脑中继之后,再到大脑皮质。一侧背侧丘脑损伤可引起对侧半身的感觉障碍。

2. 下丘脑 位于背侧丘脑的前下方,包括视交叉、灰结节和乳头体(图 9-21)。两侧丘脑和下丘脑之间有一个矢状裂隙,称第三脑室。其前方借室间孔与侧脑室相通;向后经中脑水管通第四脑室,内有脉络丛。

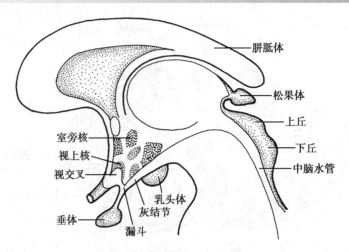

图 9-21　下丘脑的主要核团

　　下丘脑的主要核团有：①室旁核，位于第三脑室侧壁的上部；②视上核，位于视交叉外端的背外侧。从两核发出的纤维分别组成视上垂体束和室旁垂体束，将加压素（抗利尿激素）和催产素输入垂体后叶（图 9-21，图 9-22）。下丘脑的纤维联系非常复杂，其与上位的丘脑和端脑，下位的脑干和脊髓都有双向联系。此外，下丘脑还发出纤维至垂体（图 9-22）。

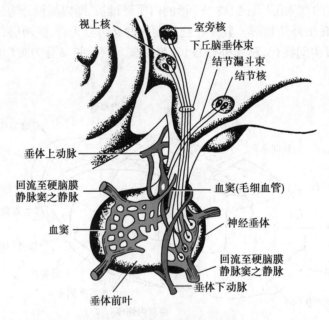

图 9-22　下丘脑与垂体间的联系

　　下丘脑是调节内脏活动和内分泌的皮质下中枢，调节体温、摄食、水代谢平衡、内分泌、情绪反应等活动。

　　3. 后丘脑　位于丘脑的后下方，包括内侧膝状体和外侧膝状体。内侧膝状体接受下丘来的听觉纤维；外侧膝状体接受视束的传入纤维。

　　4. 上丘脑　位于背侧丘脑后上方，包括松果体、缰三角和丘脑髓纹。

　　5. 底丘脑　位于间脑和中脑交界部位，内含底丘脑核。

（四）端脑

端脑又称大脑,由左、右大脑半球在近底部处借胼胝体连接而成。胼胝体的上方为大脑纵裂,分隔左、右大脑半球。两大脑半球后部与小脑之间的横行裂隙,称大脑横裂。

1. 大脑的外形和分叶 每侧大脑半球可分背外侧面、内侧面和下面。大脑半球表面有许多深、浅不等的沟,称大脑沟。沟与沟之间的隆起,称为大脑回。重要的沟有外侧沟、中央沟和顶枕沟。大脑半球借上述 3 条沟分为 5 叶(图 9-23~ 图 9-26)。

（1）额叶:是中央沟以前、外侧沟以上的部分。

（2）顶叶:是中央沟与顶枕沟之间,外侧沟以上的部分。

（3）枕叶:是顶枕沟以后的部分,位于小脑上方。

（4）颞叶:是外侧沟以下的部分。

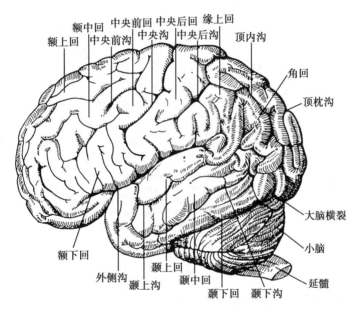

图 9-23 大脑半球(上外侧面)

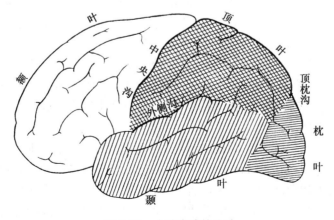

图 9-24 大脑半球的分叶

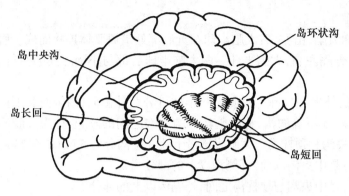

图 9-25 岛叶

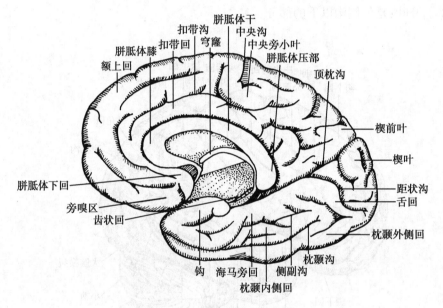

图 9-26 大脑半球(内侧面)

(5) 岛叶:位于外侧沟深部,被额、顶、颞叶遮盖。

2. 大脑半球各叶的主要沟和回

(1) 大脑半球背外侧面:有与中央沟相平行的中央前沟,中央沟与中央前沟之间有中央前回;中央前沟的前方有与半球上缘平行的额上沟和额下沟,将中央前回以外的额叶分为额上回、额中回和额下回;顶叶前份有与中央沟平行的中央后沟,中央沟与中央后沟之间为中央后回;在顶叶下部围绕外侧沟末端的是缘上回;颞叶有与外侧沟相平行的颞上沟和颞下沟,自外侧沟下方,由上而下依次为颞上回、颞中回和颞下回;围绕颞上沟末端的是角回;颞上回的上面、外侧沟下壁上、岛叶后方有 2~3 个横行的小回,称为颞横回。

(2) 大脑半球内侧面和底面:在半球的内侧面,自中央前、后回背外侧面延伸到内侧面的部分为中央旁小叶,在中部有前后方向上略呈弓形的胼胝体;在胼胝体后下方,有呈弓形的距状沟向后至枕叶后端,此沟中部与顶枕沟相连;距状沟与顶枕沟之间,称楔叶;距状沟下方为舌回;在胼胝体背面有胼胝体沟,此沟绕过胼胝体后方,向前移行于海马沟;在胼胝体沟上方,有与之平行的扣带沟,与胼胝体沟之间为扣带回。

在半球底面,额叶内有纵行的嗅束,其前端膨大为嗅球,后者与嗅神经相连;颞叶下方有与半球下缘平行的枕颞沟,在此沟内侧并与之平行的为侧副沟;侧副沟的内侧为海马旁回(又称海马回),海马旁回的前端向后弯曲的部分,称钩。

扣带回、海马旁回和钩,几乎呈环形围绕于大脑半球与间脑交界处的边缘,故将这几部分脑回,合称边缘叶。

3. 大脑半球的内部结构　每个半球表层为大脑皮质(灰质),皮质深面为大脑髓质(白质)。位于髓质内的灰质核团,称为基底核。大脑半球内的腔隙,称为侧脑室。

(1) 大脑皮质:由大量神经元胞体和神经胶质细胞构成。大脑皮质是中枢神经系统发育最复杂和最完善的部位,是运动、感觉的最高级中枢。由于它们联系的复杂性和广泛性,使皮质具有高度分析和综合的能力,从而构成了语言、意识思维活动的物质基础。

大脑皮质不同的皮质区具有不同的功能,不同的功能相对集中在某些特定的皮质区,进行功能的分析综合,为皮质功能定位。这些具有一定功能的脑皮质区,称为中枢。具有临床意义的重要中枢有:

1) 躯体运动中枢:主要位于中央前回和中央旁小叶前部,管理对侧半身的骨骼肌运动(图 9-27,图 9-29,图 9-30)。

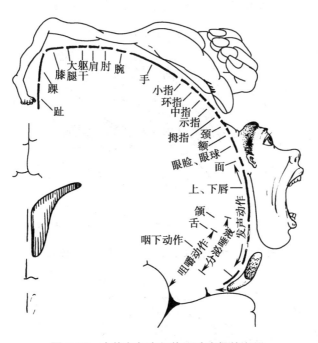

图 9-27　人体各部在躯体运动中枢的定位

2) 躯体感觉中枢:主要位于中央后回和中央旁小叶后部,接受背侧丘脑腹后核传来的对侧半身痛、温、触、压以及位置觉和运动觉信息(图 9-28~ 图 9-30)。

身体各部在上述躯体运动和感觉中枢的局部定位特点是:①上、下颠倒(头部是正的),中央前、后回的最上部和中央旁小叶的前、后部,与下肢和会阴部的运动和感觉有关;中部与躯干和上肢有关。②左、右交叉,一侧躯体运动、感觉区管理对侧半身的运动和感觉。③身体各部在该区投射范围的大小,取决于该部功能的重要性和复杂

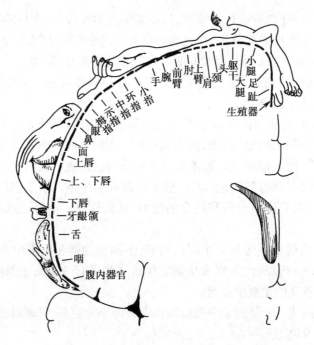

图 9-28 人体各部在躯体感觉中枢的定位

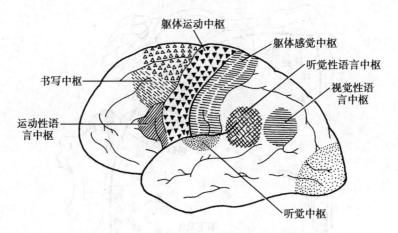

图 9-29 大脑皮质主要功能区（半球上外侧面）

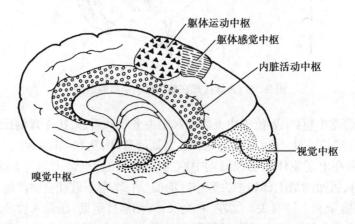

图 9-30 大脑皮质主要功能区（半球内侧面）

程度。

3）听觉中枢:位于大脑外侧沟下壁的颞横回上。每侧听觉中枢接受自内侧膝状体传来的两耳听觉冲动。因此,一侧听觉中枢受损,不致引起全聋(图 9-29)。

4）视觉中枢:位于枕叶内侧面距状沟两侧的皮质。一侧视区接受同侧视网膜颞侧半和对侧视网膜鼻侧半经外侧膝状体中继传来的视觉信息。损伤一侧视区,可引起双眼视野对侧同向性偏盲(图 9-30)。

5）语言中枢:语言区域是人类大脑皮质所特有的。语言区域多位于左侧半球,语言区所在的半球,称为优势半球。有关语言的中枢有:①视觉性语言中枢,位于角回。若此中枢受损伤,患者视觉虽然完好但不能阅读书报,临床上称为失读症。②听觉性语言中枢,位于颞上回后部。若此中枢受到损伤,患者能听到别人谈话,但不能理解谈话的意思,故称感觉性失语症。③运动性语言中枢,位于额下回后部。当其损伤后,患者将失去说话能力,但与发音说话有关的肌及结构并不瘫痪和异常,临床上称此为运动性失语症。④书写中枢,在额中回的后部。若此中枢受损,患者其他的运动功能仍然存在,但写字、绘画等精细运动发生障碍,称为失写症。

（2）基底核:是埋藏于白质内的灰质团块,因靠近大脑半球底部而得名,包括纹状体、杏仁体和屏状核。

1）纹状体:由尾状核和豆状核组成,因断面观尾状核头部与豆状核之间借灰质条索相连呈条纹状而得名(图9-31)。尾状核呈"C"形弯曲的蝌蚪状,分头、体、尾三部,围绕豆状核和丘脑,伸延于侧脑室前角、中央部和下角,终端接杏仁体;豆状核位于岛叶深部,在水平切面和额状切面上均呈尖向内侧的三角形,并被两个白质薄板分为三部:外侧部最大,称壳;内侧的两部合称苍白球。苍白球在种系发生上出现较早,称旧纹状体;壳和尾状核,称新纹状体。纹状体是锥体外系的重要结构,其功能是维持骨骼肌的紧张度,使骨骼肌的运动协调。

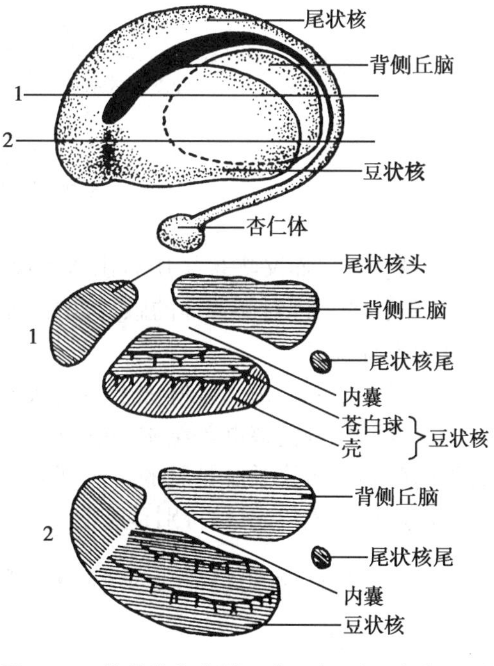

2）杏仁体:位于海马旁回和钩的深面,连于尾状核的尾部,其功能主要是调节内脏活动,与内分泌、行为和情绪的产生有关。

图 9-31　纹状体和背侧丘脑示意图(示内囊位置)

3）屏状核:为脑岛叶和豆状核之间的灰质薄层。

（3）大脑的髓质(白质):由大量的神经纤维组成,可分为 3 种。

1）联络纤维:是联系同侧半球内各部分皮质的纤维。

2）连合纤维:是连接左、右大脑半球皮质的纤维,最主要者为胼胝体。

3）投射纤维:是联系大脑皮质与皮质下各中枢间的上、下行纤维,大部分参与构成内囊。

内囊为位于丘脑、尾状核和豆状核之间的宽厚白质层。在半球水平切面上,内囊呈开口向外侧的"<"形折线,可分为三部:①内囊前肢,较短,位于豆状核与尾状核之间;②内囊后肢,较长,位于豆状核与背侧丘脑之间,有皮质脊髓束和上行的丘脑皮质束(来自丘脑腹后核的躯体感觉纤维)、视辐射、听辐射等通过,③内囊膝,位于前、后脚相交处,有皮质核束通过(图 9-32)。

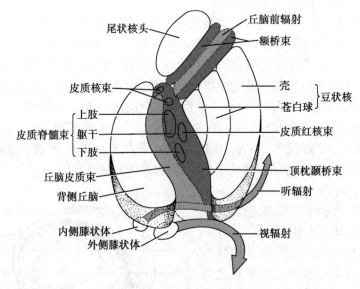

图 9-32　内囊示意图

内囊狭小,而又集聚了所有出入大脑半球的纤维,故内囊后肢受到损害时,可出现"三偏体征",即对侧身体的感觉丧失(偏身感觉丧失)、对侧肢体运动丧失(偏瘫)、双眼对侧视野偏盲。

(4)边缘系统:由边缘叶加上与其联系密切的皮质和皮质下结构,如杏仁体、下丘脑、上丘脑、丘脑前核群等结构,共同组成边缘系统。由于它与内脏活动联系密切,故又称内脏脑。边缘系统是脑的古老部分,管理内脏活动、情绪反应和性活动等。近年还发现边缘系统与记忆,特别是近期记忆有关。

### 三、脑室、脑和脊髓的被膜、血管及脑脊液循环

(一)脑室

1. 侧脑室　位于两侧大脑半球内的腔隙(图 9-33)。侧脑室经左、右室间孔通第三脑室。

2. 第三脑室　位于两侧背侧丘脑及下丘脑之间的矢状裂隙。第三脑室前方经左、右室间孔通侧脑室;向后下经中脑水管通第四脑室。第三脑室顶部为第三脑室脉络丛封闭;第三脑室底由乳头体、灰结节和视交叉组成。

3. 第四脑室　是位于延髓、脑桥与小脑之间的室腔。第四脑室经正中孔和两外侧孔通蛛网膜下隙(图 9-33,图 9-34)。

各脑室内均含脑脊液和脉络丛。室管膜上皮及含有丰富血管的软脑膜共同组成脉络组织。脉络组织的部分血管反复分支成丛,与软脑膜和室管膜上皮突入脑室,形

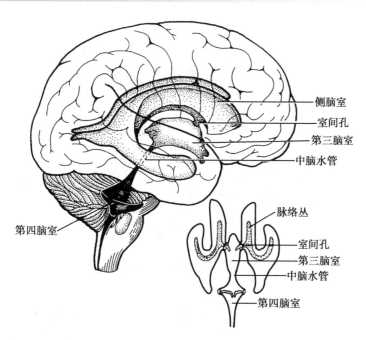

图 9-33 脑室的投影

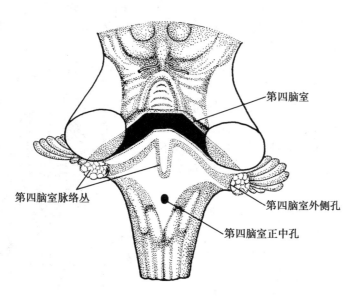

图 9-34 第四脑室

成脉络丛。

（二）脑和脊髓的被膜

脑和脊髓的表面包有 3 层被膜,由外向内依次为硬膜、蛛网膜和软膜,有支持、营养、保护脑和脊髓的作用。

1. 脊髓的被膜 脊髓的被膜自外向内为硬脊膜、脊髓蛛网膜和软脊膜(图 9-35,图 9-36)。

（1）硬脊膜:由致密结缔组织构成,厚而坚韧,包裹着脊髓。上端附于枕骨大孔边缘,与硬脑膜相延续;下部在第 2 骶椎水平逐渐变细,包裹马尾,末端附于尾骨。硬脊

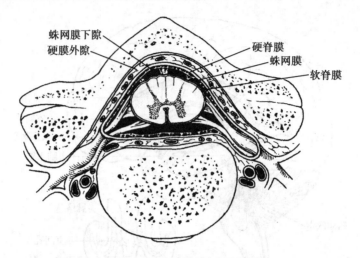

图 9-35 脊髓的被膜（水平切面）

膜与椎管内面的骨膜之间有一腔隙,称硬膜外隙,内含疏松结缔组织、脂肪、淋巴管和静脉丛。此隙略呈负压,有脊神经根通过。临床上进行硬膜外麻醉,就是将药物注入此隙,以阻滞脊神经根内的神经传导。

（2）脊髓蛛网膜:为半透明的薄膜,位于硬脊膜与软脊膜之间,向上与脑蛛网膜相延续。脊髓蛛网膜与软脊膜之间有较宽阔的间隙,称蛛网膜下隙,两层间有许多结缔组织小梁相连,隙内充满清亮的脑脊液。蛛网膜下隙的下部,自脊髓下端至第 2 骶椎水平扩大,称为终池,内有马尾。

（3）软脊膜:薄而富有血管,紧贴脊髓表面,并延伸至脊髓的沟裂中。

2. 脑的被膜　脑的被膜自外向内依次为硬脑膜、脑蛛网膜和软脑膜。

（1）硬脑膜:坚韧而有光泽,由两层合成。外层为颅骨内骨膜,内层较外层坚厚,两层之间有丰富的血管和神经。硬脑膜与颅盖骨连接疏松,易于分离。当硬脑膜血管损伤时,可在硬脑膜与颅骨之间形成硬膜外血肿。硬脑膜在颅底处与颅骨结合紧密,故颅底骨折时,易将硬脑膜与脑蛛网膜同时撕裂,使脑脊液外漏(图 9-37)。

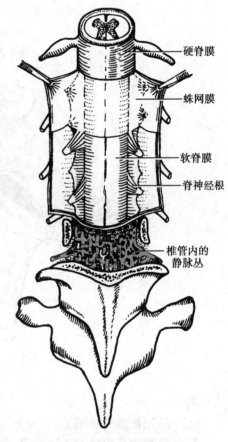

图 9-36 脊髓的被膜

硬脑膜内层某些部分可折叠形成若干板状突起,深入脑各部之间,形成特殊结构。主要有:①大脑镰,呈镰刀形,伸入两侧大脑半球之间;②小脑幕,形似幕帐,伸入大脑和小脑之间,前缘游离凹向后形成小脑幕切迹。当上部颅脑病变引起颅内压增

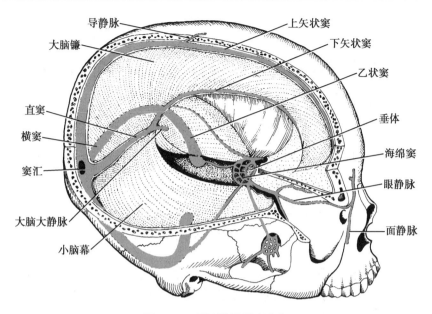

图 9-37　硬脑膜及硬脑膜窦

高时,位于小脑幕切迹上方的海马旁回和钩可能被挤入小脑幕切迹,形成小脑幕切迹疝而压迫前方的大脑脚和动眼神经。

硬脑膜的某些部分可两层分开,内面衬以内皮细胞,构成含静脉血的腔隙,称硬脑膜窦(图 9-37)。窦壁无平滑肌,不能收缩,故损伤时出血难止,容易形成颅内血肿。主要的硬脑膜窦有:①上矢状窦,位于大脑镰的上缘,向后流入窦汇;②下矢状窦,位于大脑镰下缘,其走向与上矢状窦一致,向后汇入直窦;③直窦,位于大脑镰与小脑幕连接处,由大脑大静脉和下矢状窦汇合而成,向后通窦汇;④窦汇,由左、右横窦、上矢状窦及直窦共同汇合而成;⑤横窦,成对,位于小脑幕后外侧缘附着处的枕骨横窦沟内,连接窦汇与乙状窦;⑥乙状窦,成对,位于乙状窦沟内,是横窦的延续,向前内于颈静脉孔处出颅续为颈内静脉;⑦海绵窦,位于蝶鞍两侧,为硬脑膜两层间的不规则腔隙,形似海绵,故得名。窦内有血管、神经通过(表 9-2)。

表 9-2　硬脑膜窦血液的流注关系

上矢状窦 ────────────┐
　　　　　　　　　　　　　　↓
下矢状窦 ──→ 直窦 ──→ 窦汇 ──→ 横窦 ──→ 乙状窦 ──→ 颈内静脉
　　　　　　　　　　　　　　　　　　　　　　　　↑　　　　　↑
海绵窦 ──┬→ 岩上窦 ─────────────┘　　　　　│
　　　　　└→ 岩下窦 ──────────────────────┘

(2) 脑蛛网膜:薄而透明,缺乏血管和神经,跨越脑的沟裂而不伸入沟内,与软脑膜之间有蛛网膜下隙。蛛网膜下隙内充满脑脊液,向下与脊髓蛛网膜下隙相通。蛛网膜下隙在某些部位扩大,称蛛网膜下池。在小脑与延髓之间有小脑延髓池,临床上可在此进行穿刺,抽取脑脊液进行检查。蛛网膜靠近硬脑膜,特别是在上矢状窦处形成许多绒毛状突起,突入上矢状窦内,称蛛网膜粒。脑脊液经这些蛛网膜粒渗入硬脑膜窦内,回流入静脉(图 9-38)。

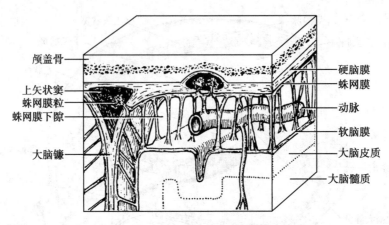

图 9-38 脑蛛网膜和硬脑膜窦模式图

（3）软脑膜：覆盖于脑的表面并深入沟裂内，薄而透明，富有血管。在脑室的一定部位，软脑膜及其血管与该部位的室管膜上皮共同构成脉络组织。

（三）脑和脊髓的血管

1. 脊髓的血管

（1）脊髓的动脉：脊髓的动脉有两个来源，即椎动脉和节段性动脉。椎动脉发出的脊髓前动脉和脊髓后动脉，在下行过程中，不断得到节段性动脉分支的增补，以保障脊髓足够的血液供应（图 9-39，图 9-40）。

（2）脊髓的静脉：较动脉多而粗，收集脊髓内的小静脉，最后汇集成脊髓前、后静脉，通过前、后根静脉注入硬膜外隙的椎内静脉丛。

2. 脑的血管

（1）脑的动脉：脑的动脉来源于颈内动脉和椎动脉。以顶枕沟为界，大脑半球的前 2/3 和部分间脑由颈内动脉分支供应，大脑半球后 1/3 及部分间脑、脑干和小脑由椎动脉供应。故可将脑的动脉归纳为颈内动脉系和椎 - 基底动脉系。此两系动脉在大脑的分支可分为皮质支和中央支，前者营养大脑皮质及其深面的髓质；后者供应基底核、内囊、间脑等（图 9-41）。

1）颈内动脉：起自颈总动脉，

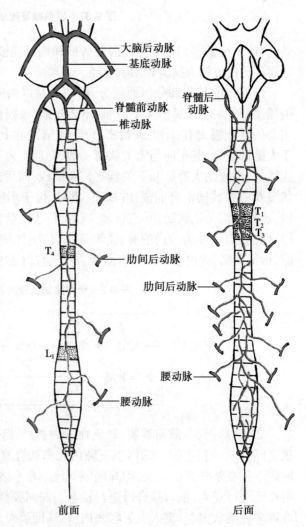

图 9-39 脊髓的动脉（前后面）

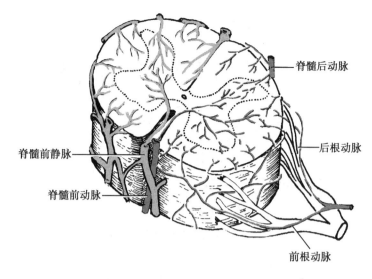

图 9-40 脊髓的动脉(横断面)

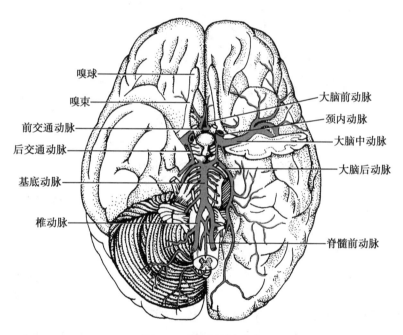

图 9-41 脑底面的动脉

自颈部向上至颅底,经颞骨岩部的颈动脉管进入颅内,穿过海绵窦,发出眼动脉。颈内动脉供应脑部的主要分支有:①大脑前动脉,在视神经上方向前内行,进入大脑纵裂,与对侧的同名动脉借前交通动脉相连,然后沿胼胝体沟向后行。皮质支分布于顶枕沟以前的半球内侧面、额叶底面的一部分和额、顶两叶上外侧面的上部(图 9-41);中央支自大脑前动脉的近侧段发出,进入脑实质,供应尾状核、豆状核前部和内囊前肢(图 9-42)。②大脑中动脉,可视为颈内动脉的直接延续,向外行进入外侧沟内,分为数支皮质支,营养大脑半球上外侧面的大部分和岛叶,其中包括躯体运动中枢、躯体感觉中枢和语言中枢。大脑中动脉发出一些细小的中央支,垂直向上进入脑实质,营养尾状核、豆状核、内囊膝和后肢的前部。在高血压动脉硬化时容易破裂(故又名出血

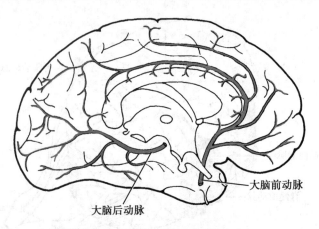

图 9-42 大脑半球内侧面的动脉

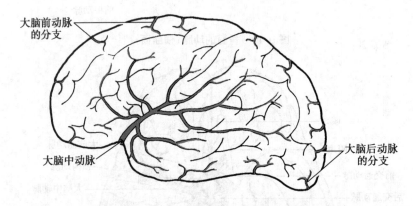

图 9-43 大脑半球上外侧面的动脉

动脉)而导致脑出血,出现严重的功能障碍(图 9-43,图 9-44)。③后交通动脉,在视束下面行向后,与大脑后动脉吻合,是颈内动脉系与椎 - 基底动脉系间的吻合支。

2)椎动脉:起自锁骨下动脉,穿第 6~1 颈椎横突孔,经枕骨大孔进入颅腔。入颅后,左、右椎动脉逐渐靠拢,在脑桥与延髓交界处合成一条基底动脉(图 9-41),沿脑桥腹侧的基底沟上行,至脑桥上缘分为左、右大脑后动脉两大终支,绕大脑脚向后,沿海马旁回和钩转至颞叶和枕叶内侧面。

椎动脉和基底动脉,沿途发出分支分布于延髓、脑桥和小脑。

3)大脑动脉环:又称 Willis 环,在大脑底面,环绕视交叉、灰结节及乳头

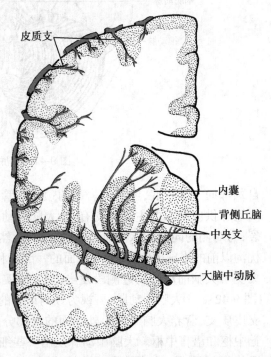

图 9-44 大脑中动脉的皮质支和中央支

体周围,由两侧大脑前动脉、两侧颈内动脉、两侧大脑后动脉借前、后交通动脉连通而共同组成(图 9-45)。此环使两侧颈内动脉系与椎 - 基底动脉系相交通。当此环的某一动脉被阻断时,可在一定程度上通过大脑动脉环使血液重新分配和代偿,以维持脑的血液供应。

(2)脑的静脉:脑的静脉不与动脉伴行,可分浅、深两组,两组之间互相吻合。浅静脉收集皮质及皮质下髓质的静脉血,注入邻近的硬脑膜静脉窦,如上矢状窦、海绵窦和横窦等(图 9-46);深静脉收集大脑髓质、基底核、间脑和脑室脉络丛的静脉血,注入大脑大静脉,再注入直窦。

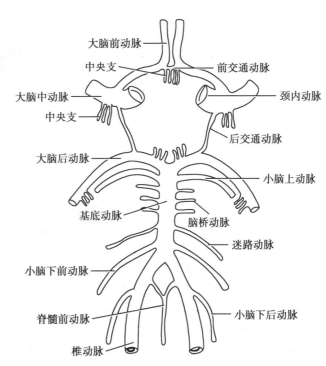

图 9-45 大脑动脉环模式图

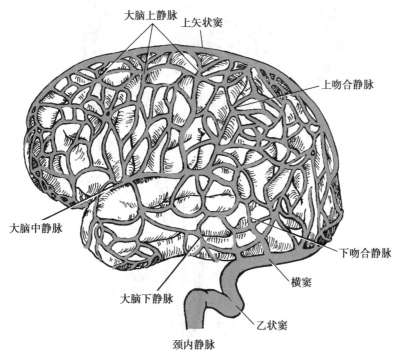

图 9-46 大脑浅静脉

3. 血 - 脑屏障　在中枢神经系统内,毛细血管内的血液与脑组织之间,有一层有选择性通透作用的结构,此结构称血脑屏障。血脑屏障的结构基础是:毛细血管内皮、毛细血管的基膜以及神经胶质细胞突起形成的胶质膜(图9-47)。血脑屏障具有阻止有害物质进入脑组织,维持脑细胞内环境相对稳定的作用。临床上治疗脑部疾病选用药物时,必须考虑该药能否通过血脑屏障,以达到治疗效果。

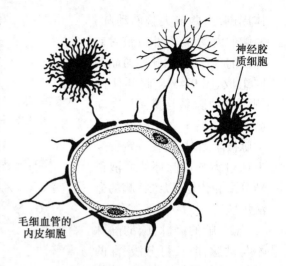

图 9-47　血 - 脑屏障结构模式图

(四) 脑脊液及其循环

脑脊液是充满脑室系统、蛛网膜下隙和脊髓中央管内的无色透明液体。其内含各种浓度不等的无机离子、葡萄糖、微量蛋白和少量淋巴细胞,功能上相当于外周组织中的淋巴,对中枢神经系统起缓冲、保护、运输代谢产物和调节颅内压等作用。脑脊液总量在成人平均约 150ml,处于不断产生和回流的动态平衡中。

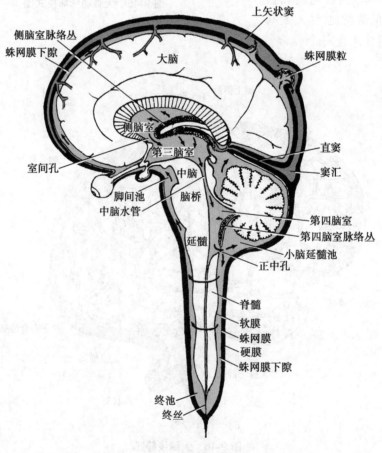

图 9-48　脑脊液循环模式图

脑脊液主要由脑室脉络丛产生,少量由室管膜上皮和毛细血管产生。由侧脑室脉络丛产生的脑脊液经室间孔流至第三脑室,与第三脑室脉络丛产生的脑脊液一起,经中脑水管流入第四脑室,再汇合第四脑室脉络丛产生的脑脊液一起经第四脑室正中孔和两个外侧孔流入蛛网膜下隙,再沿蛛网膜下隙流向大脑背面,经蛛网膜粒渗透到硬脑膜窦(主要是上矢状窦)内,回流入血液中(图9-48)。脑脊液循环途径见表9-3。若脑脊液循环途径中发生阻塞,可导致脑积水和颅内压升高,使脑组织受压移位,甚至形成脑疝而危及生命。

表9-3 脑脊液循环途径

左、右侧脑室 —室间孔→ 第三脑室 —中脑水管→ 第四脑室 —第四脑室正中孔/第四脑室外侧孔→

蛛网膜下隙 —→ 蛛网膜粒 —→ 上矢状窦 —→ 颈内静脉

# 第三节 周围神经系统

## 一、脊神经

### (一) 概述

1. 脊神经的构成 脊神经共31对,包括8对颈神经、12对胸神经、5对腰神经、5对骶神经和1对尾神经。每对脊神经借前根和后根与脊髓相连。前根属运动性,后根属感觉性,两者在椎间孔处合成脊神经。因此,脊神经均为混合性神经。脊神经后根在椎间孔附近有椭圆形的膨大,称脊神经节,其中含假单极神经元胞体(图9-49)。

2. 脊神经的纤维成分

(1) 躯体感觉纤维:分布于皮肤、骨骼肌、肌腱和关节,将皮肤浅感觉(痛、温、触觉)

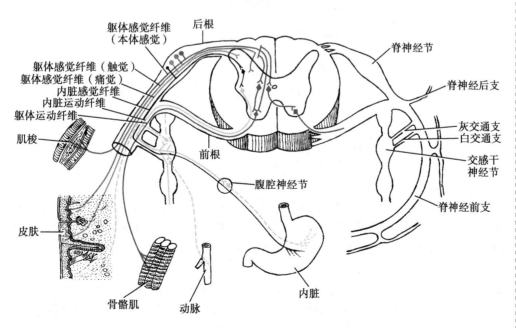

图9-49 脊神经的组成和分支、分布示意图

和肌、肌腱、关节的深感觉(运动觉、位置觉等)冲动传入中枢。

(2) 内脏感觉纤维:分布于内脏、心血管和腺体,将这些结构的感觉冲动传入中枢。

(3) 躯体运动纤维:分布于骨骼肌,支配其随意运动。

(4) 内脏运动纤维:分布于内脏、心血管和腺体,支配心肌、平滑肌的运动,控制腺体的分泌。

3. 脊神经的分支 脊神经干很短,出椎间孔后立即分为脊膜支、交通支、后支和前支(图 9-50)。

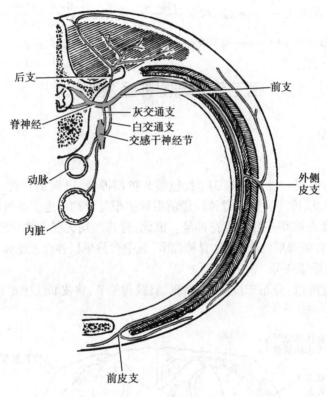

图 9-50 脊神经示意图

(1) 脊膜支:细小,出椎间孔后再返回椎管内,分布于脊髓被膜。

(2) 交通支:连于脊髓与交感干之间。

(3) 后支:较细,分布于项、背、腰、骶部的深层肌和皮肤。

(4) 前支:粗大,分布于躯干前外侧与四肢的肌和皮肤。除第 2~11 对胸神经前支保持节段性分布外,其余各部脊神经前支分别交织成 4 个丛,即颈丛、臂丛、腰丛和骶丛。由各丛发出分支到头颈、上肢和下肢的分布区。

(二) 颈丛

1. 组成 颈丛由第 1~4 颈神经前支和第 5 颈神经前支的一部分交织构成。

2. 位置 颈丛位于胸锁乳突肌上部深面,中斜角肌和肩胛提肌起始端的前方。

3. 主要分支与分布 颈丛主要发出皮支和膈神经。

（1）皮支：有枕小神经、耳大神经、颈横神经和锁骨上神经，从胸锁乳突肌后缘中点附近浅出后，分布到枕部、耳郭、颈前区和肩部的皮肤，司理感觉（图9-51）。胸锁乳突肌后缘中点，是颈部浅层结构浸润麻醉的注射点。

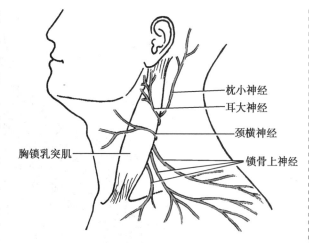

图 9-51 颈丛的皮支

（2）膈神经：是颈丛中最重要的分支，为混合性神经，经胸廓上口进入胸腔，越过肺根前方，在纵隔胸膜与心包之间下行达膈，于中心腱附近穿入膈肌。其运动纤维支配膈肌，感觉纤维分布于胸膜和心包及膈下面的部分腹膜。右膈神经的感觉纤维还分布于肝、胆囊和肝外胆道的浆膜（图9-52）。

（三）臂丛

1. 组成　臂丛由第5~8颈神经前支和第1胸神经前支的大部分纤维组成（图9-53）。

2. 位置　臂丛经斜角肌间隙穿出，于锁骨下动脉的后上方，经锁骨后方进入腋窝。在腋窝内，围绕在腋动脉中段周围，形成内侧束、后束和外侧束。锁骨中点后方是臂丛麻醉的注射点。

3. 臂丛的主要分支与分布

（1）肌皮神经：自臂丛外侧束发出后，向外侧斜穿臂前肌群之间下行，发出分支支配喙肱肌、肱二头肌和肱肌。终支经肱二头肌下

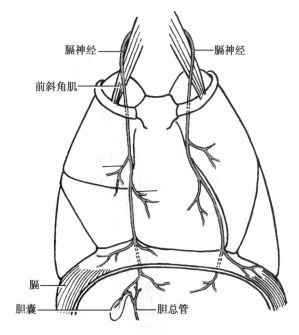

图 9-52 膈神经

端外侧穿出，称为前臂外侧皮神经，分布于前臂外侧皮肤（图9-54，图9-55）。

（2）正中神经：由臂丛内、外侧束的两个根合成，两根夹持腋动脉向下。在臂部，正中神经沿肱二头肌内侧至肘窝，向下经前臂指浅、深屈肌之间，经腕管至手掌。正中神经在臂部无分支，在肘部及前臂发出肌支，支配除肱桡肌、尺侧腕屈肌和指深屈肌尺侧半以外的所有前臂屈肌和旋前肌；在手掌分布于第1、2蚓状肌及鱼际肌（拇收肌除外），桡侧半手掌、桡侧三个半手指掌面的皮肤及其中节和远节指背的皮肤（图9-54，图9-55，图9-57，图9-60）。

（3）尺神经：发自臂丛内侧束，在肱二头肌内侧伴肱动脉下行至臂中份，经肱骨内上髁后方的尺神经沟转至前臂前内侧，沿尺动脉内侧下行至桡腕部。尺神经在臂部

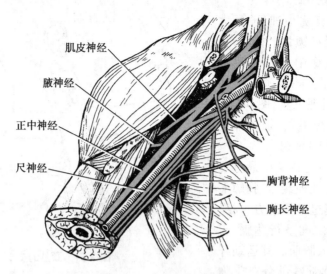

肌皮神经

腋神经

正中神经

尺神经

胸背神经

胸长神经

图 9-53　臂丛及其分支

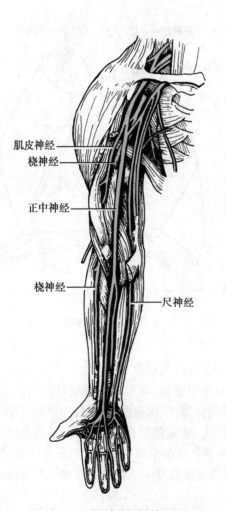

肌皮神经
桡神经

正中神经

桡神经

尺神经

图 9-54　上肢前面的神经

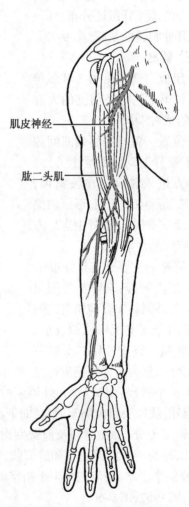

肌皮神经

肱二头肌

图 9-55　肌皮神经

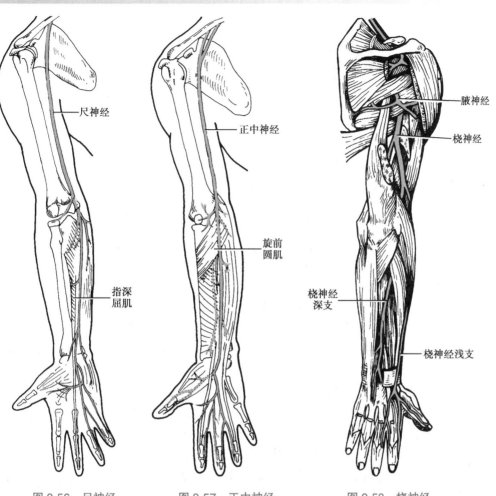

尺神经

正中神经

旋前圆肌

指深屈肌

腋神经

桡神经

桡神经深支

桡神经浅支

图 9-56 尺神经　　图 9-57 正中神经　　图 9-58 桡神经

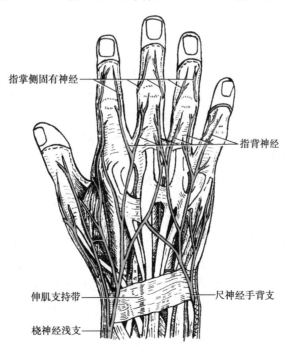

指掌侧固有神经

指背神经

伸肌支持带

尺神经手背支

桡神经浅支

图 9-59 手背的皮神经

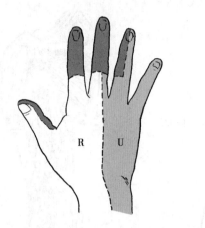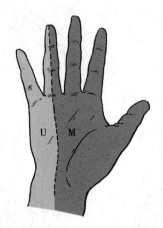

图 9-60　手部皮神经的分布

U.尺神经　M.正中神经　R.桡神经

无分支,在前臂发出肌支支配尺侧腕屈肌和指深屈肌尺侧半;在手掌发出皮支分布于小鱼际和尺侧一个半手指的皮肤;在手背发出皮支分布于手背尺侧半和尺侧两个半手指的皮肤;肌支分布于小鱼际肌、拇收肌、骨间肌及第 3、4 蚓状肌(图 9-56,图 9-59,图 9-60)。

(4)桡神经:发自臂丛后束,在腋窝内位于腋动脉后方,伴肱深动脉向下外行,先经肱三头肌长头与内侧头之间,继而沿桡神经沟绕肱骨中段后面,旋向下外,在肱骨外上髁前方分为浅支与深支。浅支在肱桡肌深面,伴桡动脉下行,至前臂中、下 1/3 交界处转向手背,分布于手背桡侧半和桡侧两个半手指近节背面的皮肤;深支较粗,于前臂背侧深、浅肌之间下行。桡神经分数支分布于肱三头肌、肱桡肌、旋后肌和前臂后群所有伸肌(图 9-58~ 图 9-60)。

## 知识链接

### 臂丛神经损伤

正中神经受损后的"猿手"及其表现(图 9-61):①运动障碍,前臂不能旋前,屈腕力减弱,拇指、示指、中指不能屈曲,拇指不能做对掌运动;②感觉障碍,皮支分布区感觉迟钝,以拇指、示指、中指远节明显;③肌肉萎缩:鱼际肌萎缩,手掌平坦,也称"猿掌"。

尺神经受损后的"爪形手"及其表现:①运动障碍,表现为屈腕力减弱,环指和小指远节指关节不能屈曲,拇指不能内收,骨间肌萎缩,各指不能互相靠拢;②感觉障碍,手掌、手背内侧缘皮肤感觉丧失,其他分布区感觉迟钝;③肌肉萎缩,小鱼际萎缩致小鱼际平坦,骨间肌、蚓状肌萎缩致掌骨间出现深沟,过伸掌指关节,屈第 4、5 指指间关节。

桡神经受损后的"垂腕"及其表现:桡神经最易损伤的部位有以下两处,即在臂中段后部,贴肱骨桡神经沟处及穿旋后肌行于桡骨附近。肱骨中段或中、下 1/3 交界处骨折时容易合并桡神经损伤,主要是前臂伸肌瘫痪,表现为抬前臂时呈"垂腕"状,第 1、2 掌骨间背面皮肤感觉障碍明显。桡骨颈骨折时,可损伤桡神经深支,主要表现为伸腕力弱、不能伸指。

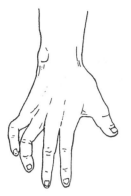

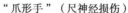

"爪形手"（尺神经损伤）　　　"猿手"（正中神经损伤）　　　垂腕（桡神经损伤）

图 9-61　尺神经、正中神经、桡神经损伤后的手形

　　（5）腋神经：发自臂丛后束，行向后外绕肱骨外科颈至三角肌深面。肌支分布于三角肌、小圆肌；皮支分布于肩部、臂外侧区上部的皮肤。肱骨外科颈骨折、肩关节脱位或被腋杖压迫，都可造成腋神经损伤而导致三角肌瘫痪，臂不能外展，肩部、臂外上部感觉障碍。由于三角肌萎缩，肩部失去圆隆的外形（图 9-62）。

　　（四）胸神经前支

　　胸神经前支共 12 对，第 1~11对各自位于相应肋间隙中，称肋间神经；第 12 对胸神经前支位于

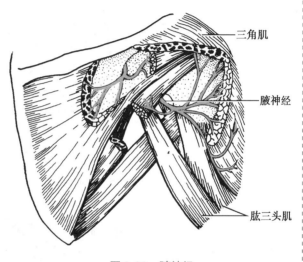

图 9-62　腋神经

第 12 肋下方，称肋下神经。肋间神经在肋间内、外肌之间，肋间血管的下方，沿肋沟前行至腋前线附近离开肋骨下缘。上 6 对肋间神经的分支分布于肋间肌、胸前外侧壁的皮肤和壁胸膜；下 5 对肋间神经及肋下神经沿相应肋间隙斜向前下内，经肋间隙前端进入腹壁，分布于腹前外侧壁的肌、皮肤及相应的壁腹膜。

　　胸神经前支的皮支在胸、腹壁皮肤呈节段性分布，由上而下按顺序依次排列。如 $T_2$ 分布区相当于胸骨角平面；$T_4$ 分布区相当于乳头平面；$T_6$ 分布区相当于剑突平面；$T_8$ 分布区相当于两侧肋弓中点连线的平面；$T_{10}$ 分布区相当于脐平面；$T_{12}$ 则分布于脐与耻骨联合上缘连线中点的平面。各相邻皮神经的分布区域相互重叠，所以阻滞或损伤 1 条神经，其分布区只是感觉减弱而并不丧失，只有当相邻 2 条或 2 条以上神经受阻滞时，才会出现其共同管理区的感觉缺失。临床常以节段性分布区的感觉障碍平面来推断脊髓损伤的节段或麻醉的平面（图 9-63）。

　　（五）腰丛

　　1. 组成　腰丛由第 12 胸神经前支的一部分、第 1~3 腰神经前支及第 4 腰神经前支的一部分组成（图 9-64）。

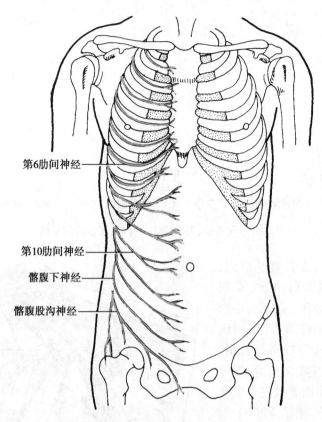

第6肋间神经

第10肋间神经

髂腹下神经

髂腹股沟神经

图 9-63　胸神经前支在胸腹壁的分布

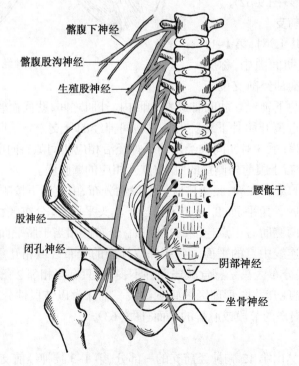

髂腹下神经

髂腹股沟神经

生殖股神经

股神经

闭孔神经

腰骶干

阴部神经

坐骨神经

图 9-64　腰、骶丛的组成

2. 位置　腰丛位于腰大肌深面,其分支自腰大肌穿出。

3. 主要分支与分布　除发出肌支就近支配髂腰肌与腰方肌外,还发出:

(1) 髂腹下神经:自腰大肌外侧缘穿出后,经腰方肌前面向外下行,经髂嵴上方进入腹横肌与腹内斜肌之间向前内行,沿途发出肌支分布于腹前外侧肌群下份,发出皮支分布于臀外侧区、腹股沟区及下腹部的皮肤。

(2) 髂腹股沟神经:与髂腹下神经共干发出伴行,后穿经腹股沟管,与精索或子宫圆韧带伴行,自腹股沟管浅环穿出。其肌支分布于腹壁肌;皮支分布于腹股沟部、阴囊或大阴唇的皮肤。

髂腹下神经和髂腹股沟神经是腹股沟部的主要神经,在腹股沟疝修补术中,应避免损伤此二神经。

(3) 股神经:是腰丛最大的分支,自腰大肌外缘穿出,于腰大肌与髂肌之间下行,在腹股沟韧带中点稍外侧的深面、股动脉外侧进入股三角区,随即分为数支。肌支分布于大腿肌前群;皮支分布于大腿及膝关节前面的皮肤。最长的皮支为隐神经,伴随股动脉下行至膝关节内侧浅出皮下后,与大隐静脉伴行,分布于小腿内侧面及足内侧缘皮肤(图9-65)。

(4) 闭孔神经:自腰大肌内侧缘穿出,贴小骨盆内侧壁前行,穿闭孔出小骨盆至大腿内侧,分布于大腿内收肌群和大腿内侧面皮肤(图9-65)。

(5) 生殖股神经:自腰大肌内侧缘穿出下行,经腹股沟管分布于提睾肌、阴囊(或大阴唇)及股三角上部的皮肤。

(六) 骶丛

1. 组成　骶丛由腰骶干(第4腰神经前支的一部分和第5腰神经前支结合而成)、全部的骶神经和尾神经前支组成,是全身最大的脊神经丛(图9-64)。

2. 位置　骶丛位于盆腔内,骶骨和梨状肌的前面,略呈三角形,尖朝下,移行为坐骨神经。

3. 主要分支与分布　骶丛直接发出短支分布于梨状肌、闭孔内肌、股方肌等。主要分支如下:

(1) 臀上神经:经梨状肌上孔出盆腔,行于臀中、小肌之间,分布于臀中肌、臀小肌和阔筋膜张肌。

(2) 臀下神经:伴臀下血管经梨状肌下孔出盆腔,行于臀大肌深面,分布于臀大肌。

(3) 阴部神经:经梨状肌下孔出盆腔,绕坐骨棘经坐骨小孔进入坐骨肛门(直肠)窝,沿此窝外侧壁前行,分布于会阴部、外生殖器和肛门的肌和皮肤。

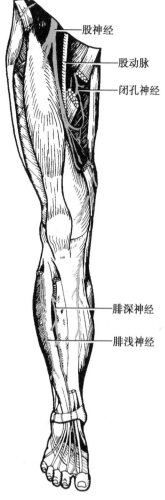

图 9-65　下肢前面的神经

股神经
股动脉
闭孔神经
腓深神经
腓浅神经

（4）坐骨神经：是全身最粗大、最长的神经，经梨状肌下孔出盆腔，于臀大肌深面，坐骨结节与大转子之间下行至股后区，在股二头肌长头深面下行至腘窝上角，分为胫神经和腓总神经两大终支。坐骨神经干在股后区发出肌支分布于大腿肌后群（图 9-66）。

自坐骨结节和股骨大转子连线的中点，向下至股骨内、外侧髁之间中点连线的上 2/3 段，为坐骨神经的体表投影。坐骨神经痛时，常在此连线上出现压痛。

1）胫神经：为坐骨神经本干的直接延续，于股后区下部沿中线下行入腘窝，在小腿三头肌深面与胫后动脉伴行，经内踝后方进入足底区，分为足底内侧神经和足底外侧神经。胫神经分布于小腿后群诸肌和足底肌，以及小腿后面和足底的皮肤。

2）腓总神经：沿腘窝上外侧行向外下，绕腓骨颈至小腿前面，分为腓浅神经和腓深神经。

腓浅神经：在小腿肌外侧群下行至足背。肌支支配小腿肌外侧群；皮支分布于小腿外侧、足背和第 2~5 趾背的皮肤。

腓深神经：在小腿肌前群之间与胫前动脉伴行。肌支支配小腿肌前群、足背肌；皮支分布于第 1、2 趾相对缘背侧面的皮肤。

腓总神经绕行腓骨颈处位置表浅，易受损伤，损伤后出现足的畸形（图 9-67）。

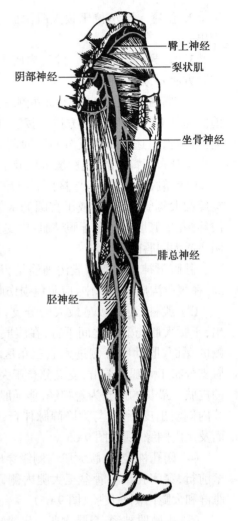

图 9-66 下肢后面的神经

### 知识链接

#### 腰丛神经损伤

股神经损伤后的主要表现：①运动障碍，股前肌群瘫痪，行走时抬腿困难，不能伸小腿；②感觉障碍，大腿前面和小腿内侧面皮肤感觉迟钝或丧失；③股四头肌萎缩，髌骨突出；④膝反射消失。

胫神经损伤后的主要表现：①运动障碍，小腿后群肌无力，足不能跖屈，足内翻力弱；②感觉障碍，小腿后面及足底皮肤感觉迟钝或丧失；③足畸形，因小腿前外侧群肌过度牵拉，使足背屈、外翻，出现"钩状足"或称"仰趾足"。

腓总神经损伤后的主要表现：①运动障碍，足不能背屈，趾不能伸，足下垂且内翻，行走时呈"跨阈步态"（用力屈髋、屈膝提高下肢以抬起足尖来行走）；②感觉障碍，小腿前外侧、足背及趾背感觉迟钝或丧失；③足畸形，久之可呈"马蹄内翻足"畸形。

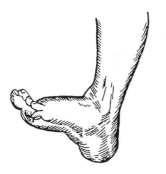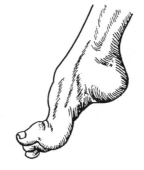

钩状足（胫神经损伤）　　　　　　　"马蹄"内翻足（腓总神经损伤）

图 9-67　胫神经、腓总神经损伤后足的畸形

## 二、脑神经

脑神经与脑相连,共 12 对,根据所含纤维成分性质的不同,可分为感觉性脑神经、运动性脑神经和混合性脑神经。脑神经的排列顺序、名称一般用罗马数字表示:Ⅰ(嗅神经)、Ⅱ(视神经)、Ⅲ(动眼神经)、Ⅳ(滑车神经)、Ⅴ(三叉神经)、Ⅵ(展神经)、Ⅶ(面神经)、Ⅷ(前庭蜗神经)、Ⅸ(舌咽神经)、Ⅹ(迷走神经)、Ⅺ(副神经)、Ⅻ(舌下神经)(图 9-68)。

（一）嗅神经

嗅神经为感觉性神经,由 20 多条嗅细胞中枢突聚集而成,而嗅细胞周围突分布于鼻腔嗅区的嗅黏膜上皮。嗅神经穿过筛孔入颅前窝,终于嗅球,传导嗅觉冲动(图 9-69)。

（二）视神经

视神经为感觉性神经,由视网膜节细胞的轴突,在视神经盘处聚集后穿过巩膜构成。视神经在眶内行向后内,穿经视神经管入颅中窝,与对侧视神经组成视交叉,再经视束连于外侧膝状体,传导视觉冲动(图 9-70)。

（三）动眼神经

动眼神经为运动性神经,含躯体运动和内脏运动两种纤维。躯体运动纤维起于中脑的动眼神经核;内脏运动纤维起于中脑的动眼神经副核。两种纤维合并成动眼神经后,自中脑脚间窝出脑,穿海绵窦外侧壁上部前行,经眶上裂入眶。躯体运动纤维支配上睑提肌、上直肌、下直肌、内直肌和下斜肌;内脏运动纤维(副交感纤维)支配睫状肌和瞳孔括约肌,兴奋时使瞳孔缩小、晶状体曲度加大(图 9-71,图 9-72)。

（四）滑车神经

滑车神经为运动性神经,起于中脑下丘平面的滑车神经核,自中脑背侧下丘下方出脑,绕过大脑脚外侧前行,穿海绵窦外侧壁向前,经眶上裂入眶,支配上斜肌。

（五）三叉神经

三叉神经为混合性神经,含有躯体运动纤维和躯体感觉纤维。躯体感觉纤维是位于颅中窝颞骨岩部尖端前面三叉神经节(半月节)的突起,由假单极神经元组成,其中枢突构成粗大的三叉神经感觉根,终于三叉神经感觉核,分别传导痛、温觉和触觉。三叉神经节的周围突分为三大分支,即眼神经、上颌神经和下颌神经。躯体运动纤维发自脑桥的三叉神经运动核,出脑桥后紧贴三叉神经节下面经过,进入下颌神经内。所以下颌神经为混合性神经,而眼神经和上颌神经为感觉性神经(图 9-73)。

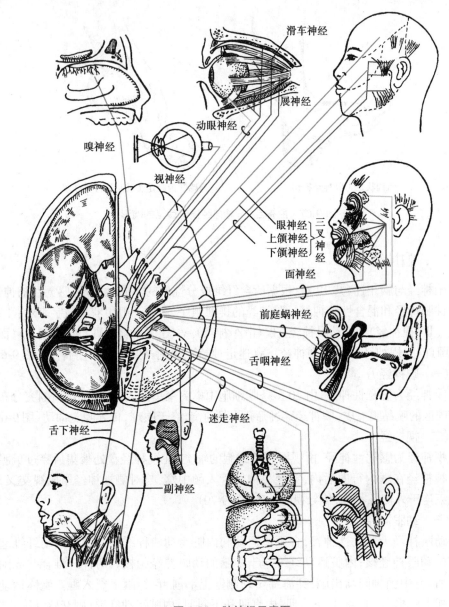

图 9-68 脑神经示意图

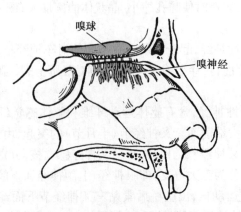

图 9-69 嗅神经

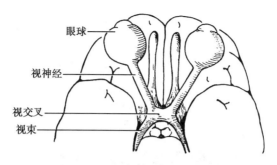

眼球

视神经

视交叉

视束

A.视神经与视交叉

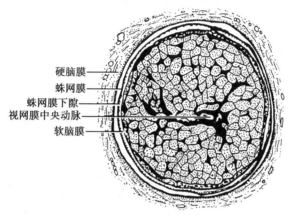

硬脑膜

蛛网膜

蛛网膜下隙

视网膜中央动脉

软脑膜

B.视神经横断面

图 9-70 视神经

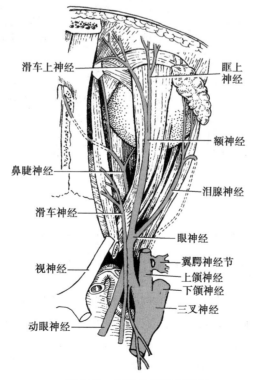

滑车上神经

眶上神经

额神经

鼻睫神经

泪腺神经

滑车神经

眼神经

视神经

翼腭神经节

上颌神经

下颌神经

三叉神经

动眼神经

图 9-71 眶内的神经上面观

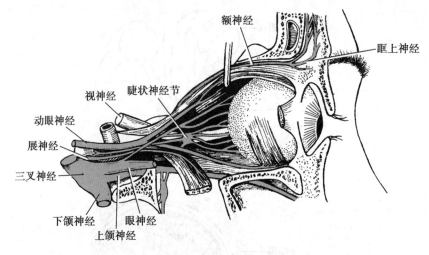

图 9-72　眶内的神经侧面观

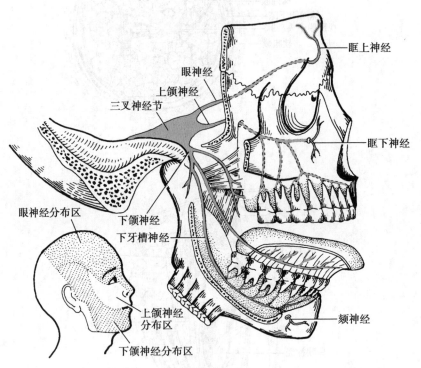

图 9-73　三叉神经

1. 眼神经　为感觉性神经,向前穿海绵窦外侧壁,经眶上裂入眶,分出眶上神经、额神经、泪腺神经、鼻睫神经,分支分布于眶、眼球、泪腺、结膜、硬脑膜、部分鼻黏膜、额顶部及上睑和鼻背部的皮肤。

2. 上颌神经　为感觉性神经,向前进入海绵窦外侧壁,经圆孔出颅,进入翼腭窝上部。其主要分支有眶下神经、上牙槽神经和颧神经等,分布于上颌牙及牙龈、上颌窦黏膜、口黏膜、鼻腔黏膜,以及口裂与眼裂之间的皮肤。

3. 下颌神经　最粗大,为混合性神经,自卵圆孔出颅后,在翼外肌深面发出肌支分布于咀嚼肌。感觉支分布于腮腺、颞区皮肤,颊部皮肤及颊部口腔黏膜,下唇的皮肤和黏膜,舌前 2/3 黏膜,传导一般感觉。下颌神经的下牙槽神经分布于下颌牙和牙龈。

（六）展神经

展神经为躯体运动神经,起自展神经核,向腹侧经延髓脑桥沟中线两侧出脑,前行至海绵窦穿出,经眶上裂入眶,分布于外直肌。展神经损伤可引起外直肌瘫痪,产生内斜视(图 9-72)。

（七）面神经

面神经为混合性神经,含有起于面神经核的躯体运动纤维、起于上泌涎核的内脏运动纤维,以及终止于孤束核的内脏感觉纤维。面神经进入内耳门,穿内耳道底入面神经管,先水平走行,后垂直下行自茎乳孔出颅,向前穿过腮腺到达面部。

面神经的内脏运动纤维和内脏感觉纤维均从面神经管内段分出。内脏运动纤维支配泪腺、下颌下腺和舌下腺的分泌活动;内脏感觉纤维分布于舌前 2/3 的味蕾,传导味觉冲动。躯体运动纤维经茎乳孔出颅,穿经腮腺后发出分支呈放射状支配面肌和颈阔肌(图 9-74)。

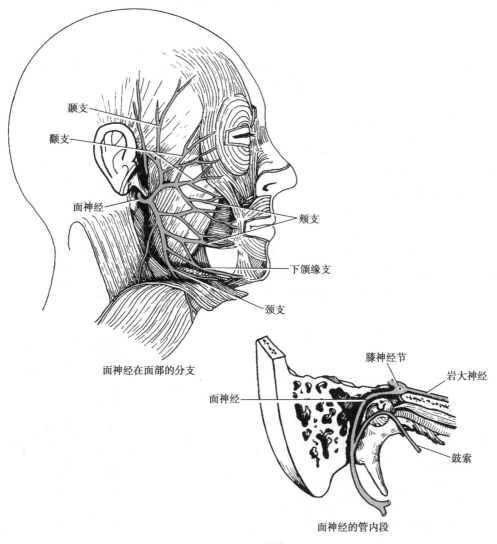

图 9-74　面神经

## （八）前庭蜗神经

前庭蜗神经为感觉性神经,由前庭神经和蜗神经组成(图 9-75)。

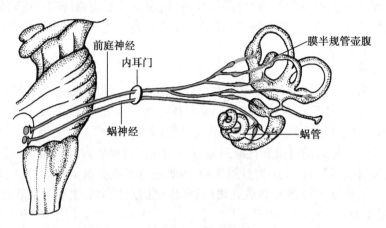

图 9-75 前庭蜗神经

1. 前庭神经 传导平衡觉。位于内耳道底的前庭神经节,由双极神经元胞体聚集而成,其周围突穿内耳道底分布于内耳球囊斑、椭圆囊斑和壶腹嵴;中枢突组成前庭神经,终于前庭神经核群和小脑等部。

2. 蜗神经 传导听觉。其双极神经元胞体在内耳耳蜗的蜗轴内,聚集成蜗神经节,其周围突分布于内耳螺旋器;中枢突集成蜗神经,终于蜗神经核。

## （九）舌咽神经

舌咽神经为混合性神经,含有起于疑核的躯体运动纤维、起于下泌涎核的内脏运动纤维(副交感纤维),以及终止于三叉神经感觉核的躯体感觉纤维和终止于孤束核的内脏感觉纤维。舌咽神经根连于延髓,与迷走神经、副神经同穿颈静脉孔前部出颅后,在颈内动、静脉之间下降后弓形向前达舌根(图 9-76)。

舌咽神经的躯体运动纤维支配咽肌;内脏运动纤维支配腮腺的分泌活动;内脏感觉纤维分布于咽和中耳等处的黏膜,以及舌后 1/3 黏膜和味蕾,传导一般感觉和味觉。

## （十）迷走神经

迷走神经为混合性神经,是行程最长、分布最广的脑神经(图 9-76,图 9-77)。

迷走神经含有起于疑核的躯体运动纤维、起于迷走神经背核的内脏运动纤维(副

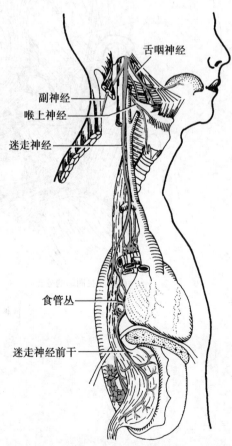

图 9-76 舌咽神经、迷走神经和副神经

交感纤维),以及终止于三叉神经感觉核的躯体感觉纤维和终止于孤束核的内脏感觉纤维。

迷走神经根自延髓出脑,经颈静脉孔出颅。在颈部,迷走神经下行于颈动脉鞘内;在胸部,左迷走神经在左颈总动脉与左锁骨下动脉之间下行,在主动脉弓前方,左肺根的后方分支加入左肺丛,另有分支至食管前面构成食管前丛。食管前丛至食管下段汇合为迷走神经前干;右迷走神经越过右锁骨下动脉前方,沿气管右侧下行,经右肺根后方分支加入右肺丛,至食管后面分支构成食管后丛,继续下行至食管下段汇合为迷走神经后干。迷走神经前、后干伴食管一起穿膈的食管裂孔进入腹腔。迷走神经较重要的分支如下:

1. 颈部的分支 主要有:①喉上神经,在颈静脉孔下方自迷走神经分出,在颈内动脉内侧下行,分支分布于声门裂以上的喉黏膜和部分喉肌;②颈心支,有2~3支,沿颈总动脉入胸腔,与交感神经的纤维交织成丛,由丛发出分支分布于心肌。

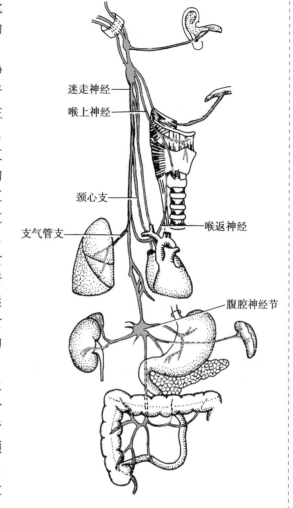

图 9-77 迷走神经

2. 胸部的分支 主要有喉返神经,并且左、右喉返神经行程有所不同。右喉返神经发出部位较高,勾绕右锁骨下动脉上行,返回颈部;左喉返神经发出部位较低,勾绕主动脉弓经下后方上行,返回颈部。在颈部,左、右喉返神经均走行于气管与食管之间的沟内,分支分布于声门裂以下的喉黏膜和支配大部分喉肌。

3. 腹部的分支 主要有:①胃前支、胃后支,分别分布于胃前壁和胃后壁;②肝支,分布于肝、胆囊等处;③腹腔支,分支分布于肝、胆、胰、脾、肾及结肠左曲以上的腹部消化管。

(十一) 副神经

副神经为运动性神经,由起于疑核和副神经核的躯体运动纤维组成,经颈静脉孔出颅,支配胸锁乳突肌和斜方肌(图9-76)。

(十二) 舌下神经

舌下神经为运动性神经,由舌下神经核发出后,自延髓前外侧沟出脑,经舌下神经管出颅,在颈内动、静脉之间弓形向前下走行,穿颏舌肌入舌内,支配舌肌。一侧舌下神经损伤,伸舌时舌尖偏向患侧(图9-78)。

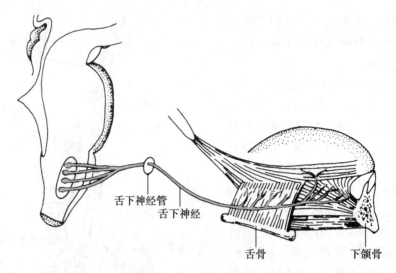

图 9-78　舌下神经

12 对脑神经概况详见表 9-4。

表 9-4　12 对脑神经概况

| 序号及名称 | 性质 | 连脑部位 | 出入颅部位 | 分布范围 | 损伤后症状 |
|---|---|---|---|---|---|
| Ⅰ 嗅神经 | 感觉性 | 端脑,嗅球 | 筛孔 | 鼻腔嗅黏膜 | 嗅觉障碍 |
| Ⅱ 视神经 | 感觉性 | 间脑,视交叉 | 视神经管 | 视网膜 | 视觉障碍 |
| Ⅲ 动眼神经 | 运动性 | 中脑,脚间窝 | 眶上裂 | 上睑提肌、上直肌、下直肌、内直肌、下斜肌、睫状肌和瞳孔括约肌 | 眼外斜视、上睑下垂,瞳孔对光及调节反射消失 |
| Ⅳ 滑车神经 | 运动性 | 中脑,下丘下方 | 眶上裂 | 上斜肌 | 眼不能向外下斜视 |
| Ⅴ 三叉神经 | 混合性 | 脑桥腹侧面的外侧 | 眶上裂(眼神经)、圆孔(上颌神经)、卵圆孔(下颌神经) | 头面部皮肤、口腔鼻腔黏膜、牙及牙龈、眼球、硬脑膜、咀嚼肌 | 头面部皮肤、口腔鼻腔黏膜感觉障碍,咀嚼肌瘫痪 |
| Ⅵ 展神经 | 运动性 | 延髓脑桥沟中部 | 眶上裂 | 外直肌 | 眼内斜视 |
| Ⅶ 面神经 | 混合性 | 延髓脑桥沟,展神经根外侧 | 茎乳孔 | 舌前 2/3 味蕾,面肌、颈阔肌、茎突舌骨肌、镫骨肌,下颌下腺、舌下腺、泪腺及鼻、腭部黏液腺 | 舌前 2/3 味觉障碍,额纹消失、闭眼困难、口角偏向健侧、鼻唇沟变浅,分泌障碍 |
| Ⅷ 前庭蜗神经 | 感觉性 | 延髓脑桥沟,面神经根外侧 | 内耳门 | 球囊斑、椭圆囊斑和壶腹嵴螺旋器 | 眩晕、眼球震颤听觉障碍 |

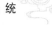

续表

| 序号及名称 | 性质 | 连脑部位 | 出入颅部位 | 分布范围 | 损伤后症状 |
|---|---|---|---|---|---|
| IX舌咽神经 | 混合性 | 延髓后外侧沟上部 | 颈静脉孔 | 腮腺,茎突咽肌,咽、咽鼓管黏膜、舌后1/3黏膜、颈动脉窦和颈动脉小球、舌后1/3味蕾,耳后皮肤 | 腮腺分泌障碍,咽、舌后1/3感觉障碍,咽反射消失,舌后1/3味觉消失 |
| X迷走神经 | 混合性 | 延髓后外侧沟中部 | 颈静脉孔 | 胸腹腔脏器平滑肌、心肌,腺体,咽喉肌,胸腹腔脏器及咽喉部黏膜,硬脑膜、耳郭及外耳道皮肤 | 心动过速、内脏活动障碍,发音困难、声音嘶哑,呛咳、吞咽困难 |
| XI副神经 | 运动性 | 延髓后外侧沟下部 | 颈静脉孔 | 咽喉肌、斜方肌、胸锁乳突肌 | 斜方肌瘫痪,肩下垂;胸锁乳突肌瘫痪,面不能转向对侧 |
| XII舌下神经 | 运动性 | 延髓前外侧沟 | 舌下神经管 | 舌内肌和大部分舌外肌 | 舌肌瘫痪,伸舌时舌尖偏向患侧 |

### 三、内脏神经

内脏神经主要分布于内脏、心血管、平滑肌和腺体。内脏神经可分为内脏感觉神经和内脏运动神经。内脏运动神经调节内脏、心血管的运动和腺体的分泌,很大程度上不受人的意志控制,故又称为自主神经;又因其主要是控制和调节动、植物共有的物质代谢活动,所以也称之为植物神经。内脏感觉神经则将内脏和心血管等处感受器的信息,传递至各级中枢,通过反射调节内脏、心血管等器官的运动。

(一)内脏运动神经

内脏运动神经与躯体运动神经在结构和功能上有较大差别。①神经元的数目不同:躯体运动神经自低级中枢至骨骼肌只有一个神经元。内脏运动神经从低级中枢到达所支配的器官需经过两个神经元:第一个神经元,称节前神经元,其轴突称节前纤维;第二个神经元,称节后神经元,其轴突称节后纤维。一个节前神经元可以和多个节后神经元构成突触。②节后纤维的分布形式不同:躯体运动神经节后纤维以神经干的形式分布;而内脏运动神经节后纤维常攀附脏器或血管形成神经丛,由丛再分支至效应器。③纤维成分不同:躯体运动神经只有一种纤维成分;内脏运动神经则有交感和副交感两种纤维成分。④支配的器官不同:躯体运动神经支配骨骼肌,一般都受意志的控制;内脏运动神经则支配平滑肌、心肌和腺体,一定程度上不受意志的控制。

内脏运动神经根据其形态结构和功能特点分为交感神经和副交感神经。

1. 交感神经　交感神经分为中枢部和周围部(图9-79)。

(1) 中枢部:位于脊髓 $T_1 \sim L_3$ 节段灰质的侧角。

(2) 周围部:由交感神经节、交感干、节前纤维和节后纤维组成(图9-79)。

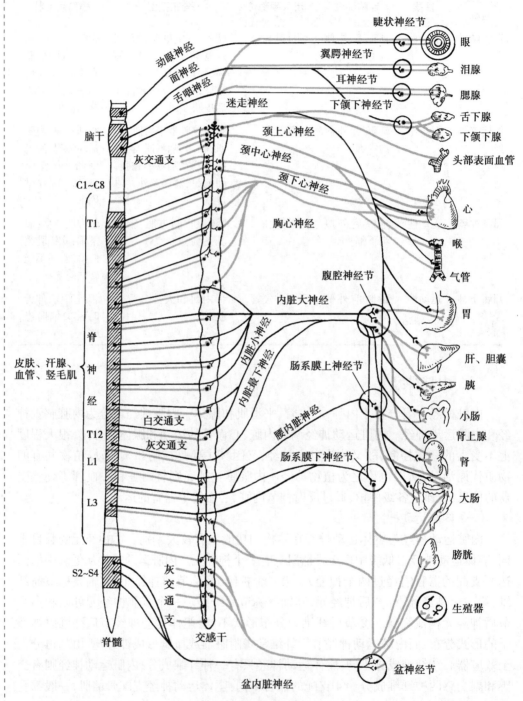

图 9-79　内脏运动神经概况示意图
黑色:节前纤维　灰色:节后纤维

1) 交感神经节:根据交感神经节所在位置不同,又可分为椎旁节和椎前节。椎旁节即交感干神经节,位于脊柱两旁,呈梭形或多角形,总数为22~23对成对节及尾部两侧合成的1个奇神经节;椎前节位于脊柱前方,包括腹腔神经节、肠系膜上神经节、肠系膜下神经节和主动脉肾神经节,分别位于同名动脉的根部(图9-80)。

2) 交感干:位于脊柱两侧,由交感干神经节和节间支连成。左、右两条交感干上至颅底,下至尾骨,于尾骨的前面两干合并于奇神经节(图9-80)。交感干神经节与相应的脊神经之间有白交通支和灰交通支相连。白交通支主要由有髓鞘的节前纤维组成,呈白色。白交通支的细胞体仅存在于脊髓$T_1$~$L_3$节段,共15对脊神经与相应的交感干神经节之间;灰交通支连于交感干与31对脊神经前支之间,由交感干神经节细胞发出的节后纤维组成,多无髓鞘,色灰暗,共31对。

3) 交感神经节前纤维:由脊髓侧角发出的交感神经节前纤维,经脊神经前根、脊神经、白交通支进入交感干之后有

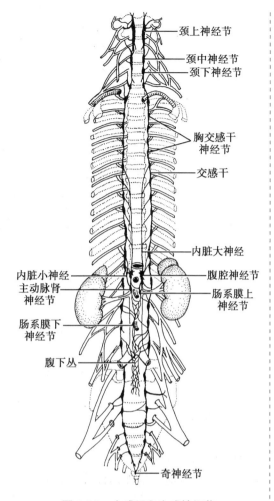

图 9-80 交感干和交感神经节

3种去向:①终止于相应的椎旁节,交换神经元;②在交感干内上行或下行后,终于上方或下方的椎旁节交换神经元;③穿过椎旁节后,至椎前节交换神经元。

4) 交感神经节后纤维:由交感神经节发出的节后纤维也有3种去向:①经灰交通支返回脊神经,随脊神经分布至全身的血管、汗腺和竖毛肌等;②攀附动脉走行,随动脉分布到所支配的器官;③离开交感干直接分布到所支配的脏器。

交感神经的分布规律如下:来自脊髓胸1~5节段侧角神经元的节前纤维,更换神经元后,节后神经纤维分布于头、颈、胸腔器官和上肢;来自脊髓胸6~12节段侧角神经元的节前纤维,更换神经元后,节后神经纤维分布于肝、脾、肾等实质性脏器和结肠左曲以上的消化管;来自脊髓腰1~3节段侧角神经元的节前纤维,更换神经元后,节后神经纤维分布于结肠左曲以下的消化管、盆腔脏器和下肢(图9-80,图9-81)。

2. 副交感神经 也分为中枢部和周周部(图9-79)。

(1)中枢部:位于脑干的4对副交感核和脊髓骶2~4节段的骶副交感核。

(2)周围部:包括副交感神经节和副交感神经纤维。

1) 副交感神经节:多位于器官旁或器官壁内,称器官旁节和器官内节,包括睫状神经节、翼腭神经节、下颌下神经节和耳神经节等(图9-79)。

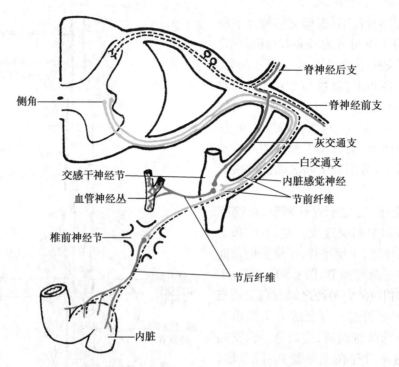

图 9-81 交感神经纤维走行模式图

2）副交感神经纤维

A. 颅部的副交感神经：中脑动眼神经副核发出的节前纤维，随动眼神经入眶腔后到达睫状神经节内交换神经元，节后纤维支配瞳孔括约肌和睫状肌；脑桥的上泌涎核发出的节前纤维加入面神经，经翼腭神经节换神经元，节后纤维分布于泪腺、鼻腔黏膜的腺体，另一部分经下颌下神经节换神经元，节后纤维分布于下颌下腺、舌下腺及口腔黏膜的腺体；延髓的下泌涎核发出的节前纤维加入舌咽神经，其分支经耳神经节换神经元，节后纤维分布于腮腺；延髓的迷走神经背核发出的节前纤维加入迷走神经，分支到达胸、腹腔脏器及结肠左曲以上的消化管附近或壁内的副交感神经节换元，节后纤维分布于上述部位器官的平滑肌、心肌和腺体。

B. 骶部的副交感神经：脊髓骶 2~4 节段的骶副交感核发出的节前纤维，随骶神经出骶前孔，又离开骶神经前支，组成盆内脏神经加入盆丛，随盆丛分支分布到盆腔脏器，在脏器附近或脏器壁内的副交感神经节交换神经元，节后纤维支配结肠左曲以下的消化管、盆腔器官和外生殖器。

3. 交感神经与副交感神经的主要区别 交感神经和副交感神经在神经来源、形态结构、分布范围和功能上有明显的区别。

（1）低级中枢部位的区别：交感神经的低级中枢位于脊髓 $T_1$~$L_3$ 节段的灰质侧角内；副交感神经的低级中枢位于脑干的副交感核和脊髓骶 2~4 节段的骶副交感核。

（2）周围神经节部位的区别：交感神经节位于脊柱的两旁（椎旁节）和脊柱的前方（椎前节）；副交感神经节位于所支配器官的附近（器官旁节）或器官壁内（器官内节）。

（3）节前纤维与节后纤维长短的区别：交感神经节前纤维短，节后纤维长；副交感神经节前纤维较长，而节后纤维则较短。

（4）节前神经元与节后神经元比例的区别：一个交感神经节前神经元的轴突可与较多的节后神经元组成突触；而一个副交感神经节前神经元的轴突则与较少的节后神经元组成突触。

（5）分布范围的区别：交感神经的分布范围广泛，全身的血管、汗腺、立毛肌、肾上腺髓质等均由交感神经支配，而无副交感神经支配。

（6）对同一器官所起作用的区别：交感神经与副交感神经对同一器官的作用既互相拮抗又互相统一、互相配合、协调活动，使机体更好地适应内、外环境的变化。例如：当机体剧烈运动时，交感神经兴奋增强，副交感神经兴奋减弱，于是出现心跳加快、血压升高、支气管扩张、瞳孔开大、消化活动受抑制等现象；而当机体处于安静或睡眠状态时，副交感神经兴奋加强，交感神经相对抑制，因而出现心跳减慢、血压下降、支气管收缩、瞳孔缩小、消化活动增强等现象。

交感神经、副交感神经和内脏感觉神经在到达所支配的脏器的过程中，互相交织构成内脏神经丛。

（二）内脏感觉神经

内脏感觉神经元的胞体位于脊神经节和脑神经节内。这些神经元的周围突随交感神经或副交感神经走行，中枢突进入脊髓和脑干。内脏感觉神经接受内脏器官的各种刺激，转变为神经冲动传至中枢，产生内脏感觉。

内脏感觉神经有如下特点：①痛阈较高，内脏感觉纤维的数目较少，且多为细纤

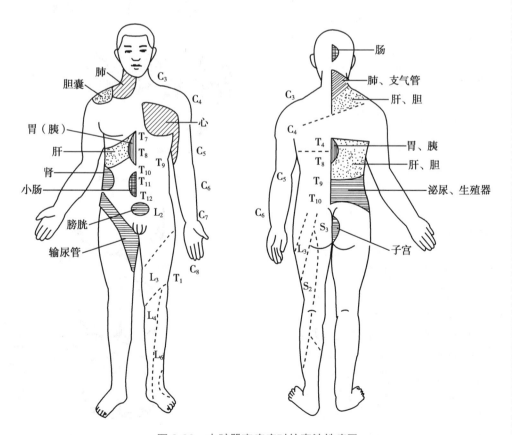

图 9-82　内脏器官疾病时的牵涉性痛区

维,痛阈较高,一般强度的刺激不引起主观感觉,但胃的饥饿收缩、直肠和膀胱的充盈等均可引起感觉。②内脏对切割等刺激不敏感,但对牵拉、膨胀、冷热、缺血等刺激很敏感。③内脏感觉的传入途径比较分散,即一个脏器的感觉纤维经过多个节段的脊神经进入中枢,而一条脊神经又包含来自几个脏器的感觉纤维。因此,内脏痛是弥散的,定位不准确。

### (三) 牵涉性痛

当某些内脏器官发生病变时,常在体表一定区域产生感觉过敏或痛觉,这种现象,称为牵涉性痛。牵涉性痛有时发生在患病内脏邻近的皮肤区,有时发生在距患病内脏较远的皮肤区。其发生机制是发生牵涉性痛的体表部位与病变器官的感觉神经进入同一脊髓节段,患病内脏的冲动可以扩散或影响到邻近的躯体感觉神经元,从而产生牵涉性痛。例如,心绞痛时,常在胸前区及左臂内侧皮肤感到疼痛;肝胆疾患时,常在右肩部感到疼痛等(图 9-82)。

# 第四节 神经传导通路

神经传导通路是指高级神经中枢与感受器或效应器之间传导神经冲动的神经通路。它是由若干神经元连接而成的神经元链。由感受器将神经冲动,经传入神经、各级中枢至大脑皮质的神经传导通路为感觉传导通路,又称上行传导通路;将大脑皮质发出的神经冲动,经皮质下的各级中枢、传出神经至效应器的神经传导通路为运动传导通路,又称下行传导通路。

## 一、感觉传导通路

### (一) 躯干四肢本体感觉和精细触觉传导通路

本体感觉是指肌、腱、关节等运动器官本身在不同状态时产生的感觉,因位置较深,又称深感觉。在本体感觉传导通路中,还传导皮肤的精细触觉(即辨别两点间距离和感受物体的纹理粗细等)。该传导通路由 3 级神经元组成(图 9-83)。

第 1 级神经元的胞体是脊神经节内的假单极神经元,其纤维较粗,周围突构成脊神经的感觉纤维,分布于四肢、躯干的肌、腱、关节和骨膜等处的深部感受器(肌梭、腱梭等),中枢突经后根进入脊髓后索。其中,来

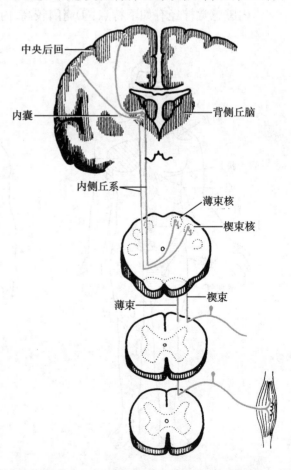

图 9-83　本体感觉和精细触觉传导通路

自脊髓第5胸节以下的中枢突形成薄束;来自脊髓第4胸节以上的中枢突形成楔束。薄束和楔束的纤维至延髓后分别终止于薄束核与楔束核。此两核为第2级神经元胞体所在,换神经元后,发出轴突向前绕过中央灰质的腹侧,左、右交叉,即内侧丘系交叉,交叉后的纤维转向上行于延髓中线的两侧、锥体束的后方,形成内侧丘系,向上经脑桥、中脑,终于丘脑腹后外侧核。第3级神经元胞体位于丘脑腹后外侧核,发出轴突(第3级纤维)经内囊后肢,大部分投射到中央后回的中、上部和中央旁小叶的后部。

若此通路受损,患者闭目时不能确定身体的位置和运动方向,闭目站立时身体倾斜、摇晃并容易跌倒,同时还丧失精细触觉和震颤觉。

（二）痛觉、温觉和粗触觉传导通路

该通路传导皮肤的痛觉、温觉和粗触觉冲动,又称浅感觉传导通路,也由3级神经元组成(图9-84)。

1. 躯干四肢痛觉、温觉和粗触觉传导通路 第1级神经元是脊神经节内的假单极神经元,周围突构成脊神经内的感觉纤维,分布到躯干和四肢的皮肤;中枢突通过后根的外侧部进入脊髓后外侧束,上升1~2个脊髓节段进入灰质,止于第2级神经元。第2级神经元胞体位于脊髓灰质后角,发出轴突经白质前连合交叉至对侧脊髓侧索和前索上行,形成脊髓丘脑束,终于丘脑腹后外侧核。第3级神经元胞体位于丘脑腹后外侧核,发出轴突(第3级纤维),经内囊后肢,投射到中央后回的中、上部和中央旁小叶的后部。

2. 头面部痛觉、温觉和触觉传导通路 第1级神经元胞体位于三叉神经节内,三叉神经节内假单极神经元的周围突随三叉神经的分支分布于头面部皮肤,鼻腔、口

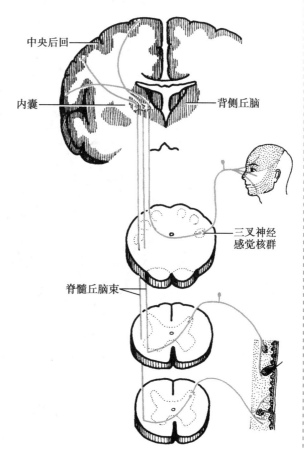

图9-84 痛觉、温觉和粗触觉传导通路

腔的黏膜;中枢突构成三叉神经感觉根,进入脑桥后,终于同侧的三叉神经感觉核群。第2级神经元胞体位于三叉神经感觉核群,发出的纤维交叉至对侧组成三叉丘系,终止于丘脑腹后内侧核。第3级神经元胞体位于丘脑腹后内侧核,由核发出的纤维经内囊后肢,投射到中央后回的下部。

（三）视觉传导通路

视觉传导通路第1级神经元为双极细胞,其周围支与视网膜内的视锥细胞和视杆细胞形成突触;中枢支与视网膜的节细胞形成突触。第2级神经元是节细胞,其轴

突在视神经盘(乳头)处集合成视神经,经视神经管入颅腔,形成视交叉。视交叉为不完全性交叉,来自两眼视网膜鼻侧半的纤维左、右交叉,交叉后加入对侧视束;来自视网膜颞侧半的纤维不交叉,走在同侧视束内。每侧视束内含有同侧眼视网膜的颞侧半的纤维和对侧眼视网膜的鼻侧半的纤维。视束向后绕大脑脚终于外侧膝状体。第3级神经元的胞体在外侧膝状体内,由外侧膝状体发出的纤维组成视辐射,经内囊后肢投射到大脑皮质距状沟周围的视觉中枢(图9-85)。

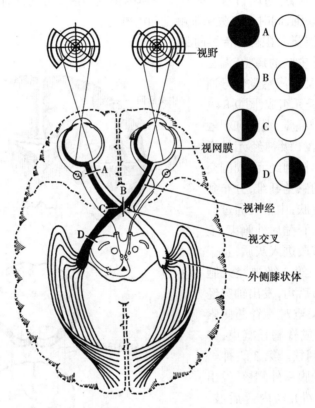

图 9-85 视觉传导通路

## 知识链接

### 视野

视野是指眼球向前平视时能看到的空间范围。由于眼球屈光装置对光线的折射作用,鼻侧半视野的物像投射到颞侧半视网膜,颞侧半视野的物像投射到鼻侧半视网膜,上半视野的物像投射到下半视网膜,下半视野的物像投射到上半视网膜。当视觉传导通路在不同部位受损时,可引起不同的视野缺损:①一侧视神经损伤,可引起该侧视野全盲;②视交叉中央部损伤(如垂体瘤压迫),可引起双眼视野颞侧半偏盲;③一侧视交叉外侧部的未交叉纤维损伤,可出现患侧视野鼻侧半偏盲;④一侧视束以后部位(视辐射、视觉中枢)损伤,可引起双眼对侧半视野同向性偏盲(患侧视野鼻侧半偏盲和健侧视野颞侧半偏盲)。

（四）瞳孔对光反射通路

光照一侧瞳孔,引起两眼瞳孔缩小的反射,称瞳孔对光反射。光照侧的瞳孔缩小,称直接对光反射;非光照侧的瞳孔缩小,称间接对光反射。瞳孔对光反射通路:光波→视网膜→视神经→视交叉→视束→顶盖前区(对光反射中枢)→两侧动眼神经副核→副交感神经节前纤维→睫状神经节→副交感神经节后纤维→瞳孔括约肌收缩→两侧瞳孔缩小。

（五）听觉传导通路

第1级神经元为蜗神经节内的双极神经细胞,其周围支分布于内耳的螺旋器;中枢支组成蜗神经,与前庭神经一起组成前庭蜗神经入脑桥,止于蜗神经核。第2级神经元的胞体位于蜗神经核,由核发出纤维,在脑桥内经交叉形成斜方体,然后折返上行形成外侧丘系;另一部分不交叉的纤维加入同侧外侧丘系上行,大部分纤维先止于下丘,换神经元后终于内侧膝状体。第3级神经元的胞体在内侧膝状体,发出的纤维组成听辐射,经内囊后肢,止于大脑皮质颞横回的听觉中枢(图9-86)。

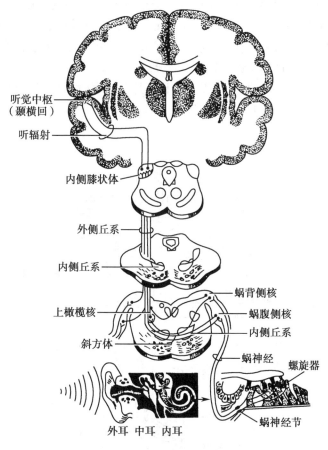

听觉中枢
（颞横回）
听辐射
内侧膝状体
外侧丘系
内侧丘系
上橄榄核
斜方体
蜗背侧核
蜗腹侧核
内侧丘系
蜗神经
螺旋器
蜗神经节
外耳 中耳 内耳

图 9-86　听觉传导通路

## 二、运动传导通路

运动传导通路是连接大脑皮质与骨骼肌之间的神经元链,包括锥体系和锥体外系。

273

### (一)锥体系

锥体系主要管理骨骼肌的随意运动,由上运动神经元和下运动神经元组成。上运动神经元的胞体位于中央前回和中央旁小叶前部皮质中,其轴突组成下行的锥体束。其中,下行终于脑神经运动核的纤维,称皮质核束;下行终于脊髓前角运动细胞的纤维,称皮质脊髓束。下运动神经元胞体位于脑神经运动核和脊髓前角运动细胞,其轴突参与组成周围神经。

1. 皮质核束 其纤维由中央前回下部皮质中的锥体细胞发出,经内囊膝部下行至中脑的大脑脚底,大多数下行纤维终止于两侧的脑神经运动核,但面神经核的下半(分布到眼裂以下的面肌)和舌下神经核仅接受对侧的皮质核束支配(图 9-87~图 9-89)。

2. 皮质脊髓束 中央前回中、上部和中央旁小叶前部以及其他一些皮质中的锥体细胞的轴突集合组成皮质脊髓束,经内囊后肢下行,至中脑的大脑脚底和脑桥基底部至延髓锥体,在锥体下端,绝大部分纤维左、右相互交叉,形成锥体交叉,交叉后的纤维继续于对侧脊髓侧索内下行,形成皮质脊髓侧束,逐节止于同侧前角运动细胞,支配四肢肌;小部分未交叉的纤维在同侧脊髓前索内下行,形成皮质脊髓前束。该束仅达胸节,并经白质前连合逐节交叉至对侧,止于前角运动细胞,支配躯干和四肢骨骼肌的运动;另有一部分纤维始终不交叉而止于同侧前角运动细胞,支配躯干肌(图 9-90)。所以,躯干肌是受两侧大脑皮质支配的,一侧皮质脊髓束在锥体交叉前受损,主要引起对侧肢体瘫痪,而躯干肌的运动不会受到明显影响。

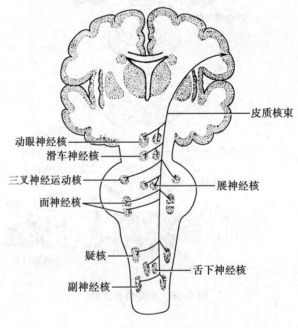

图 9-87 皮质核束

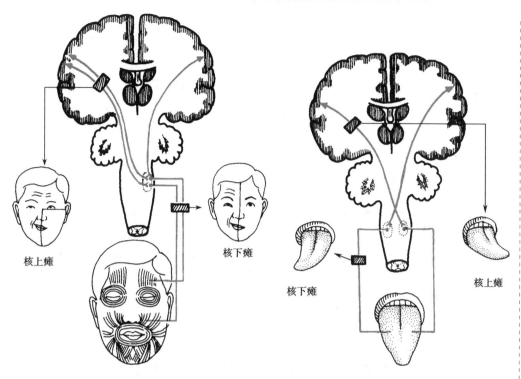

图 9-88　面神经核上瘫、核下瘫

图 9-89　舌下神经核上瘫、核下瘫

核上瘫

核下瘫

核下瘫

核上瘫

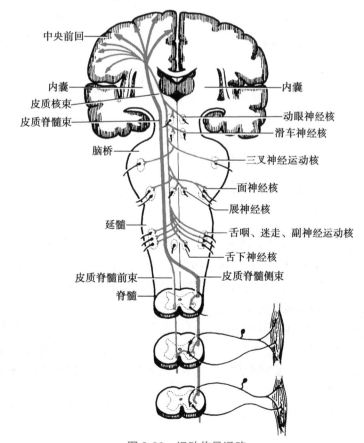

中央前回

内囊

皮质核束

皮质脊髓束

脑桥

延髓

皮质脊髓前束

脊髓

内囊

动眼神经核

滑车神经核

三叉神经运动核

面神经核

展神经核

舌咽、迷走、副神经运动核

舌下神经核

皮质脊髓侧束

图 9-90　运动传导通路

## 知识链接

### 瘫痪

核上瘫与核下瘫：核上瘫指一侧上运动神经元受损，可产生对侧眼裂以下的面肌和对侧舌肌瘫痪，表现为病灶对侧鼻唇沟消失，口角低垂并向病灶侧偏斜，流涎，不能做鼓腮、露齿等动作，伸舌时舌尖偏向病灶对侧。核下瘫是一侧面神经核的神经元受损，可致病灶侧所有的面肌瘫痪，表现为额横纹消失、眼不能闭、口角下垂、鼻唇沟消失等；一侧舌下神经核的神经元受损，可致病灶侧全部舌肌瘫痪，表现为伸舌时舌尖偏向病灶侧。两者均为下运动神经元损伤，故统称为核下瘫。

软瘫与硬瘫：软瘫是下运动神经元受到损害，所支配的肌肉力量减弱，肌肉松弛，并逐渐萎缩，同时腱反射减弱或消失，故此类瘫痪又称"弛缓性瘫痪"。硬瘫是上运动神经元，即大脑的神经细胞和其发出的纤维受到损害，由于高级中枢失去对低级中枢的控制，肌肉无法随意动作，感觉减退或消失，但肌肉张力增大，摸上去发硬，对刺激极为敏感，很容易发生不自主收缩。此类瘫痪，称痉挛性瘫痪，脑瘫或高位截瘫便属这类。

上、下运动神经元损害后的临床表现见表 9-5。

表 9-5　上、下运动神经元损害后的临床表现

| 症状与体征 | 上运动神经元损害 | 下运动神经元损害 |
|---|---|---|
| 瘫痪范围 | 常较广泛 | 常较局限 |
| 瘫痪特点 | 痉挛性瘫（硬瘫、中枢性瘫） | 弛缓性瘫（软瘫、周围性瘫） |
| 肌张力 | 增高 | 减低 |
| 深反射 | 亢进 | 消失 |
| 浅反射 | 减弱或消失 | 消失 |
| 腱反射 | 亢进 | 减弱或消失 |
| 病理反射 | 有(+) | 无(-) |
| 肌萎缩 | 早期无，晚期为失用性萎缩 | 早期即有萎缩 |

### （二）锥体外系

锥体外系是锥体系以外的影响和控制躯体运动的下行传导通路。锥体外系起于中央前回以外的大脑皮质（主要是额叶和顶叶），在下降过程中，与纹状体、小脑、黑质、红核及网状结构等有广泛联系，多次更换神经元后终于脊髓前角运动神经元或脑神经躯体运动核，再经脊神经或脑神经支配骨骼肌。

锥体外系的主要功能是调节肌紧张、协调肌的活动、维持和调整体态姿势、进行习惯性和节律性动作等。锥体外系的活动是在锥体系的主导下进行的，而锥体外系的活动又给锥体系的活动以最适宜的条件，两者相互协调、相互依赖，从而共同完成人体各项复杂的随意运动。

（董　博）

复习思考题

1. 试述脊髓灰质的位置、分部和功能。

2. 试述脊髓白质各索内主要传导束的名称和功能。

3. 试述小脑的位置和外形。

4. 试述间脑的位置和分部。

5. 大脑半球分哪几个叶?

6. 大脑皮质的功能定位(运动、感觉、视觉、听觉中枢)在何处? 特点如何?

7. 大脑皮质语言中区各在何处?

8. 基底核有哪些? 何谓新纹状体和旧纹状体?

9. 试述内囊的位置、分部及组成各部的主要纤维束;高血压患者内囊出血后,主要出现的症状及原因。

10. 试述脑脊液的产生与排出途径。

11. 试述腰椎穿刺抽脑脊液,安全穿刺部位及经过的结构。

12. 试述躯干及四肢浅感觉传导通路。

13. 试述躯干及四肢深感觉及精细触觉传导通路。

# 第十章

# 内分泌系统

学习要点

　　内分泌系统的组成;甲状腺、甲状旁腺、肾上腺、垂体、胸腺的形态和位置;甲状腺、肾上腺、垂体的微细结构。

### 案例分析

　　王某,男,33岁,1周前连续加班工作后出现乏力、心慌、失眠、怕热、多汗、左眼胀痛,遂入院就诊。查体:T 37.7℃,P 99 次/min,R 21 次/min,BP 115/75mmHg,身高 169cm,体重 44kg,神志清,左眼突出明显,心率 100 次/min,双手有轻微震颤。实验室检查:FT$_3$、FT$_4$均增高,血 TSAb(+)。

　　初步诊断:甲状腺功能亢进症伴重症浸润性眼突,毒性弥漫性甲状腺肿。

　　讨论:甲状腺的大体组成和主要功能。

　　内分泌系统包括内分泌器官和内分泌组织。内分泌器官指形态结构上独立存在、肉眼可见的内分泌腺,如甲状腺、甲状旁腺、肾上腺、垂体、胸腺和松果体等。内分泌组织指散在于其他器官组织中的内分泌细胞团,如胰腺内的胰岛、睾丸内的间质细胞、卵巢内的卵泡和黄体,以及消化管壁内的内分泌细胞等。

　　内分泌细胞的分泌物称为激素。激素直接进入血液或淋巴,随血液循环运送至全身各部,调节人体的新陈代谢、生长发育和生殖功能等。一种激素一般只作用于某种特定的细胞或组织,对某种激素产生特定效应的细胞和器官,称为该激素的靶细胞和靶器官。

## 第一节 甲 状 腺

### 一、甲状腺的形态和位置

　　甲状腺位于颈前部,呈"H"形,分为左叶、右叶以及中间的甲状腺峡。有半数人的甲状腺从甲状腺峡向上伸出一锥状叶(图 10-1)。甲状腺左叶、右叶贴于喉下部和气管上部的两侧,甲状腺峡多位于第 2~4 气管软骨的前方。甲状腺借结缔组织固定于喉软骨,故吞咽时甲状腺可随喉上下移动。

甲状腺左叶、右叶的后外方与颈部血管相邻,内侧面与喉、气管、咽、食管、喉返神经等相邻,故当甲状腺肿大时,可压迫以上结构,引起呼吸困难、吞咽困难和声音嘶哑等症状。

## 二、甲状腺的微细结构

甲状腺表面包有结缔组织被膜。被膜伸入甲状腺实质内,将甲状腺实质分为许多小叶,每个小叶内含有许多甲状腺滤泡,由滤泡上皮组成。滤泡之间的结缔组织内有呈卵圆形的滤泡旁细胞(图 10-2)。

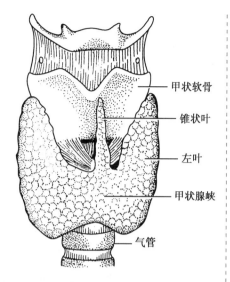

图 10-1 甲状腺

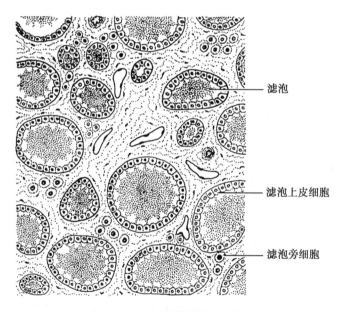

图 10-2 甲状腺的微细结构

## 三、甲状腺分泌的激素和主要功能

### (一)甲状腺素

甲状腺素由甲状腺滤泡上皮细胞合成和分泌,主要功能是促进机体的新陈代谢,提高神经系统的兴奋性,促进机体的生长发育,尤其对婴幼儿的骨骼和中枢神经系统的发育十分重要。儿童甲状腺功能低下,表现为身体矮小、智力低下,称为呆小症;成年人甲状腺功能低下,可导致新陈代谢率降低、毛发稀少、精神呆滞,发生黏液性水肿等。甲状腺功能亢进时,新陈代谢率增高,可导致突眼性甲状腺肿,常有心跳加速、神经过敏、体重减轻及眼球突出等症状。甲状腺素合成需要碘,长期缺碘,可导致甲状腺组织过度增生、肥大,形成单纯性甲状腺肿。

**（二）降钙素**

降钙素由滤泡旁细胞分泌。降钙素可抑制破骨细胞的活动,减少溶骨过程,并抑制胃肠道和肾小管吸收钙离子,使血钙浓度降低。

# 第二节 甲状旁腺

## 一、甲状旁腺的形态和位置

甲状旁腺为棕黄色的扁椭圆形小体,大小似黄豆(图10-3)。

甲状旁腺通常有上、下各1对,分别位于甲状腺左叶、右叶的后缘,有时埋入甲状腺实质内。

## 二、甲状旁腺分泌的激素和主要功能

甲状旁腺分泌甲状旁腺素。甲状旁腺素主要作用于骨细胞和破骨细胞,增强破骨细胞的活动,促使骨质溶解,并能促进肠和肾小管对钙的吸收,从而使血钙升高。血钙浓度在甲状旁腺素和降钙素共同调节下维持着稳定。钙在体内的作用包括:形成骨质;参与血凝;降低神经和骨骼肌的兴奋性等。

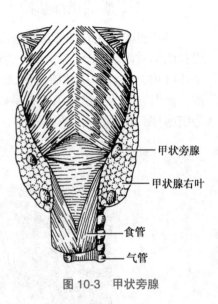

图10-3 甲状旁腺

甲状旁腺素分泌不足时,可导致血钙浓度降低,引起手足抽搐。甲状旁腺功能亢进时,可引起骨质过度脱钙,容易发生骨折。

# 第三节 肾 上 腺

## 一、肾上腺的形态和位置

肾上腺呈黄色,位于腹膜后,两肾的内上方,左、右各一,左肾上腺近似半月形,右肾上腺呈三角形。

肾上腺与肾共同包裹在肾筋膜和肾脂肪囊内(图10-4)。

## 二、肾上腺的微细结构

肾上腺的表面包有结缔组织被膜,肾上腺的实质分为皮质和髓质两部分(图10-5)。

**（一）皮质**

肾上腺皮质位于肾上腺的周围部,占肾上腺体积的80%~90%;根据细胞的排列形式,将皮质分为球状带、束状带和网状带。

1. **球状带** 位于皮质浅层,较薄。细胞排列成球状团块。细胞较小,呈矮柱状。细胞核小,染色深。细胞质较少。

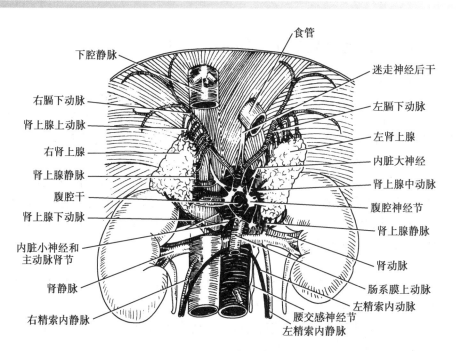

图 10-4 肾上腺

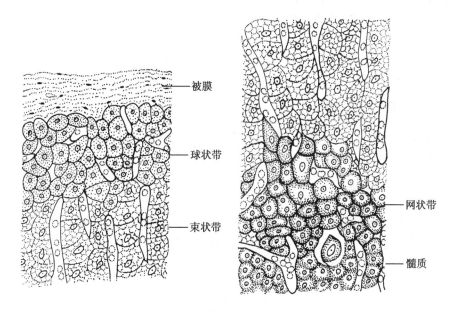

图 10-5 肾上腺的微细结构

2. 束状带 位于皮质中层,最厚。细胞排列成索状。细胞呈立方形或多边形。细胞核圆形,较大,着色浅。细胞质内含大量脂滴。

3. 网状带 位于皮质内层。细胞呈多边形,较小,排列成索状并互连成网。细胞核小,着色较深。细胞质呈嗜酸性。

（二）髓质

肾上腺髓质位于肾上腺的中央部。髓质细胞排列成团或索,呈多边形。细胞质内有许多易被铬盐染成棕黄色的颗粒,故亦称嗜铬细胞。

### 三、肾上腺分泌的激素和主要功能

#### (一) 盐皮质激素

盐皮质激素由肾上腺皮质球状带的腺细胞分泌。盐皮质激素以醛固酮为主,主要作用是调节体内的水盐代谢。醛固酮能促进肾远端小管曲部和集合小管重吸收水、钠离子和排出钾离子,对维持体内钠钾含量和循环血量的相对稳定有很重要作用。

#### (二) 糖皮质激素

糖皮质激素由肾上腺皮质束状带的腺细胞分泌,主要为皮质醇(如氢化可的松)和皮质酮。糖皮质激素的主要作用是调节糖和蛋白质的代谢,可促使蛋白质及脂肪分解并转变成糖,并有降低免疫反应及抗炎症等作用,故临床常用这种激素配合其他药物治疗过敏性疾病和严重感染。

#### (三) 肾上腺素

肾上腺素由肾上腺髓质细胞分泌,主要作用是使心率加快,心和骨骼肌的血管扩张。

#### (四) 去甲肾上腺素

去甲肾上腺素由肾上腺髓质细胞分泌,主要作用是使血压升高,心、脑和骨骼肌内的血流加速。

肾上腺皮质功能亢进或长期大量使用糖皮质激素,可引发库欣综合征,呈现脂肪的向心性分布,临床称为"满月脸""水牛背"。

# 第四节 垂 体

### 一、垂体的形态和位置

垂体呈椭圆形,位于蝶骨体上面的垂体窝内,借漏斗连于下丘脑。垂体的前上方与视交叉相邻,当垂体发生肿瘤时,可压迫视交叉的交叉纤维,引起双眼视野颞侧半偏盲。

### 二、垂体的分部

垂体分为前部的腺垂体和后部的神经垂体。腺垂体包括远侧部、结节部和中间部。神经垂体包括神经部及漏斗。通常将远侧部和结节部称垂体前叶,将中间部和神经部称垂体后叶(图 10-6)。垂体的分部列表如下:

$$
\begin{cases}
腺垂体
\begin{cases}
\left.\begin{array}{l}远侧部\\结节部\end{array}\right\}前叶\\
\left.\begin{array}{l}中间部\end{array}\right\}\\
\end{cases}\\
\left.\begin{array}{l}中间部\\神经部\end{array}\right\}后叶\\
神经垂体
\begin{cases}
神经部\\漏斗部
\end{cases}
\end{cases}
$$

### 三、垂体的微细结构

#### (一) 腺垂体

腺垂体主要由腺细胞构成。腺细胞排列成索或团状,其间有丰富的血窦。根据HE 染色着色的差异,可将其分为嗜酸性细胞、嗜碱性细胞和嫌色细胞(图 10-7)。

1. 嗜酸性细胞 细胞数量多,体积较大,呈圆形或卵圆性。

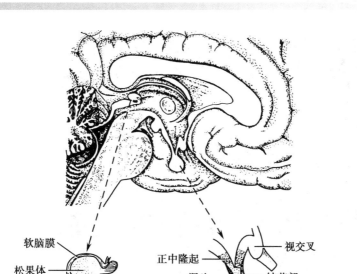

图 10-6　垂体和松果体

2. 嗜碱性细胞　细胞数量少,体积大小不等,呈圆形或多边形。

3. 嫌色细胞　细胞数量最多,染色浅,轮廓不清。

(二) 神经垂体

　　神经垂体主要由无髓神经纤维和神经胶质细胞构成,不含腺细胞,无内分泌功能。无髓神经纤维来自下丘脑的视上核和室旁核,是两核中内分泌神经元的轴突。视上核和室旁核中的神经内分泌神经元分泌的激素经无髓神经纤维运输至神经垂体储存,待需要时释放入血。

## 四、垂体分泌的激素和主要功能

(一) 腺垂体嗜酸性细胞分泌 2 种激素

　　1. 生长激素　生长激素能促进骨骼和肌肉的生长。幼年时期,生长激素分泌不足,可引起侏儒症;生长激素分泌过多,可引起巨人症。成人生长激素分泌过多,可引起肢端肥大症。

　　2. 催乳激素　催乳激素能促进乳腺的发育,在妊娠晚期和哺乳期能促进乳汁的分泌。

(二) 腺垂体嗜碱性细胞主要分泌 3 种激素

1. 促甲状腺激素　可促进甲状腺滤泡的增生和甲状腺素的合成和释放。

2. 促肾上腺皮质激素　可促进肾上腺皮质束状带分泌糖皮质激素。

3. 促性腺激素　包括 2 种激素:①卵泡刺激素,在女性可促进卵泡的发育,在男性可促进精子的生成;②黄体生成素,在女性可促进黄体的形成,在男性称间质细胞刺激素,能促进睾丸间质细胞分泌雄激素。

(三) 神经垂体储存和释放的激素有抗利尿激素和催产素 2 种

　　1. 抗利尿激素(加压素)　抗利尿激素能促进肾远端小管曲部和集合小管对水的重吸收,使尿量减小。抗利尿激素可使小动脉的平滑肌收缩,血压升高,故也称加压素。

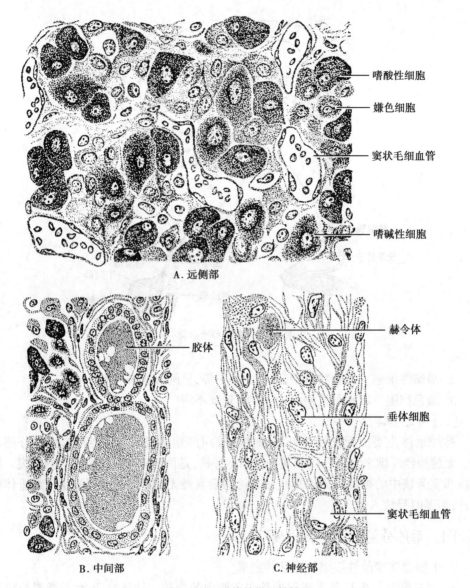

图 10-7　垂体的微细结构

2. 催产素　催产素可使子宫平滑肌收缩和促进乳腺分泌。

如果下丘脑或垂体后叶有病变,抗利尿激素分泌不足,每天尿量可达几升或十几升之多,临床称"尿崩症"。

# 第五节　胸　　腺

## 一、胸腺的位置和形态

胸腺位于胸骨柄后方,上纵隔前部。

胸腺呈锥体形,色灰红,质柔软,分为不对称的左、右两叶(图 10-8)。新生儿及幼儿胸腺相对较大,随年龄增长,胸腺继续发育,性成熟后最大,重达 25~40g。成年以后胸腺逐渐萎缩退化,常被结缔组织所代替。

## 二、胸腺的主要功能

胸腺的主要功能是分泌胸腺素和产生 T 淋巴细胞。

### (一) 分泌胸腺素

胸腺素由上皮性网状细胞分泌,可使从骨髓来的造血干细胞转化为具有免疫活性的 T 淋巴细胞。因此,胸腺是 T 淋巴细胞分化成熟的场所。

### (二) 产生 T 淋巴细胞

从骨髓来的造血干细胞,在胸腺素的作用下,迅速分裂和分化,产生大量淋巴细胞,称胸腺依赖性淋巴细胞,简称 T 淋巴细胞。T 淋巴细胞随血液循环离开胸腺输送到全身淋巴结和脾等淋巴器官,参与机体的免疫反应。

胸腺左叶
上腔静脉
胸腺右叶
心包

图 10-8　胸腺

# 第六节　松　果　体

## 一、松果体的位置和形态

松果体又称脑上腺,位于背侧丘脑后上方,以细柄连于第三脑室顶后部。

松果体为一椭圆形小体,色灰红。松果体在儿童时期比较发达,一般 7 岁以后开始退化,成年后可部分钙化形成钙斑。

## 二、松果体分泌的激素和主要功能

松果体主要分泌褪黑激素。褪黑激素的功能是抑制腺垂体分泌促性腺激素,从而间接抑制生殖腺的发育。

褪黑激素的合成与光照密切相关。白天,松果体几乎停止分泌活动,夜间才分泌褪黑激素。

在小儿时期,松果体如发生病变而功能不足时,可出现性早熟和生殖器官过度发育。

(王佳天)

案例分析

扫一扫
测一测

扫一扫
看彩图

## 复习思考题

1. 简述内分泌系统的组成。

2. 详述甲状腺的形态和位置。

3. 简述垂体的形态、位置及分部。

4. 列表叙述人体主要内分泌器官(垂体、甲状腺、甲状旁腺和肾上腺)的位置、分泌激素及相关疾病。

下篇

人体美容局部解剖

课件
11章PPT

# 第十一章

# 人体美学观察与测量

扫一扫
知重点

## 学习要点

人体比例与整体和谐美;黄金分割律与人体美;人体测量的标准和原则,头面部、体部测量的常用数值。

### 案例分析

患者,男,23岁。自幼下颌骨左侧比常人明显宽大,下颌角突出明显,面形不对称,下颌牙错乱。为改善面貌到医院进行整形美容治疗。入院 X 线检查可见左侧髁突肥大、髁突颈伸长,关节窝正常结构影像不清。拟行下颌骨偏斜矫正术,术前进行头面部测量。

讨论:头面部长度、宽度、高度、角度、围度与弧长的测量都有哪些?

## 第一节　人体美学观察

人体美是指人的容颜和形体组合成的美。人体之所以美,在于人体符合美的规律,而比例均称、整体和谐是人体美的必备条件。

### 一、人体比例与整体和谐美

#### (一) 人体比例美

人体的比例是人体各个器官间和各个部位间的对比关系。例如眼和面部的比例关系,躯干和四肢的比例关系等。关于人体的这种比例关系早有阐述,古希腊标准人体比例为身长是手长的 19 倍,后来又提出面长的 10 倍等于身长的观点;在埃及则把中指长的 19 倍或鼻高的 32 倍作为标准身长。我国也早已有面部"三停五眼"的说法,它阐明了人体面部正面观纵向和横向的比例关系。"三停"是指将人面部正面横向分为三个等分,即从发际至眉线为一停,眉线至鼻底为一停,鼻底至颏底线为一停。"五眼"是指面部正面纵向分为五等分,以一个眼长为一等分,即两眼之间的距离为一个眼的距离,从外眼角垂线至外耳孔垂线之间为一个眼的距离,整个面部正面纵向分为 5 个眼之距离。按"三停五眼"比例画出的人物面部比例是和谐的。在传统的中国画法里,关于头身的比例关系有"立七、坐五、盘三半"的说法,就是说人站着身高应为 7 个头长,人坐在椅子上从头到地面脚底应为 5 个头高,盘腿而坐应为 3 个头高。

（二）整体和谐美

整体和谐也是构成人体美重要的基础。人体的整体和谐来自均衡、对称、协调等形式美因素。人体的整体美是由多个局部构成的,各部分之间是相互联系又相互制约的。一张小脸配上很大的鼻子就很不和谐,如东方人的扁圆脸配上欧式双重睑,看起来就会十分别扭。有的人五官单个看并不怎么美,但是组合起来看却给人以美感。因此,整体和谐是人体美不可缺少的要素。

## 二、黄金分割律与人体美

黄金分割律是指事物各部分之间的一定数学比例关系,即将整体一分为二,使其中的一部分与整体之比,等于另一部分与该部分之比。其比值是一个无理数,取其前三位数字的近似值是 0.618。由于按此比例设计的造型十分美丽,因此称为黄金分割。

历年来,人们在研究相关人体美时发现,在健美人的容貌和形体结构中有许多与黄金分割律相关的点、三角形、矩形及指数等,充分说明黄金分割律在人体美学实践中具有重要价值。

（一）人体黄金点

1. 脐点　就人体结构的整体而言,脐是从头顶至足底之黄金点。

2. 喉结点　喉结是头顶至脐部分之分割点。

3. 眉间点　前发际至颏底连线,上 1/3 与中、下 2/3 之分割点。

4. 鼻下点　前发际至颏底连线,下 1/3 与上、中 2/3 之分割点。

5. 肘关节（鹰嘴）　肩峰至中指尖之分割点。

6. 膝关节（髌骨）　足底至脐之分割点。

7. 乳头点　乳头垂直线,锁骨至腹股沟之分割点。

（二）人体黄金矩形

黄金矩形为宽与长之比值近似于 0.618 的长方形。人体的黄金矩形也是人体美的基础之一。

1. 头部轮廓　头部长（颅顶至颏部）与宽（两侧颧弓突出点中间距）。

2. 面部轮廓　眼水平线的面宽为宽,前发际至颏底间为长。

3. 鼻部轮廓　鼻翼为宽,鼻根至鼻下点间距为长。

4. 唇部轮廓　静止状态时,上下唇峰间距为宽,口角间距为长。

5. 躯干轮廓　肩宽与臀宽的平均数为宽,肩峰至臀底间距为长。

6. 手部轮廓　手指并拢时,掌指关节水平线为宽,腕关节至示指尖间距为长。

（三）人体黄金指数

黄金指数为两条线段的比例关系为 0.618 或近似于此值。人体面部、躯干、四肢中有许多线段之间存在着这种比例关系。

1. 鼻唇指数　鼻翼宽度与口角间距宽度之比。

2. 目唇指数　口角间距宽度与两眼外眦宽度之比。

3. 上下唇高指数　面部中线的上下唇红高度之比。

4. 目面指数 两眼外眦间距与眼水平线的面宽之比。

5. 四肢指数 肩峰至中指尖连线为上肢长,髂嵴至足底连线为下肢长,两者之比。

(四) 人体黄金三角

腰、底之比为 0.618 或近似值的等腰三角形,其内角分别为 36°、72°,为黄金三角形。人体黄金三角形有:外鼻正面观、外鼻侧面观、鼻根尖与两侧口角点组成的三角形、两肩端点与头顶中央组成的三角形等。

此外,一个体形匀称的人,体重与身高、腰围与胸围、腰围与臀围的理想比例,也都接近于黄金分割。

以上内容仅仅是对人体黄金分割美学形式的一些发现及总结,还有许多人体美学的奥秘等待我们不断地去探索、研究。

# 第二节 人体测量

## 一、人体测量的标准和原则

人体测量是从事人类学、人体解剖学、医学美容技术工作者必须具备的基础知识和基本技能。通过对人体外形各部的测量和标准数据的采集,探索不同人种、不同年龄、不同性别的人体美的标准,为需要美容者的容貌做出初步认识和评价,进而提出切实可行的指导设计方案。

(一) 标准

人体形态的测量,要求尽可能采用统一的测量方法。目前,国际上广泛采用的是 Rudolf Martin(鲁道夫·马丁)法。这种方法是在首先规定了若干测量点的基础上,对人体的不同部位进行直线、弧线、角度、弧度、面积及重量等方面的测量。测量的常用工具主要有直角规、弯角规、人体测高仪、三角平行规、量角器、坐高椅、卷尺和体重计等。

(二) 原则

1. 选择正确的测量点 选择测量点的方法,可以从人体表面触及的骨性和肌性的体表标志来确定,多数测量点均以此来定位。也可以通过体表制图或连线来确定。

2. 选择正确的体位 测量与观察人体时,测量体位常常是以左、右耳屏点和左、右眶下点所确定的平面为标准平面,即所谓眼耳平面。测量和观察时有以下要求:

(1) 活体测量:除婴儿外,一律采用直立姿势。但在坐高和头部测量时应采用坐位姿势。

(2) 体部的测量:除为了比较左、右侧的不对称外,一律采用左侧数值。

(3) 体部高度的测量:除特殊情况外,一般采用间接法,即两种垂距相减法。例如:臂长 = 左肩峰高 - 左桡骨头高。

3. 数据 测量的数据,必须可靠,对同一个被测者的测量,最好由一个测量者承担。测量的数据,要认真记录,必要时还应绘图或照相。这些资料都应作为被测者的病案材料,收入病历,并妥善保存。撰写论文时应将测量方法和使用的仪器附加说明。

4. 测量的时间 以清晨为适宜,若在其他时间测量,嘱被测者先休息 20~30

分钟。

5. 测量时的环境　应为一个明亮、安静、温度适宜的理想场所,避免无关人员的干扰。

## 二、头面部的测量

### (一) 头面部的测量点

常用的头面部测量点见图 11-1。测量时头的位置以眼耳平面为准。

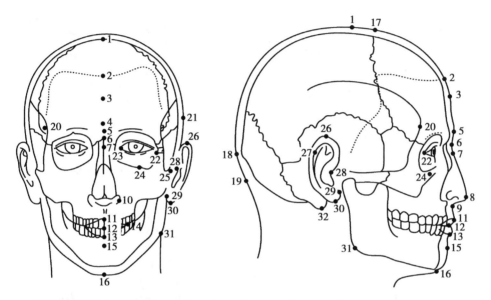

1. 头顶点　2. 发际点　3. 额中点　4. 眉间上点　5. 眉间点　6. 鼻根点　7. 鼻梁点　8. 鼻尖点　9. 鼻下点　10. 鼻翼点　11. 上唇中点　12. 口裂点　13. 下唇中点　14. 口角点　15. 颏上点　16. 颏下点　17. 前囟点　18. 头后点　19. 枕外隆凸点　20. 额颞点　21. 头侧点　22. 眼外角点　23. 眼内角点　24. 眶下点　25. 颧点　26. 耳上点　27. 耳结节点　28. 耳屏点　29. 耳下基点　30. 耳下点　31. 下颌角点　32. 乳突点

图 11-1　头面部的测量点

### (二) 头面部的测量

1. 长度的测量　为正中矢状面上前后向的直线长度。

(1) 头最大长:眉间点(左、右侧眉毛间的隆起部,正中矢状面上最向前突出的一点)至头后点(在头部正中矢状面上最向后突出的一点)的直线距离。用弯角规测量(图 11-2)。

(2) 眉间点至枕外隆凸长:从眉间点至枕外隆凸点(在枕外隆凸的尖端)的直线距离。

2. 宽度的测量　为冠状面上左右向的直线距离。

(1) 头最大宽:左、右头侧点(头两侧最向外突出之点)之间的直线距离(图 11-3)。

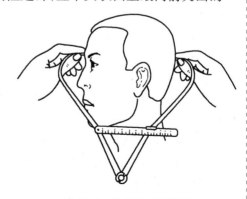

图 11-2　头最大长的测量

(2) 额最小宽:左、右侧额颞点(额部两侧颞嵴弧最向前的一点,位置在外眼角外上方约与眉相平处的骨嵴凹处)之间的直线距离(图 11-4)。

(3) 耳屏间宽:左、右两耳屏点(耳屏软骨上缘根部)之间的直线距离(图 11-5)。

(4) 外耳间宽:左、右外耳向外最突出点之间的直线距离。

(5) 乳突间宽:左、右乳突点(乳突尖最低点)之间的距离(图 11-6)。

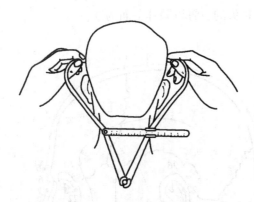

图 11-3　头最大宽的测量

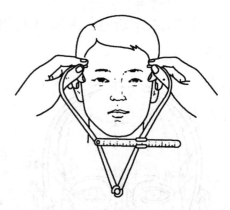

图 11-4　额最小宽的测量

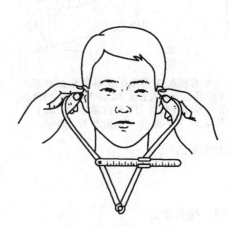

图 11-5　耳屏间宽的测量

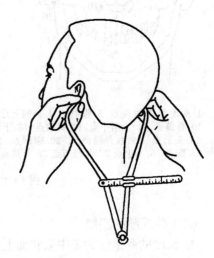

图 11-6　两乳突间宽的测量

(6) 颧面宽:左、右颧点(颧弓上最向外突出的一点)之间的直线距离(图 11-7)。

(7) 下颌角间宽:左、右下颌角点(下颌角最向外、向下和向后突出点)之间的直线距离。

(8) 眼内角间宽:左、右眼内角点(上下睑缘内侧端会合之点)之间的直线距离(图 11-8)。

(9) 眼外角间宽:左、右眼外角点(上下睑缘外侧端会合之点)之间的直线距离。

(10) 睑裂宽:同一眼的眼内、外角点之间的直线距离。

(11) 容貌耳宽:耳前、后点之间的直线距离(图 11-9)。

(12) 形态耳宽:耳上基点至耳下基点(耳垂附着于面侧部皮肤最下之点)之间的

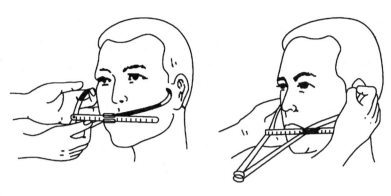

图 11-7　颧面宽的测量

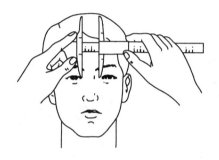

图 11-8　两眼内角宽的测量

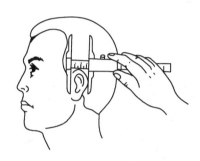

图 11-9　容貌耳宽的测量

直线距离,即耳基部长。

(13) 鼻宽:左、右鼻翼点(鼻翼外侧最突出的一点)之间的距离。

(14) 口裂宽:左、右侧口角点(上下唇移行在外侧端相连接之点)之间的直线距离。

(15) 瞳孔间距:被测者两眼平视正前方时,左、右瞳孔之间的直线距离。

3. 高度的测量　头部固定于眼耳平面。

(1) 全头高:自头顶点(头顶部正中矢状面的最高点)至颏下点(颏部正中矢状面上最低点)之间的投影距离。

(2) 头耳高:自头顶点至耳屏点之间的投影距离(图 11-10)。

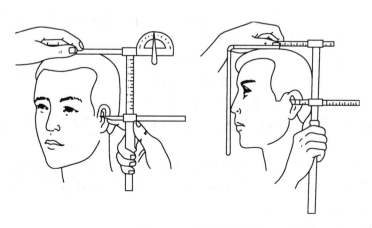

图 11-10　头耳高的测量

（3）容貌额高：发缘点（前额发缘中点）至鼻根点［位于鼻根最凹陷处的稍上方,为额鼻缝（鼻骨与额骨相连之骨缝）和正中矢状面的交点］之间的投影距离。

（4）容貌面高Ⅰ：从发缘点（前额发缘中点）至颏下点（颏部正中矢状面上最低点）之间的直线距离（头发生长异常或秃发者不能量）。

（5）容貌面高Ⅱ：眉间点（左右侧眉毛间的隆起部,正中矢状面上最向前突出的一点）与颏下点之间的直线距离。

（6）形态面高：鼻根点至颏下点之间的直线距离（图 11-11）。

（7）容貌上面高：从鼻根点至口裂点之间的直线距离。

（8）鼻高：从鼻根点至鼻下点（鼻中隔下缘后端与上唇人中上端的交点）的直线距离（图 11-12）。

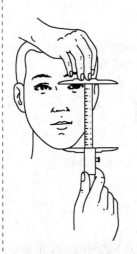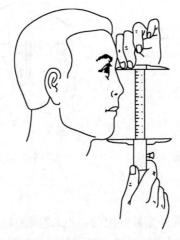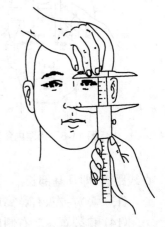

图 11-11　形态面高的测量　　　　　　　　图 11-12　鼻高的测量

（9）鼻长：自鼻根点至鼻尖点（头部位于眼耳平面时,鼻尖最向前突出的一点为鼻尖点）的直线距离。

（10）鼻深：自鼻下点（鼻中隔下缘后端与上唇人中上端的交点）至鼻尖点的投影距离。

（11）唇高：上唇中点（上红唇左右上缘切线与正中矢状面的交点）至下唇中点（下红唇左右下缘切线与正中矢状面的交点）的直线距离。

（12）上唇高：鼻下点至口裂点之间的直线距离。

（13）下唇高：口裂点至颏上点之间的直线距离。

（14）颏高：口裂点至颏下点之间的直线距离。

（15）容貌耳长：耳上点（耳轮上缘的最高点）至耳下点（耳垂向下最低点）之间的直线距离。

（16）形态耳长：耳结节点（达尔文结节的尖端。达尔文结节常位于耳郭后缘的上部,略呈结节状隆起）与耳前切迹点（耳屏上后方与耳轮脚之间凹陷处的最深点）之间的直线距离（图 11-13）。

4. **围度与弧长的测量**（图 11-14,图 11-15）

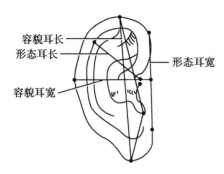

图 11-13 耳郭的测量

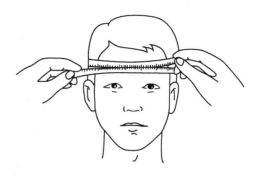

图 11-14 头水平围的测量

(1) 水平头围:经眉间点和头后点测得的围度。

(2) 额顶围:环经额下点和两侧顶结节一圈的围度。

(3) 头矢状弧:沿正中矢状面自鼻根点至枕外隆凸点的弧长。

(4) 头冠状弧:由一侧耳屏点经头顶点至另一侧耳屏点的弧长。

(5) 面冠状弧:由一侧耳屏点经颊下点至另一侧耳屏点的弧长。

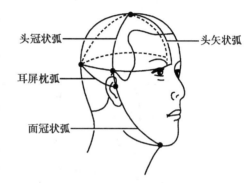

图 11-15 头面部弧度的测量

(6) 耳屏枕弧:由一侧耳屏点经头后点至另一侧耳屏点的弧长。

5. 角度的测量

(1) 侧面角:鼻根点至龈点的连线与眼耳平面相交的角。

(2) 内、外睑裂角:上、下眼睑在内外眦部相交形成的角。

(3) 鼻面角:额中点至鼻下点连线与鼻梁线之间的夹角。

(4) 鼻额角:眉间点至鼻梁点连线与鼻梁线相交形成的角。

(5) 鼻尖角:鼻梁线与鼻小柱中线的夹角。

(6) 鼻唇角:鼻小柱与上唇正中线之夹角。鼻小柱前端至鼻底与鼻底至上红唇间的角。

(7) 鼻倾斜角:鼻尖点至鼻下点连线与水平面的夹角。

(8) 耳颅角:耳郭上部与头侧面之间的夹角。

## 三、体部的测量

(一) 体部的测量点

体部的主要测量点见图 11-16。

(二) 体部的测量

1. 立姿体部高度的测量(图 11-17) 被测者姿势:立正,头部处于眼耳平面位。

2. 坐姿体部高度的测量(图 11-18) 被测者姿势:坐于高椅上,椅面高度与被测者的腓骨头高相等,躯干自然挺直,两肩胛间和骶部保持在同一垂线上;两大腿大致平行,膝自然成 90°,上肢自然下垂,手置于大腿上;头部保持在眼耳平面位置。

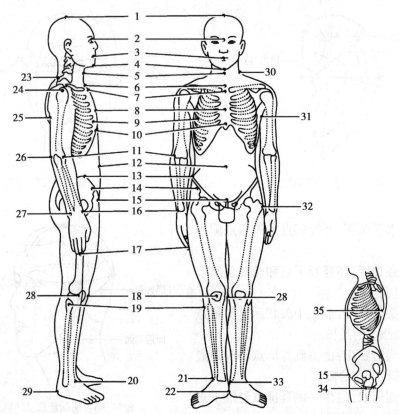

1.头顶点 2.鼻根点 3.口裂点 4.颏下点 5.喉结节点 6.颈窝点
7.胸上点 8.胸中点 9.乳头点 10.胸下点 11.桡骨点 12.脐点
13.髂嵴点 14.髂前上棘点 15.耻骨联合点 16.桡骨茎突点
17.指尖点 18.髌点 19.腓骨头点 20.胫骨前下点 21.外踝点
22.跟点 23.颈点 24.肩峰点 25.腋窝后点 26.肘尖点
27.尺骨茎突点 28.胫骨点 29.跟点 30.颈根外侧点
31.腋窝前点 32.大转子点 33.内踝点 34.会阴点 35.肩胛下角点

图 11-16 颈、躯干和四肢的测量点

3. 体部宽度的测量(图 11-19)

(1) 最大体宽:左、右两上肢最向外侧突出部之间的横向水平直线距离。

(2) 最大肩宽:左、右三角肌部位最向外侧突出点之间的横向水平直线距离。

(3) 肩宽:左、右肩峰点(肩峰外侧缘上,最向外突出的一点)之间的直线距离。

(4) 颈根宽:左、右颈根外侧点之间的直线距离。

(5) 胸宽Ⅰ:在胸中点(左、右第 4 胸肋关节上缘的连线与正中矢状面的交点)的水平面上,胸廓两侧最向外侧突出点之间的横向直线距离。

(6) 胸宽Ⅱ:乳头点(乳头中心点)平面,胸廓两侧最向外侧突出点之间的横向直线距离。

(7) 最小腰宽:在最小腰围平面,腰部最向外侧突出部位之间的横向水平直线距离。

(8) 骨盆宽:左、右髂嵴点(髂嵴最向外突出之点)之间的直线距离。

(9) 臀宽:左、右髋部最向外突出点之间的水平直线距离。

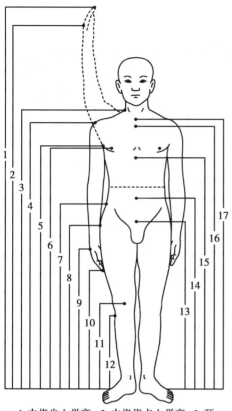

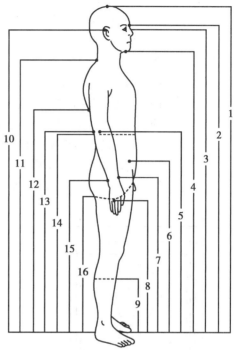

1.中指尖上举高　2.中指指点上举高　3.颈根高　4.肩峰高　5.腋窝前点高　6.乳头高　7.髂嵴高　8.大转子高　9.中指指点高　10.中指尖高　11.膝高　12.腓骨头高　13.耻骨联合高　14.脐高　15.胸骨下缘高　16.胸骨上缘高　17.颈窝高

1.身高　2.鼻根点高　3.眼高　4.颏下点高　5.桡骨头高　6.髂前上棘高　7.桡骨茎突高　8.会阴高　9.小腿肚高　10.耳屏点高　11.颈点高　12.肩胛下角高　13.肘尖高　14.最小腰围高　15.尺骨茎突高　16.臀沟高

图 11-17　立姿体部高度的测量

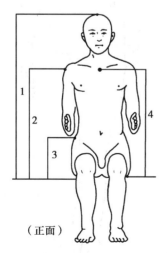

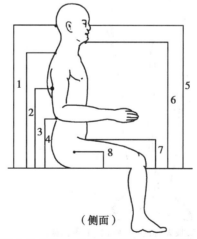

（正面）　　　（侧面）

1.坐高　2.坐姿肩峰高　3.坐姿髂嵴高　4.坐姿胸骨上缘高

1.坐姿头后点高　2.坐姿颈点高　3.坐姿肩胛下角高　4.坐姿肘高　5.坐姿眼高　6.坐姿颏下点高　7.坐姿大腿厚径　8.坐姿大转子高

图 11-18　坐姿体部高度的测量

297

4. 体部围长的测量(图 11-20)

(1) 颈围Ⅰ:在喉结下方的颈部水平围长。

(2) 颈围Ⅱ:经喉结点(在正中矢状面上,喉结向前最突出的点)的颈部水平围长。

(3) 颈根围:环绕颈点(第 7 颈椎棘突尖端的点)、颈根外侧点(颈窝点与颈点沿体表连线,此线与斜方肌前缘相交的点)和颈窝点(左、右侧锁骨胸骨端上缘的连线与正中矢状面的交点)的围长。

(4) 胸围Ⅰ:经胸中点的水平围长,在呼气末时的读数。

(5) 胸围Ⅱ:经乳头点(乳头中心点)的水平围长(乳房无下垂者)。

(6) 胸围Ⅲ:经胸下点(剑胸结合处与正中矢状面的交点)的水平围长。

(7) 最小腰围:在肋弓与髂嵴之间,腰部最细处的水平围长。

(8) 腰围:经脐部中心的水平围长。

(9) 腹围:经髂嵴点(髂嵴最向外突出之点)的腹部水平围长。

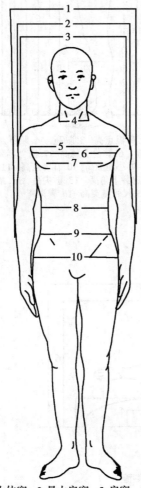

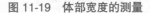

1.最大体宽　2.最大肩宽　3.肩宽　4.颈根宽
5.腋窝前宽　6.胸宽Ⅱ(乳头点平面)　7.乳头间宽　8.最小腰围宽　9.骨盆宽　10.臀宽

图 11-19　体部宽度的测量

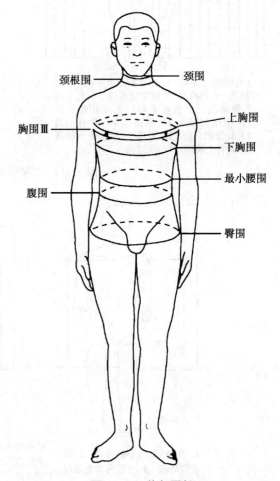

图 11-20　体部围长

（10）臀围:臀部最向后凸出部的水平围长。

5. 上肢的测量(图 11-21,图 11-22)

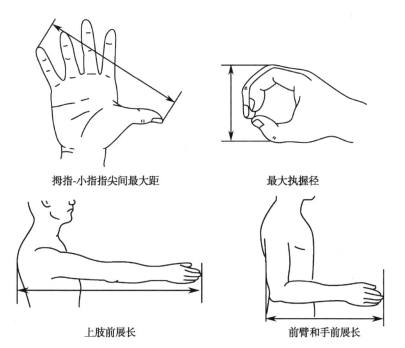

拇指-小指指尖间最大距　　　　　最大执握径

上肢前展长　　　　　　　前臂和手前展长

图 11-21　上肢长度的测量

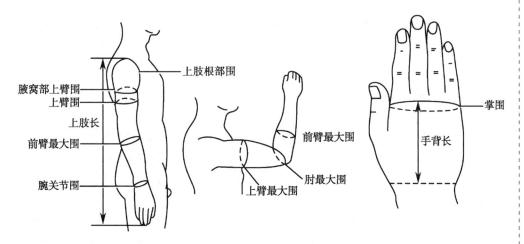

上肢根部围
腋窝部上臂围
上臂围
上肢长
前臂最大围
腕关节围
前臂最大围
肘最大围
上臂最大围
掌围
手背长

图 11-22　上肢围度的测量

（1）上肢长:肩峰点至中指指尖点的长度。

（2）全臂长:肩峰点至桡骨茎突点(上肢下垂时,桡骨茎突的最下点)之距离。

（3）上臂长:肩峰至桡骨点(桡骨头上缘的最高点)之距离。

（4）前臂长:桡骨点至桡骨茎突点之距离。

（5）手长:自桡骨茎突点与尺骨茎突点(尺骨茎突最下点)在掌侧面的连线中点至中指指尖点之间的距离。

（6）掌长：自桡骨茎突点与尺骨茎突点在掌侧面连线的中点至中指近节指骨的掌侧弯曲纹中点的距离。

（7）指长：手指伸直勿外展。中指长轴与前臂长轴相平行,自指尖点至指点的距离。

（8）掌宽：手指伸直内收时,自拇掌指角的隆起点(即桡侧第 1 掌骨头处)至手掌尺侧缘的距离。

（9）掌厚：手指并拢伸直,中指指点处的背面和掌面之间的距离。

（10）手最大执握径：使拇指指尖和中指指尖接触形成圆环时,自中指指点至拇指关节最外突处之间的直线距离。

（11）上肢前展长：上肢自然水平前伸,掌心向内侧,自背后缘至中指指尖的水平距离。

6. 下肢的测量(除特殊说明外,均在站立时测量) (图 11-23,图 11-24)

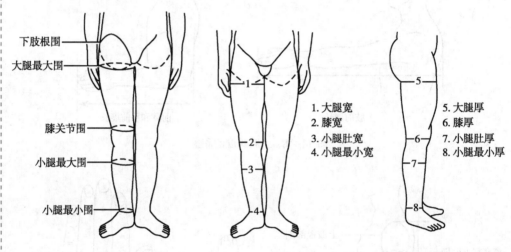

图 11-23　下肢围度的测量　　　　图 11-24　下肢宽度和厚度的测量

（1）下肢长：常用方法有：①根据身高不同(130~176cm),采用髂前上棘高减去 15~50mm 为下肢的长度；②以髂前上棘高作为下肢长；③以耻骨联合高作为下肢长；④会阴高 +90mm；⑤大转子高 +23mm；⑥耻骨联合高 +35mm；⑦耻骨联合高 +(身高 × 70)/(33×100)。

（2）全腿长：全腿长系指下肢除去足以外的长度。常以髂前上棘点(髂前上棘最向前下方突出的一点)或耻骨联合点进行测量,常用方法：①全腿长 =(髂前上棘高 – 胫骨内踝高)× (1–4/100)；②全腿长 =(耻骨联合高 – 胫骨内踝高)× (1+5/100)。

（3）大腿长：①直接法,大腿长 = 髂前上棘点至胫骨点长度 –40mm；②垂距法,大腿长 =(髂前上棘高 – 膝关节高)× (1–7/100)。

（4）小腿长：①直接法,胫骨点(胫骨内侧髁的内侧缘上最高的一点)与胫骨内踝点(胫骨内踝尖端最向下方的一点)之间的距离；②垂距法,膝点高减去胫骨内踝高。

（5）足长：跟点(足跟最向后突出的一点)至足尖点之间的最大直线距离。

（刘荣志）

## 复习思考题

1. 人体黄金分割点有哪些?
2. 人体头面部的主要测量点有哪些?

课件
12章PPT

扫一扫
知重点

# 第十二章

# 皮肤美容解剖

## 学习要点

皮肤的结构;皮肤的附属器;皮纹;皮肤的美容应用解剖;皮下组织的位置、组成和功能;皮瓣的分类;皮瓣的血供解剖。

## 临床案例

患者,男,22岁。面颊、手背、前臂见大小不等的扁平丘疹已3个月余,近日逐渐增多,如芝麻大小,密集成片,皮损颜色与皮肤相近,无痛痒感,触之碍手。诊断为扁平疣。

讨论:皮肤结构组成有哪些? 扁平疣的发生主要与皮肤的哪些结构有关?

## 第一节　皮肤与皮下组织

### 一、皮肤

皮肤覆盖于人体表面,柔软而有弹性,是人体最大的器官。皮肤的总面积约 1.2~2.2m$^2$,重量约为体重的 14%~16%。皮肤厚度在 0.5~4mm。身体各部的皮肤厚薄不一,面颈部、耳郭、乳房、四肢屈侧是全身皮肤最薄的区域,其中眼睑部更薄,近乎透明,平均厚度为 0.5mm;背部、臀部皮肤较厚约 2.23mm;手掌和足底的皮肤最厚约 1~4mm。皮肤借皮下组织与深部组织相连。

(一) 皮肤的结构

皮肤由浅层的上皮性表皮和深层的结缔组织性真皮构成(图 12-1)。

1. 表皮　位于皮肤的浅层,由两类细胞构成:一类是角质形成细胞,构成表皮的主体;另一类为非角质形成细胞,散在角质形成细胞之间,包括黑素细胞、朗格汉斯细胞和梅克尔细胞。

(1) 角质形成细胞:根据上皮细胞的分化程度和结构特点,由深至浅分为 5 层结构。

1) 基底层:位于表皮的最深部,借基膜与真皮的乳头层相接,为一层立方或矮柱

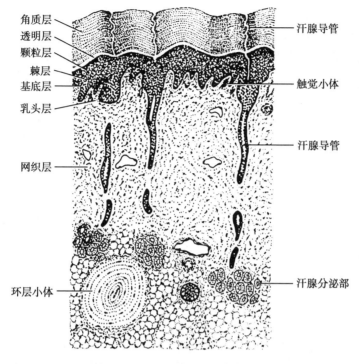

角质层
透明层
颗粒层
棘层
基底层
乳头层
网织层
环层小体

汗腺导管
触觉小体
汗腺导管
汗腺分泌部

图 12-1 手指的皮肤

状的细胞,排列整齐。细胞核卵圆形。细胞质较少,含许多游离核糖体,强嗜碱性。基底层细胞比较幼稚,具有较强的分裂增殖能力,新生的细胞不断向浅层移动、分化为其余各层的细胞并逐渐角化,不断脱落。

2)棘层:位于基底层浅面,由 4~10 层多边形细胞构成,由基底层细胞分化而来。细胞向四周伸出许多细短的棘状突起,称棘细胞。棘细胞核较大,圆形,位于细胞中央。细胞质丰富,弱嗜碱性。棘层细胞的主要功能是增强表皮的黏合力,以适应皮肤的伸展性。

3)颗粒层:位于棘细胞层浅面,由 3~5 层扁梭形细胞构成。特点是在细胞质内充满许多呈致密均质状、强嗜碱性的透明角质颗粒。颗粒的主要成分为富含组氨酸的蛋白质,释放到细胞间形成多层膜状结构,成为表面渗透屏障的重要组成部分。

4)透明层:位于颗粒层浅面,由 2~3 层薄扁平细胞构成。细胞间界限不清。细胞质内充满角蛋白丝。此层富含疏水性的磷脂,有防水分和电解质通过的屏障作用,主要存在于无毛的厚表皮内,如手掌和足底表皮等,身体大部分皮肤阙如。

5)角质层:为表皮的最浅层,由数层或数十层死亡的角质细胞构成。在薄皮肤,如头皮和腹壁皮肤,角化层只有数层细胞;但在厚皮肤,如手掌、足底等经常受摩擦部位的皮肤,角化层可达数十层细胞。细胞核和细胞器完全退化、消失。细胞质中充满密集的角蛋白丝,与均质状物质(主要成分是富有组氨酸的蛋白质)结合为角质。角质是角质细胞中的主要成分。角质层表层细胞不断脱落,形成皮屑。

(2)非角质形成细胞

1)黑素细胞(melanocyte):散在基底层细胞之间,细胞体积较大,表面有许多突起伸入基底层和棘层细胞之间。细胞质内含有许多有膜包被的椭圆形小体,称黑素体。

黑素体内含酪氨酸酶，能将酪氨酸转化为黑色素。黑素体充满黑色素后，改称黑素颗粒。表皮内黑素颗粒的多少是决定皮肤颜色的主要因素。白化病患者表皮黑素细胞内缺少酪氨酸酶，故不能将酪氨酸转化为黑素颗粒而皮肤呈白色。

2）朗格汉斯细胞(Langerhans cell)：主要散在棘层内，细胞体呈圆形，周围有许多树枝状突起，故又称表皮星状细胞。细胞质内有呈网球拍状的小体，称 Birbeck 颗粒。此细胞来源于骨髓的单核细胞，可识别、结合、吞噬和处理入侵皮肤的抗原，并把抗原传送给 T 细胞，构成机体的第一道防线，还参与免疫应答，在接触性过敏、皮肤移植免疫等方面起着重要作用。

3）梅克尔细胞(Merkel cell)：单个散布于有毛皮肤的表皮基底细胞之间或表皮与真皮连接处。细胞呈扁平状，有短小的指状突起。目前其功能还不清楚，可能是一种感受触觉刺激的感觉上皮细胞。少数梅克尔细胞可能是旁分泌细胞，诱导和调节皮肤内神经纤维的生长，以及角质形成细胞和皮肤附属器的发生。

### 知识链接

**非角质形成细胞的功能**

黑素细胞是合成和分泌黑色素的细胞，与基底细胞之比为 1。一个黑素细胞有许多树枝状突起，可以与大约 5~6 个角质形成细胞相连接，把黑素细胞内的黑素颗粒输送、储藏在角质形成细胞间。黑色素与美容有着密切关系。黑色素的代谢很复杂，至今尚未完全明确。但可以肯定的一点是，酪氨酸酶是黑色素代谢的关键酶，因此对酪氨酸酶活性的抑制是治疗黄褐斑成功的关键。朗格汉斯细胞与皮肤免疫功能有关。梅克尔细胞与神经内分泌功能有关。

2. **真皮** 真皮位于表皮的深面，由不规则致密结缔组织构成。真皮的厚度因身体的部位而异，眼睑处最薄，约 0.6mm；手掌和足底处最厚，可达 3mm 或更厚；一般约为 1~2mm。临床上皮内注射就是将药物注入真皮内。真皮分为浅部的乳头层和深部的网状层(图 12-2)。

(1) 乳头层：紧贴表皮的基底层，并向表皮突出形成真皮乳头。乳头的形成增加了表皮与真皮的接触面，有利于两者的连接。乳头内含丰富的毛细血管，供给表皮营养物质和运出代谢产物，并含有游离神经末梢和触觉小体。根据其内含毛细血管和神经末梢的不同，真皮乳头分别称血管乳头和神经乳头。

(2) 网状层：位于乳头层深面，较厚，由大量的粗大胶原纤维纵横交织成网状，弹性纤维穿行其中，使皮肤具有较强的韧性和弹性。网状层含有较多的小血管、淋巴管和神经纤维，以及毛囊、皮脂腺、汗腺和环层小体等。

(二) 皮肤的附属器

皮肤的附属器由表皮演化而来，包括毛、皮脂腺、汗腺和指(趾)甲(图 12-3)。

1. **毛** 人体表面除手掌、足底、红唇、阴茎头、包皮、阴蒂和小阴唇等处无毛外，其余体表部位均有毛。毛可分为终毛和细毛两类。终毛包括头发、胡须、腋毛、阴毛、眉毛、睫毛和鼻毛等；细毛又称毫毛，纤细而柔软，包括面部、躯干和四肢的体毛等。

每根毛分毛干、毛根、毛囊和毛球四部分。毛干是露出皮肤以外的部分；毛根是埋入皮肤以内的部分；毛囊是包在毛根周围的上皮组织和结缔组织形成的鞘状结构；

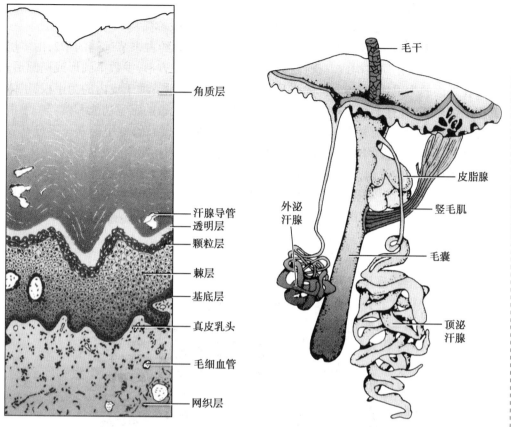

图 12-2　表皮各层及真皮模式图　　　　图 12-3　皮肤附属器模式图

毛球是毛根和毛囊的末端膨大。毛球的上皮细胞为幼稚细胞,称毛母质细胞,是一群增殖和分化能力很强的细胞,为毛生长的原基。上皮细胞之间含黑素细胞。随着毛的生长,黑素颗粒注入毛根和毛干而使毛呈黑色。毛球底部凹陷,结缔组织、血管和神经伸入其中,称毛乳头,供给毛生长的营养物质,如毛乳头被破坏或退化,毛即停止生长并逐渐脱落。毛囊的倾斜侧,附有一束斜行的平滑肌,称立毛肌。立毛肌收缩时,可使毛竖立,皮肤呈现"鸡皮疙瘩"样外观。

2. 皮脂腺　皮脂腺位于真皮内,毛囊和立毛肌之间,其导管开口于毛囊上 1/3 处,而唇部、乳头、包皮内面、小阴唇等处的皮脂腺则直接开口于皮肤表面。除手掌、足跖和阴茎头外,皮脂腺分布全身,以头皮、面部、胸部和阴阜等处较多。皮脂腺可以分泌皮脂,每人每天分泌皮脂约 20g。皮脂润滑皮肤和毛发,防止皮肤干燥,并在皮肤表面形成脂质膜,有抑菌作用。皮脂腺的发育和分泌受性激素调节,青春期分泌旺盛。

3. 汗腺　汗腺为单曲管状腺,由分泌部和导管部组成。分泌部位于真皮网织层内,盘曲成团;导管部经真皮到达表皮,开口于皮肤表面。根据大小、所在位置和结构的不同,汗腺分小汗腺和大汗腺两种。

(1) 小汗腺:即一般所说的汗腺,遍布全身,位于皮下组织的真皮网状层,而以手掌、足跖、腋窝、腹股沟等处较多。汗腺可以分泌汗液,排出的汗液中含钾、钠、氯和乳酸等代谢产物,对维持体内水盐代谢和酸碱平衡起重要作用。

（2）大汗腺：主要位于腋窝、乳晕、脐窝、肛周和男、女外生殖器等部位。青春期后分泌旺盛，其分泌物较黏稠，经细菌分解后产生特殊臭味，称狐臭。

4. 指（趾）甲　指（趾）甲位于手指和足趾远端背面，约占末节远侧的1/2，由多层排列紧密的表皮角质层构成。指（趾）甲大多呈方形或长方形，少数呈圆形或椭圆形。外露在外面的为甲体；甲体底部的半月形白色区，称甲弧影；埋于皮内的为甲根；甲体的深面为甲床，内有丰富的神经和血管，给予指（趾）甲灵敏的感觉功能和营养。甲根深部附着处的甲床，为复层扁平上皮，其基底层细胞分裂活跃，称甲母基。甲母基较厚，是甲的生长点，拔甲时，不损伤甲母基可再生新甲。甲床两侧的皮肤皱襞，称甲襞；甲襞与甲体之间的浅沟，称甲沟。正常指（趾）甲微向背侧隆起，表面光滑，甲质坚韧，厚薄均匀。指（趾）甲本身无血运、无痛觉，但有触觉。指（趾）甲对指（趾）末节起保护作用并能感受精细触觉（图12-4）。

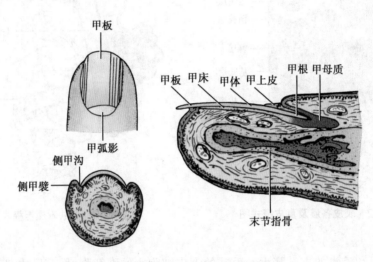

图12-4　指（趾）甲不同切面的模式图

### （三）皮肤的功能

1. 保护功能　角质层细胞干硬、细胞膜增厚、细胞质内充满角质，对酸、碱、摩擦等多种刺激都有较强的抵抗作用，并能阻止体外物质入侵机体和防止体内组织液的丢失，是人体表浅层的一道重要的天然屏障；正常皮表呈酸性，可抑制细菌生长；真皮由于富有弹性和韧性，具有抗压和缓冲外力的作用；黑色素可吸收和散射紫外线，使深部组织免受辐射损伤。

2. 感觉功能　皮肤内含有多种感受器，具有感受痛觉、触觉、压觉、痒觉和温度觉等的功能。若因外伤或美容技术操作而使感觉神经末梢受损，则皮肤感觉便会减退或消失。

3. 分泌和排泄功能　汗腺分泌汗液，随之排泄部分新陈代谢产物，维持体内水、盐代谢平衡。皮脂腺分泌皮脂，对皮肤和毛有润滑作用，防止皮肤干燥和皲裂。

4. 吸收功能　水溶性物质不易被皮肤吸收，脂溶性物质（如维生素、酚类化合物、重金属盐、无机酸、激素等）易被皮肤吸收，因此，在美容皮肤治疗雀斑、黄褐斑时，使用液体酚要特别注意其浓度、用量和涂药范围。临床上利用皮肤的吸收功能，可行皮肤表面用药（如涂药、敷药和贴药）以及皮内或皮下注射给药。

5. 调节体温的功能　体温的调节主要通过汗腺分泌,且皮内血管的舒缩、毛细血管的开闭均对体温调节起重要作用。皮肤的导热性能差,有利于保温。

6. 物质代谢功能　皮肤含有人体水分的 20% 左右,对维持氯化钠和氯化钾的含量、调节渗透压与酸碱平衡有重要作用。

(四) 皮肤的老化与再生

1. 皮肤的老化　皮肤随着人体的发育、生长、成熟和衰老过程的不断变化,相应地发生一系列改变。人到中年后,皮肤逐渐老化,称自然老化。皮肤老化的过程:先是表皮的基底层和角质层变薄,细胞数目减少;真皮内成纤维细胞逐渐减少;真皮内基质水分减少,乳头变小;真皮乳头层弹性纤维网减少并卷曲、松弛、弹性减低,导致皮肤松弛并形成小的皱纹;表皮与真皮交界处变平坦,使皮肤进一步变薄。面部皱纹是面部皮肤老化最突出的表现,而皱纹的多少和深浅标志着老化的程度。皮肤的增生性变化,是老化的征象之一。身体的某些部位或某些器官,如额部、颞部、鼻部和发际缘的皮脂腺和汗腺的增生,使老年人头部皮脂和出汗较年轻人多,部分额部出现皮肤疣;皮肤肿瘤和癌亦属于老年性增生性疾病。由于皮肤代谢功能减退,代谢产物增多,刺激神经末梢引起皮肤敏感性增强,表现为皮肤干燥、奇痒等。

2. 皮肤的再生　皮肤的再生能力很强,细胞一般每 10 小时分裂繁殖 1 次,晚 8 时至次晨 4 时的繁殖功能最活跃。皮肤的再生分为生理性再生和补偿性(修复性)再生。

(1) 生理性再生:是指正常皮肤表皮的基底层角质形成细胞增殖、分化、推移和脱落的过程,同时也是角蛋白逐渐形成的过程。表皮细胞不断脱落更新,平均每月更新1 次。体表各部之间更新速度并非一致,额部和头皮的表皮更新速度快;四肢、背部的表皮更新速度较慢。

(2) 补偿性(修复性)再生:是指皮肤受损伤后,由表皮细胞分裂增殖使创口愈合,皮肤恢复其完整性的过程。基底层细胞在皮肤创伤愈合中有重要的再生修复作用,故基底层又称生发层。小而浅的损伤,由于表皮细胞的增殖,几天就愈合,且不留痕迹;如损伤较大,首先由伤口周围真皮的成纤维细胞和毛细血管增多,形成肉芽组织,与此同时,伤口周围的生发层细胞增生分裂,以单层上皮覆盖在新生的肉芽组织上,随后肉芽组织完全覆盖创面并转化为结缔组织,表面的单层上皮分化为复层上皮。

知识链接

**皮肤烧伤**

皮肤损伤以烧伤最常见,临床上将烧伤分为 3 级。Ⅰ级烧伤损伤范围在表皮基底层以上,因此依靠基底细胞的分裂增殖,可以形成新的表皮。Ⅱ级烧伤表皮全层和真皮浅层受到破坏,只有依靠烧伤部位周围表皮的基底层细胞和真皮深层中的上皮细胞分裂增殖、融合,形成新的上皮。Ⅲ级烧伤使皮肤真皮深层受到破坏,烧伤部位的结缔组织异常增生,形成瘢痕,通常需要进行植皮治疗,以协助修复,避免或减少瘢痕的形成。

(五) 皮纹

皮纹是皮肤表面的皮沟和皮嵴相间组成的形态。皮纹在胚胎受孕第 13 周开始,由真皮的样式形成。真皮的乳头层向表皮突出分化,形成许多整齐的乳头线,在手的掌侧、足底及面颈部尤为明显。皮纹包括指纹、掌褶纹、乳突纹、皱纹和足纹等,是人类一种重要的遗传性状,能反映出一个人的遗传信息和体质强弱。

1. 指纹　指纹即指尖掌面的纹路,可分为三类、四种花样(图 12-5)。

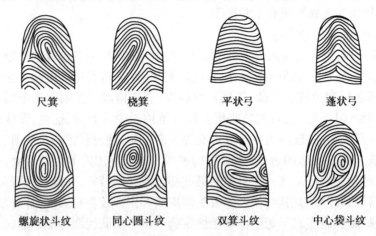

| 尺箕 | 桡箕 | 平状弓 | 蓬状弓 |

| 螺旋状斗纹 | 同心圆斗纹 | 双箕斗纹 | 中心袋斗纹 |

图 12-5　指纹类型

(1) 弓形纹(A):无三叉点,包括单纯弓形纹(As)和蓬状弓形纹(At)。

(2) 箕形纹(L):有一个三叉点,皮纹呈"U"形,由指尖向指腹的一侧倾斜。开口于桡侧,称为桡箕(Lr);开口于尺侧,称尺箕(Lu)。

(3) 斗形纹(W):有两个三叉点,皮纹排列成许多封闭的环形线。其中有同心圆斗形(Wc)、螺旋状斗形(Ws)、中心袋状斗形(Wcp)和双箕斗形(Wd)等亚型。

2. 掌褶纹　人体手的掌面有 3 条比较明显而恒定的褶纹,遗传学称掌褶纹,即拇指垂直褶纹、近横褶纹和远横褶纹。按照 3 条掌褶纹的相互关系不同,一般分成正常型和变异型两类。变异型包括过渡 I 型(桥贯型)、过渡 II 型(叉贯型)、通贯型(猿线)和悉尼型(中贯型)(图 12-6)。

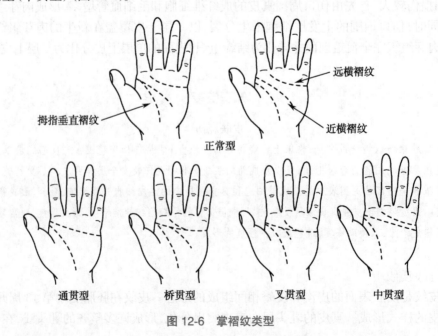

图 12-6　掌褶纹类型

3. 乳突纹　乳突纹通称乳突纹线,是指掌皮肤组织的凸凹结构显示在表面上的细小凹凸纹路,是皮肤组织细胞的一种结构形式。单一线条的乳突纹形态为线条状,呈有规则的定向排列,分布在整个手掌面和足底。尽管各部分纹线所处方位不同,但均从一端起始流向另一端终止。根据纹线自始至终的流程所呈现的基本形态,可分为直形线、波浪线、弓形线、箕形线、环形线、曲形线等形态。若干种不同形态的纹线在一定部位按一定的结构进行组合,则构成了各种不同的、较为复杂的图案花纹。

4. 皱纹　皱纹常见于面颈部皮肤,是皮肤长期松弛活动、反复引起皱褶而逐步形成的细小沟纹,随年龄增长而逐步变多、变长。

5. 足纹　足纹与指纹相似,亦构成弓、箕、斗三型花样。

(六) 皮肤的血管、淋巴管和神经

1. 皮肤的血管　表皮内无血管,所需营养物质靠真皮通过基膜渗透而来。

(1) 动脉:分布在真皮的动脉有两种来源,一是直接起自深部动脉主干的分支;二是发自皮肤深部肌肉内的动脉。两者均穿肌间隔或深筋膜进入皮下,形成真皮下血管网、乳头下血管网和乳头血管网,分别位于真皮与皮下组织交界处、真皮网状层与乳头层交界处和真皮乳头内,再由血管网发出分支营养毛囊、毛乳头、皮脂腺、汗腺、乳头层和表皮。在皮肤移植时,如皮片保留真皮下血管网及少许皮下组织,称含真皮下血管网皮片移植。

(2) 静脉:由表皮下和深部毛细血管网汇合成静脉,伴随动脉走行,亦在动脉网处形成浅、深静脉丛。在真皮的动脉、静脉之间相互吻合形成动、静脉短路,对皮肤的血液供应和减少皮肤散热有调节作用。

2. 淋巴管　真皮乳头层内有许多以盲端起始的毛细淋巴管,伴随血管走行,并在真皮乳头层和网状层之间和真皮与皮下组织之间分别形成浅、深毛细淋巴管网,然后在皮下组织内汇合成淋巴管,注入相应的淋巴干。

3. 神经　皮肤的神经主要是神经末梢,以感觉神经末梢最多,主要集中在真皮内,分布极为丰富。感受痛觉和痒觉的神经末梢为游离神经末梢,经真皮穿过基膜布于基底层和棘层的细胞之间;感受触觉的触觉小体、感受压觉和震动觉的环层小体等为有被囊神经末梢,分布于皮肤血管、立毛肌和汗腺。内脏运动神经只有交感神经末梢。

## 二、皮下组织

(一) 皮下组织的位置和组成

皮下组织又称浅筋膜,位于真皮深面,不属于皮肤结构。皮下组织主要由疏松结缔组织和脂肪组织构成。其中的胶原纤维和弹性纤维直接与真皮相连续。皮下组织为连接皮肤与深筋膜、肌肉之间的组织。

(二) 皮下组织的分布特点

皮下组织的厚薄程度,因个体、性别、年龄和部位不同而不同。儿童、妇女和肥胖者皮下组织较厚;老年、男性和瘦弱者则较薄。腹部、臀部皮下组织厚,脂肪组织丰富;眼睑、阴茎和阴囊等处的皮下组织较薄,不含脂肪组织。

(三) 皮下组织的功能

皮下组织的功能有连接、保持体温、缓冲机械压力和使皮肤具有很大的移动性以及彰显人体的形体美等作用。

临床上皮下注射就是将药物注入皮下组织。

# 第二节　皮瓣移植的应用解剖

皮瓣是指具有自身血液供应的皮肤和皮下组织构成的活组织块。在皮瓣形成与转移过程中,有一部分与本体(供皮瓣区)相连,此相连的部分称为蒂部,以保持血液供应,被转移部分被称为瓣(图 12-7)。皮瓣转移到另一创面后(受皮瓣区),暂时仍由蒂部血运供应营养,等受皮瓣区创面血管长入皮瓣,建立新的血运后,再将蒂部切断,故又名带蒂皮瓣,但局部皮瓣或岛状皮瓣转移后则不需要断蒂。

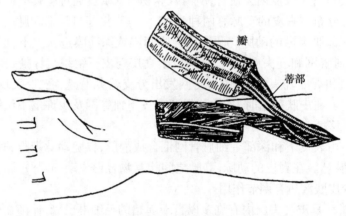

瓣

蒂部

图 12-7　带蒂皮瓣

## 一、皮瓣移植的适应证

皮瓣移植是一种为了覆盖创面并替代缺损组织,用于恢复外观和功能的组织移植方法。皮瓣最早是用于面部的整形,尤其是鼻的再造。随着显微外科技术的不断发展,皮瓣移植的种类不断增多,目前在人体可切取的轴型已达 70 多处。由于皮瓣有自身的血液供应,同时拥有皮下脂肪等优点,在临床中主要用于以下几个方面:

(一) 皮瓣修复

有肌腱、骨、关节、大血管、神经干等组织裸露的新鲜创面或陈旧性创伤,对有深部组织(肌腱、大血管、神经)缺损或外露的创面,不稳定瘢痕紧贴骨面或合并有溃疡的瘢痕,为了加强局部软组织的厚度,或为后期进行肌腱、神经、骨、关节等组织的修复,都可以施行皮瓣修复。

(二) 器官再造

如鼻、唇、眼睑、眉毛、耳、阴茎、手指的再造皆以皮瓣为基础,再配合其他支持组织(如软骨、骨、筋膜等)的移植。

(三) 洞穿性缺损的修复

如面颊部洞穿性缺损,常需要具有丰富血运的皮瓣覆盖。此外,鼻梁、上腭等处的洞穿性缺损,阴道膀胱瘘或直肠瘘的修复亦须按照洞穿性缺损的治疗原则施行手术,包括衬里组织和覆盖组织两部分。

（四）增强局部血运

改善营养状态,如放射性溃疡、褥疮等造成局部营养贫乏,伤口难以愈合者,通过皮瓣输送血液,可改善局部营养状态。这种皮瓣最好是局部轴型皮瓣或岛状皮瓣,且不需做断蒂手术。不仅可以保持修复区的良好血供,并可望有较好的感觉恢复。

## 二、皮瓣的分类

既往的分类方法主要有两类,其一是按形态可分为扁平皮瓣与管形皮瓣(即皮管),其二是按取材及修复缺损部位的远近而分为局部皮瓣与远位皮瓣(带蒂皮瓣)。20 世纪 70 年代后由于对皮瓣血液供应、血管分布研究的不断深入,而提出了按皮瓣血液循环类型的分类法,即将皮瓣分为随意型皮瓣与轴型皮瓣两大类,在轴型皮瓣中又有直接皮肤动脉、肌皮动脉、动脉干网状血管及肌间隙或肌间隔血管等类型。后三种血管供应若在手术时不能将深部的血管干包含在皮瓣内,则只能作为随意型皮瓣应用。

（一）随意型皮瓣

随意型皮瓣又称任意皮瓣,是指皮瓣中不含动脉轴型血管(直接皮动脉、知名动脉血管干分支皮动脉、肌间隙或肌间隔皮动脉、肌皮动脉、终末支皮动脉),仅有真皮层血管网、真皮下层血管网,有时也带有皮下层血管网。包括局部皮瓣、邻位皮瓣及远位皮瓣等三大类。

1. 局部皮瓣　又称邻接皮瓣,是利用缺损区周围皮肤及软组织的弹性、松动性及可移动性,在一定条件下重新安排局部皮肤的位置,以达到修复组织缺损的目的(图 12-8)。局部皮瓣的长宽比一般在 1：1~3：1,包括推进皮瓣、旋转皮瓣和交错皮瓣。

2. 邻位皮瓣　供瓣区与缺损不相连接的随意型皮瓣。

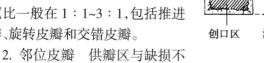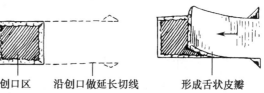

创口区　　沿创口做延长切线　　形成舌状皮瓣

图 12-8　局部皮瓣示意图

3. 远位皮瓣　利用较远且较为隐蔽的部位,做修复缺损的供区皮瓣。包括直接皮瓣、直接携带皮瓣、管形皮瓣、游离皮瓣。

（二）轴型皮瓣

轴型皮瓣是含有知名动脉及伴行静脉,并以此为长轴设计的皮肤组织瓣。皮瓣设计、面积视供血动脉分布情况而定,无绝对长宽比例制约。包括一般轴型皮瓣、岛状皮瓣、肌皮瓣、吻合血管的游离皮瓣。

## 三、皮瓣的血液供应

（一）皮瓣的血管分布与构筑

1. 皮下血管和皮下血管网　皮下血管的动脉与静脉的分支与分布基本一致,只是静脉的管壁薄、径粗,吻合丰富。为了便于描述,以动脉系统加以介绍。

皮下动脉源于深部的动脉或其分支,穿深筋膜浅出,进入皮下组织(图 12-9)。皮下动脉有两种主要类型。①干线型:多数为直接皮动脉或肌间隙皮动脉穿出深筋膜后的延续,管径粗大,常是轴型血管皮瓣移植设计方案的依据;②分散型:多数为肌皮动脉的穿支,以垂直方向穿过深筋膜分布至皮下组织,管径较小,没有一条较长的主干。

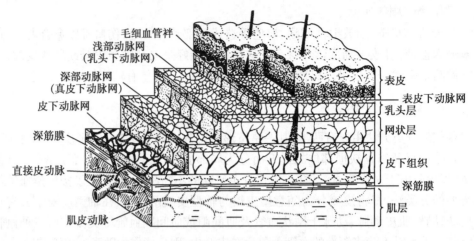

图 12-9 皮肤血管构筑模式图

2. 真皮下血管网  该血管网位于真皮网状层与皮下组织交界处,由皮下动脉发出的上行支进入真皮而形成,是真皮血管的起源地,对局部皮肤的血供起着主要作用。真皮下动脉供应皮肤的大部分结构,较粗大的皮肤动脉穿过浅筋膜,在真皮下水平方向相互吻合成网。自真皮动脉网向浅面的乳头下层和深层的浅筋膜发出分支,形成毛细血管网。

3. 乳头下血管网  位于真皮网状层与乳头层交界处,是一个较为稠密的血管网。

4. 乳头血管网  位于真皮乳头内,每个乳头有一条乳头动脉,由乳头动脉分出的小支互相吻合成乳头血管网。由于表皮内无血管,其营养由乳头血管网提供。

（二）皮瓣的血供解剖类型

皮瓣血管的解剖结构是区分皮瓣类型的要素。不同类型的皮瓣血管,在来源、蒂长、径粗、行程、分支分布和侧支吻合等方面均有规律性。

1. 轴型血管皮瓣  是指皮瓣供区内,有与皮瓣纵轴平行的轴心动脉和轴心静脉构成区域性循环系统（图12-10）。根据轴心血管的来源、位置、行程和分布等,可将其分列为 4 种类型。

（1）直接皮血管皮瓣:皮血管来源于深筋膜深面的血管主干,由于血管主干较浅或位于肌间隙内,皮动脉发出后,不经肌肉,穿出深筋膜后,行于皮下组织内,供养皮肤。属于这类的皮瓣有:侧胸部皮瓣,其皮血管是腋动脉或其分

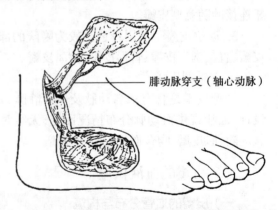

图 12-10  轴型血管皮瓣（足外侧皮瓣）示意图

支的侧支;腹下部和腹股沟部皮瓣,其皮血管是股动脉的侧支;颞部皮瓣,其皮血管是颞浅动脉的终末支。

（2）肌间隙皮血管皮瓣:发出皮血管的主干血管位置较深,在肌肉的深面,通过肌块之间结缔组织间隙,沿途发出肌支,然后浅出达深筋膜,穿深筋膜达皮下组织内,供养皮肤。属于这类的皮瓣较多,有背部皮瓣(锁骨上间隙)、肩胛部皮瓣(三边间隙)、臂

外侧上部皮瓣(四边间隙)、臂外侧下部皮瓣(臂外侧肌间隔)、臂内侧皮瓣(臂内侧肌间隔)、股后上部皮瓣(臀大肌下间隙)、小腿内侧上部皮瓣即隐皮瓣(股内侧肌间隔)、小腿内侧下部中下部皮瓣(比目鱼肌下间隙)、足底内侧皮瓣(足底内侧间隙)、足底外侧皮瓣(足底外侧间隙)、足外侧皮瓣(跟腱下间隙)等。

(3) 动脉干小分支血管皮瓣:有一条动脉主干贯穿皮瓣全长,沿途发出分支供养皮瓣。当移植时,必须截取一条粗大的血管主干。属于这类型的皮瓣有:前臂皮瓣(桡血管主干)、足背皮瓣(足背血管主干)和小腿内侧中下部皮瓣(截取胫后血管主干为蒂时)。

(4) 肌皮血管皮瓣:这种皮瓣包含肌肉、深筋膜和皮肤的复合组织瓣,其轴心血管是由深部进入肌肉的单一或数个血管束。肌皮动脉是肌皮瓣的轴心动脉,均由深部动脉主干发出,进入肌肉前后发出缘支、肌支和穿支。

缘支是肌皮动脉本干未进入肌肉实质以前的分支,仅从肌肉边缘的结缔组织中穿过后进入皮肤。肌支是肌皮动脉进入肌块后的分支,这种分支数量最多,管径最粗。穿支是肌皮动脉一部分分支除供养肌肉以外,还继续浅出肌肉,垂直穿过深筋膜,进入皮肤。多数穿支比较细小,一般不能用以作为游离皮瓣的吻合血管之用。

2. 非轴型血管皮瓣　这种皮瓣供区内无主要轴心动脉,主要依靠皮肤结构中的真皮下血管网和筋膜上血管网以及周围血管网侧支循环代偿作用。通常带筋膜蒂形成皮瓣,又称筋膜蒂皮瓣。

### 四、皮瓣的神经

皮瓣中有丰富的神经纤维和神经末梢,皮神经进入皮下组织后仍清晰可见。进入真皮网状层后,相互缠绕形成网状皮神经深丛。伸入真皮乳头层后,形成皮神经浅丛。这些神经丛包括感觉神经和交感神经节后纤维。

(黄冰洁)

 **复习思考题**

1. 皮肤的结构如何?
2. 非角质形成细胞有何作用?
3. 试述皮肤真皮的动脉来源及分布范围。
4. 皮下组织的分布特点如何?
5. 试述皮瓣的分类及特点。

# 第十三章

# 头颈部美容解剖

## 学习要点

颅顶的分区与层次结构;面部的分区与层次结构;颈部的软组织与层次结构;头面部容貌器官的层次结构。

## 案例分析

患者,女,34岁。因面部松弛欲行埋线除皱术。该手术为利用可吸收蛋白质组成的线,植入到需要提升的部位,通过线体的提拉,从而改善皱纹松弛等现象。手术过程为经静脉和局部麻醉后,利用导引针将提升线按照设计路线埋置于SMAS层,每个切口埋置2根,并收紧打结埋置于皮下。术后密切关注患者状况。

讨论:何为SMAS?有何特点?面部皱纹有哪些?分别由何种原因导致?

## 第一节　头颈部的分区与层次结构

### 一、头部的层次结构

头部以眶上缘、颧弓上缘、外耳门上缘至乳突的连线为界,分为后上方的颅顶和前下方的面部。

(一) 颅顶

颅顶又分为额顶枕区和颞区两部分。额顶枕区前为眶上缘,后为枕外隆凸及上项线,两侧为上颞线。颞区前界为颧骨的额突和额骨的颧突,后界为上颞线和乳突根,上界为上颞线,下界为颧弓上缘。

1. 额顶枕区　此区软组织由浅入深分为5层:皮肤、浅筋膜、颅顶肌及帽状腱膜、腱膜下疏松结缔组织、颅骨外膜。软组织下为颅顶骨(图13-1)。

(1) 皮肤:厚而致密,有3个显著特点。①含有丰富的血管和淋巴管,外伤时易致出血;②再生能力强,伤口易愈合;③除额部以外都有头发,含大量皮脂腺、汗腺和毛囊,好发疖肿及皮脂腺囊肿。

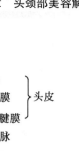

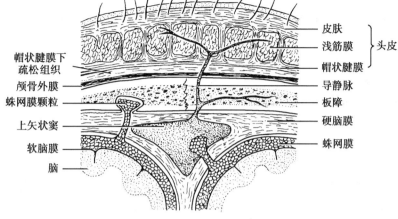

图 13-1 颅顶的层次结构

（2）浅筋膜：主要为结缔组织分隔的小叶，由此将浅面的皮肤与深面的帽状腱膜紧密相连形成许多纤维隔，中间布有脂肪组织、血管、淋巴管及神经。血管壁与周围的纤维结缔组织紧密相连，断裂后不易收缩，因而出血较多。血管与神经相伴而行，行程呈放射状，因此头皮切口应考虑切口的方向。头皮动脉吻合丰富，损伤后结扎或压迫一侧血管主干不可能完全止血。头皮静脉借导血管与板障静脉或颅内硬脑膜静脉窦相通，故头皮感染可延至颅内。头皮神经分布的相邻区域有重叠现象，阻滞麻醉常得不到满意效果，多行局部浸润麻醉，药物应注入皮下层。

（3）颅顶肌及帽状腱膜：帽状腱膜位于皮下组织深层，前连额肌、后接枕肌。其两侧变薄，与颞筋膜的浅层相延续。帽状腱膜厚、坚韧而致密，与浅层的皮肤和皮下组织紧密相连如同一层，即临床上所谓的"头皮"。头皮外伤若未伤及此层，则伤口不裂开；若损伤此层，由于枕额肌的牵拉，则伤口裂开明显，缝合伤口时需将此层缝好，既可减张又可止血。

（4）腱膜下疏松结缔组织：又称腱膜下间隙，是位于帽状腱膜与颅骨外膜之间的一层结缔组织，手术时易分离。若此层积血积脓，可蔓延至全颅顶感染，也可经导血管进入颅内，故又有顶部的"危险区"之称。

（5）颅骨外膜：由致密结缔组织构成，与颅骨借少量结缔组织相连，手术易剥离，唯在骨缝处与骨紧密结合，不易分开。因此，当骨膜下积血或积脓时常局限于一块骨的范围内。

（6）颅顶骨：前为额骨鳞部，后为枕骨鳞部，前后之间为左、右顶骨。成年人的颅骨平均厚度约 5mm，最薄处仅 1~2mm。

2. 颞区 此区由浅入深为皮肤、浅筋膜、颞筋膜及颞脂肪垫、颞肌和颅骨外膜。

（1）皮肤：前部薄，后部厚而致密。皮肤移动性大，手术切口易缝合，愈合后的瘢痕不明显。

（2）浅筋膜：较薄，脂肪组织少，前下部疏松。

（3）颞筋膜及颞脂肪垫：上方附于上颞线，向下分为浅、深两层，分别附着于颧弓的外面和内面。两层之间夹有脂肪垫，颞中动脉和静脉由此经过。颞脂肪垫有填充颞窝的作用，并将颞深筋膜与颞肌隔开以利于颞肌运动。

（4）颞肌：呈扇形，起于颞窝和颞深筋膜深面，前部肌纤维垂直向下，后部肌纤维水平向前，逐渐集中，经颧弓深面移行为肌腱，止于下颌骨冠突。颞肌深部有颞深血管和神经。

（5）颅骨外膜：较薄，紧贴颞骨表面，不易分离，因而此区很少发生骨膜下血肿。

## （二）面部

面部上起额部发际，下至颏下点，两侧沿发际至耳郭上缘至乳突基部，下界借下颌骨下缘、下颌角至乳突尖的连线与颈部相连。

1. 面部分区 面部以眼裂和口裂为界分为上、中、下三大部分。上面部主要由额骨构成；中面部由上颌骨、鼻骨、颧骨等骨构成；下面部主要由下颌骨构成。根据解剖特点和功能性质的不同，美容解剖学将面部划分为额区、眶区、鼻区、口区、颏区、耳区、颧区、眶下区、颞区和面侧区。面侧区又分为颊区、腮腺咬肌区和面侧深区（图 13-2）。

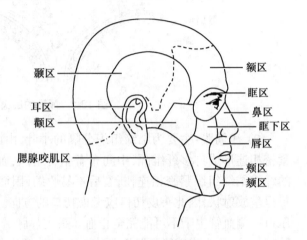

图 13-2 面部分区

（1）颊区：位于面侧部上、下颌骨之间，即颊肌所在的位置。颊区内的主要结构有颊肌、颊脂垫、腮腺导管、面神经分支、面动脉、面前静脉和结缔组织等。

（2）腮腺咬肌区：位于面侧部、下颌支外侧，有腮腺和与腮腺关系密切的面神经及颈外动脉的分支、静脉和咬肌。该区手术应注意保护面神经。

耳垂至鼻翼与口角间中点连线的中 1/3 段为腮腺导管的体表投影，在此处的损伤容易伤及导管。

（3）面侧深区：位于颅底和颧弓与下颌支的深面，主要有翼内肌、翼外肌和上颌血管、下颌神经、颈动脉鞘及其内容物和腮腺深部等重要结构。

2. 面部皮肤

（1）面部皮肤特点：①面部皮肤是全身皮肤最薄的区域，薄而柔嫩，平均厚度为0.5mm。真皮内含有大量胶原纤维和弹性纤维，故面部皮肤富有弹性和韧性。②面部皮肤血管的运动神经极为丰富，反应灵敏。唇部由于表皮是未角化的复层扁平上皮，缺少角质层故可透出毛细血管网呈红色，是容貌美的重要标志。③面部皮肤含有丰富的汗腺、皮脂腺和毛囊。皮脂腺的正常分泌在皮肤表面形成一层脂类薄膜，保持了皮肤的润滑和饱满。若不注意面部清洁，也易因腺管阻塞、细菌繁殖，引发痤疮或皮脂腺囊肿。④面部皮肤血运丰富，组织再生和抗感染能力强，创口愈合快且瘢痕较小，这对面部美容手术和治疗极其有利；但是创伤时出血多，需及时止血。⑤面部皮肤的皱纹线：面部的皮肤随着年龄的增长会出现皱纹，而皱纹的方向与表情肌纤维的方向有关。因此，在进行皮肤养护（护理）时，按摩的方向应与皱纹方向垂直，以利拉展皱纹；面部的手术切口方向应尽可能与皱纹方向一致，以使切口的瘢痕隐蔽；在无皱纹时，切口应与表情肌方向垂直。

（2）面部皮肤分裂线和皱纹线：面部的皮肤有先天既有的皮肤分裂线（Langer 纹）和后天出现的皱纹线。

1）皮肤分裂线（Langer 纹）：是一种与生俱来的、不可见的皮肤内张力线。经显微镜观察证实，皮肤分裂线的排列方向依赖于皮肤真皮内纤维的排列方向（图 13-3）。皱纹线是人类面部皮肤呈条状、带状的皱纹。这些皱纹的出现大多与皮肤老化有关。按照皱纹产生的原因，面部皱纹可分体位性皱纹线、动力性皱纹线和重力性皱纹线 3 类。①体位性皱纹线：是随体位的不同而出现的皮肤皱纹线，产生的主要原因是"运动"和"松弛"。当皮肤被拉紧时皱纹线随即消失，当体位发生改变时，皱纹线出现的部位亦发生改变，主要出现在关节表面的皮肤。在新生儿即存在体位性皱纹线，属正常生理现象，而非皮肤老化表现。但随着年龄的不断增加和全身生理功能的逐渐降低，皮肤弹性亦逐渐减退，致使原来的体位性皱纹线逐渐加深和增多，这是皮肤老化的表现。②动力性皱纹线：是面部表情肌收缩牵拉皮肤形成与肌纤维长轴相垂直的皮肤皱纹线。此线一旦形成，即使该部表情肌未收缩，皱纹线也不会完全消失。因此，动力性皱纹线的出现，为皮肤老化的征象。③重力性皱纹线：是因骨骼的萎缩、肌肉的松弛和皮肤弹性的减弱，加之皮下脂肪逐渐减少，在重力作用下皮肤松弛下垂所致，多在40 岁以后逐渐发生。随着年龄的不断增长，重力性皱纹线也越来越增多和加重。因此，重力性皱纹线的出现是老化的征象之一。

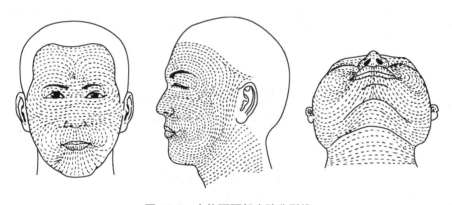

**图 13-3 人体面颈部皮肤分裂线**

2）皱纹线：在额部，由于额肌和帽状腱膜松弛，额部皮肤弹性减弱而下垂所致的重力性皱纹线已融于动力性皱纹线，使额部皱纹加深。

在睑部，由于皮肤薄，皮下组织疏松，当眼轮匝肌和额肌（额肌的小部分纤维交错止于眼轮匝肌）松弛时，上睑皮肤即逐渐下垂形成所谓的"肿眼泡"，以上睑外侧部为甚；在下睑，还因眶隔萎缩，眶内脂肪疝出，致皮肤臃肿下垂，形成所谓的"眼袋"。"肿眼泡"和"眼袋"为睑部重力性皱纹的典型代表，明显有碍于美容。

在面颊部，因颧骨萎缩和口周辐射状肌松弛，颊脂体缩小，致使额、颊部皮肤一并下垂。由于口角皮肤较固定，故下垂皮肤在口角外侧明显臃肿，甚至与松弛的下颌皮肤共同形成"重下颌"。

面部常见的动力性皱纹有如下几种（图 13-4）：①额纹，俗称抬头纹，位于眉至前额发际间，呈横向排列，为额肌收缩所致。随着年龄的增长，皮肤逐渐老化，弹性减退，额纹也随之加深。②眉间纹，位于两眉之间，多为 2~3 条，常为垂直走向，下部纹常向两侧略呈"八"字形展开。③鼻根纹,位于左、右内眦连线上方,多为2~3条,呈横行。此为纵行的降眉间肌收缩所致。④鱼尾纹,此纹沿外眦呈放射状排列,呈粗细不等的条纹状。此纹因眼轮匝肌收缩所致,随年龄的增长,皮肤弹性降低而松弛,鱼尾纹会逐渐加深并向外延伸。⑤眼睑纹,位于上、下睑皮肤,为眼轮匝肌收缩所致。上睑纹细密明显,中间部呈垂直向,内侧部稍向内上方辐射,外侧部亦逐渐向外上方散开。下睑纹稍粗浅,呈垂直状或稍斜向外下方。有眼袋时因下睑膨隆,睑纹不明显。⑥鼻唇沟纹,位于颊脂垫与口轮匝肌相交处的皮肤皱襞,两侧各1条,构成鼻唇沟的外侧缘。鼻唇

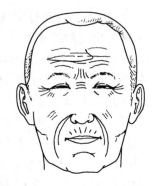

图 13-4 动力性皱纹线

沟纹是上唇外上方呈放射状排列的表情肌收缩所致。⑦颊纹,位于颊部,鼻唇沟纹的外侧,为一或数条,并略与鼻唇沟纹平行。此纹出现的原因同鼻唇沟纹,皮下脂肪少者更明显。⑧唇纹,是上唇、下唇的皮肤皱纹。在口角处呈放射状排列。在唇中部呈垂直状,在两侧上唇向外上倾斜、下唇向外下倾斜,在口角处呈放射状排列,为口轮匝肌所致。⑨颏纹,位于颏部,横行走向,为颏部肌收缩所致。⑩耳前纹,位于耳轮脚与颧弓根之间,上方呈纵行走向,一般为1~2条,为耳前肌收缩所致。

3. 面部皮下结构

(1) 浅筋膜:面部浅筋膜由疏松结缔组织构成,内有表情肌、血管、神经和淋巴管,脂肪组织少,故面部皮肤移动性较大,有利于美容整形手术的设计和实施。鼻尖、鼻翼、颏部及颞区的浅筋膜较少,皮肤与深层组织紧密相连,不易移动,分离皮肤时需细心地锐性分离。

浅筋膜内有强韧的呈丝绒状的皮下支持带连于真皮乳头层,加之真皮内有大量弹性纤维和胶原纤维,表面肌纤维连于皮肤,故当外伤或手术切开皮肤时,皮肤创缘易向内卷,需经皮下稍做分离后再行缝合,以利于创口对合严密,避免术后形成内陷瘢痕而有碍美观。

(2) 浅表肌腱膜系统:浅表肌腱膜系统是指颅顶和面颈部皮下组织深面的一层连续性肌肉腱膜结构,简称SMAS(superficial musculoaponeurotic system, SMAS)。该系统在面神经躯体运动纤维各分支的支配下参与完成情感的表达功能。SMAS系统对于面部整形美容手术具有重要意义。

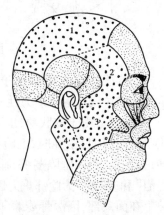

SMAS的形态学结构特点是:位于皮下组织(浅筋膜)深面,即构成面浅部软组织的第3层;向上为枕额肌和帽状腱膜,向下为颈阔肌,向前为眼、鼻和口周肌,向后为耳上肌、耳前肌、颞浅筋膜和颈浅筋膜;组织结构是由含有纤维成分的腱膜和与腱膜相连的同一结构层次的表情肌构成;SMAS受面神经躯体运动纤维支配。

SMAS系统根据所含肌肉或腱膜的多少,可将SMAS分为肌性区、腱膜性区和混合性区(图13-5)。

| 肌性区 | 腱膜性区 | 混合性区 |
|---|---|---|

1.帽状腱膜 　 2.颞浅筋膜
3.耳前腱膜 　 4.颈浅筋膜

图 13-5 浅表肌腱膜系统的分区

（3）面部的皮肤支持韧带：面部皮肤支持韧带为呈细条带状的致密结缔组织束，位于浅筋膜和皮肤之间，起自面颅骨骨面或筋膜。部分韧带伸向浅面，穿经 SMAS 和浅筋膜，止于真皮，直接固定和支持皮肤；另一部分韧带伸向浅部止于 SMAS，通过浅筋膜间接牵拉和支持皮肤。在行肌部除皱术时，应视具体情况，切断某些韧带，可取得更理想的美容效果（图 13-6）。

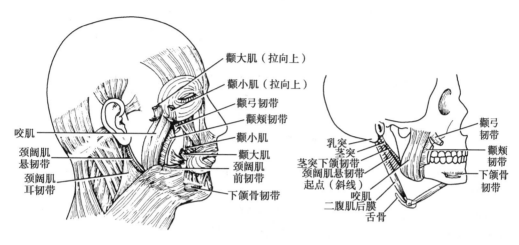

图 13-6　面部皮肤支持韧带

### 知识链接

#### 面部除皱术

　　面部除皱术又叫拉皮术、上提术、手术除皱术等。早在 20 世纪初，就有医生开始尝试做面部除皱术。早期的除皱术只是将面部皮肤做梭形切除，效果不甚理想。1973 年，Skoog 医生通过解剖，提出了面部浅表肌腱膜系统（简称 SMAS）的概念，认为只有将皮肤及 SMAS 一起提紧才能有效去除皱纹，开创了第二代除皱术。1988 年，美国医生 Psilla 又提出随着年龄增大，颅骨的体积在缩小，面部的软组织也在整体松弛下移，故光拉紧皮肤筋膜还不足以彻底去除皱纹，还应将下垂的面部表情肌止点上移，据此提出了骨膜下除皱的概念，人称第三代除皱术。近 20 年来，随着医学人员对面部解剖结构的不断深入研究，除皱术式不断得到改进、发展，高新技术（激光、内镜等）也不断应用于除皱领域，使除皱术越来越有针对性，选择的余地也越来越大。

## 二、颈部的软组织及层次结构

### （一）颈部境界

　　颈部上界为下颌骨下缘、下颌角、乳突尖、上项线及枕外隆凸的连线，与头部相接。下界为胸骨的颈静脉切迹、锁骨、肩峰至第 7 颈椎棘突的连线，与胸部和上肢相接。

### （二）颈部分区

　　颈部以斜方肌前缘为界，分为前方的颈前外侧区（固有颈部）和后方的颈后区（项部）。

1. **颈前外侧区** 以胸锁乳突肌前缘、后缘为界,分为颈前区、颈侧区和胸锁乳突肌区(图 13-7)。

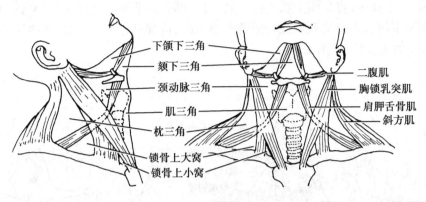

图 13-7 颈部的分区

(1) 颈前区:内侧界为颈前正中线,上界为下颌骨下缘,外侧界为胸锁乳突肌前缘。此区以舌骨和二腹肌后腹为界,又可分为舌骨上区和舌骨下区。舌骨上区又以二腹肌前腹为界分为内侧的颏下三角和外侧的下颌下三角;舌骨下区又以肩胛舌骨肌上腹为界分为外上方的颈动脉三角和内下方的肌三角。

(2) 颈侧区:位于胸锁乳突肌后缘、斜方肌前缘和锁骨中 1/3 上缘之间,又称颈后三角。该三角又被肩胛舌骨肌下腹分为后上方较大的枕三角(又称肩胛舌骨肌斜方肌三角)和前下方较小的锁骨上大窝(又称肩胛舌骨肌锁骨三角)。

(3) 胸锁乳突肌区:即胸锁乳突肌所在部位。

2. **颈后区** 上界是枕外隆凸和上项线,下界是第 7 颈椎棘突至肩峰的连线。

**(三) 颈部层次结构**

颈部的层次结构由浅入深是皮肤、浅筋膜及其筋膜内的颈阔肌、皮神经、浅血管及浅淋巴结和深筋膜及其筋膜间隙等。

1. **皮肤** 颈前外侧部的皮肤薄而松弛,横向走行,活动性较大,故在手术时常横向切开以利于伤口愈合和减少瘢痕。面部整容时可取此处皮肤修补缺损。项部皮肤较厚且活动性较小。

2. **浅筋膜** 颈部浅筋膜含有脂肪,颈前外侧部较项部疏松。在浅筋膜内有薄层的颈阔肌、浅血管、浅淋巴结、颈丛的皮神经和面神经的颈支等(图 13-8,图 13-9)。

(1) 颈阔肌:是宽阔的长方形薄层皮肌。该皮肌收缩时可紧张颈部皮肤,并有下拉口角完成惊讶动作等功能。颈阔肌起自锁骨下方的胸大肌和三角肌的筋膜,纤维向内上方越过锁骨,经颈前外侧部,前部纤维止于下颌骨下缘前部,部分纤维与对侧纤维交叉,后部纤维越过下颌骨下缘向面下部延伸止于皮肤,并参与笑肌的组成,与口角的纤维有交织。在颈部外伤或手术时要缝合此皮肌,否则切断的肌纤维发生回缩,易形成瘢痕。颈阔肌由面神经的颈支支配。

(2) 浅静脉:无动脉伴行,主要有两条。

1) 颈外静脉:是颈部最大的浅静脉,由前、后两支静脉合成。前支是下颌后静脉的后支,后支由耳后静脉汇合而成。两支在下颌角处汇合成为颈外静脉,在胸锁乳突肌表面下行至该肌后缘,距锁骨上 2.5cm 处穿深筋膜浅层汇入锁骨下静脉。

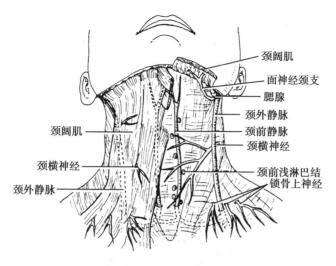

图 13-8 颈部浅层结构

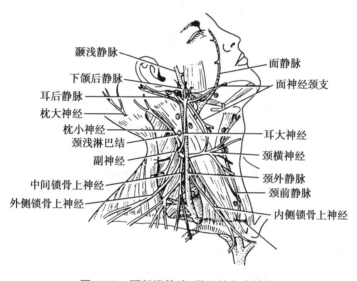

图 13-9 颈部浅静脉、淋巴结和皮神经

2）颈前静脉:是颈外静脉的属支,位于颈前正中线的两侧,起于颏下部和下颌体下部的浅静脉,沿颈前正中线两侧下降,进入胸骨上间隙,经胸锁乳突肌深面汇入颈外静脉,有时注入锁骨下静脉。两颈前静脉之间常有横行的吻合支相连,称颈静脉弓。

（3）颈外侧浅淋巴结:沿颈外静脉、胸锁乳突肌后缘及其浅面排列,收纳颈浅部和头部的淋巴管。下颌下淋巴结、腮腺下部淋巴结和乳突淋巴结等输出管注入颈外侧深淋巴结。

（4）神经:主要有颈丛皮神经(颈丛皮支)和面神经颈支分布。

1）颈丛皮神经:在胸锁乳突肌后缘中点处(又称神经点)穿出深筋膜,分布于皮肤,共有4条。①枕小神经:沿胸锁乳突肌后缘行向后上,分布于枕部皮肤;②耳大神经:是颈丛最大的分支,沿胸锁乳突肌表面伴颈外静脉上行,分布于耳郭和腮腺区皮肤;③颈横神经:沿胸锁乳突肌中部横行向前,呈扇形分布于颈前部皮肤;④锁骨上神经:从胸锁乳突肌后缘向外下越过锁骨浅面,分前、中、后3支,分布到颈前外侧部、胸前部(第2肋以上)和肩上部皮肤。

　　2)面神经颈支:经腮腺下缘浅出,越过面前静脉的浅面向下进入颈阔肌深面,陆续分支进入颈阔肌。

　　3. 颈筋膜(颈深筋膜)　颈深筋膜位于浅筋膜和颈阔肌深面,可分为浅、中、深3层,包绕颈、项部的肌肉和诸多器官,并在血管和神经周围形成筋膜鞘及筋膜间隙。临床手术时,可根据筋膜判断手术已到达的部位,寻找血管、神经和器官。筋膜间隙(或筋膜鞘)内的脓肿或出血,可压迫周围重要器官,并可沿间隙方向蔓延(图13-10)。

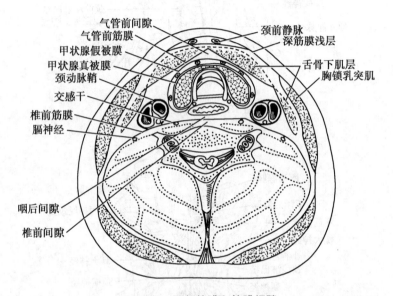

图13-10　颈部筋膜和筋膜间隙

　　(1) 颈筋膜浅层(封套筋膜):位于浅筋膜和颈阔肌的深面,围绕颈部肌肉形成完整的套筒状。此层向上附于头颈交界线;向下附于颈、胸和上肢交界线;向前在颈前正中线处左、右交织在一起合成颈白线;向两侧包绕斜方肌和胸锁乳突肌,形成肌鞘;向后附于项韧带和第7颈椎棘突,形成一个完整的封套结构。

　　(2) 颈筋膜中层(气管前筋膜):位于舌骨下肌群深面,包裹着咽、食管颈部、喉、气管颈部、甲状腺和甲状旁腺等器官。其前下部覆盖气管和气管前筋膜;后上部覆盖咽缩肌,称为颊咽筋膜。气管前筋膜向上附于环状软骨弓、甲状软骨斜线及舌骨;向下包绕甲状腺形成甲状腺鞘,即甲状腺假被膜,经气管前方及两侧入胸腔至上纵隔与纤维性心包融合;两侧包绕颈总动脉、颈内动脉、颈内静脉和迷走神经形成颈动脉鞘。

　　(3) 颈筋膜深层(椎前筋膜):位于颈椎、椎前肌和斜角肌前面,向上附于颅底;向下续于前纵韧带及胸内筋膜;两侧覆盖臂丛、颈交感干、膈神经、锁骨下动脉及锁骨下静脉并包裹锁骨下动、静脉及臂丛,并向腋腔走行,形成腋鞘。

　　4. 颈筋膜间隙　颈深筋膜除形成肌鞘(斜方肌肌鞘、胸锁乳突肌肌鞘、舌骨下肌群鞘等)和腺体包囊(下颌下腺包囊、腮腺包囊等)外,在颈部还形成胸骨上间隙(位于胸骨上方)、气管前间隙(位于气管前筋膜与气管之间)、咽后间隙(位于颊咽筋膜和椎前筋膜之间)和椎前间隙(位于脊柱与椎前筋膜之间)等。

## 第二节　头型和面型的分类

### 一、头型的分类

头型的分类主要有两种,即观察法和指数法。

#### (一) 观察法分类

通过颅顶的形态观察,可分为球形、椭圆形、卵圆形、楔形、五角形、菱形和盾形
(图 13-11)。

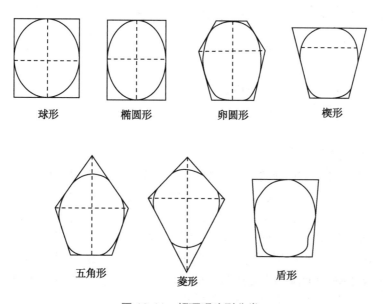

图 13-11　颅顶观头型分类

#### (二) 指数法分类

根据头的最大长和最大宽两种测量数值组成头指数(头指数 = 头最大宽度 ÷ 头
最大长度 ×100),将头型分为长头型、特长头型、中头型、圆头型和特圆头型。长头型
头指数为 71.0~75.9;特长头型头指数 <70.9;中头型头指数为 76.0~80.9;圆头型头指
数为 81.0~85.4;特圆头型头指数为 85.5~90.9。

### 二、面型的分类

#### (一) 汉字"八格"分类法

这个方法是根据脸的形状与相似的汉字对面型进行的 8 字分类,即田、甲、由、申、
国、目、用和风字,故称"八格"(图 13-12)。田字形脸:高、宽相近,近似圆形;甲字形
脸:上部宽,下部缩窄;由字形脸:下部宽,上部缩窄;申字形脸:上、下较窄,中部较宽;
国字形脸:略呈长方形,额和下颌均较宽,颏较短;目字形脸:左、右径较小,使面显得
狭长;用字形脸:额长且方,下颌宽大,颏突出;风字形脸:腮部和下颌角明显见宽,颏
较短。

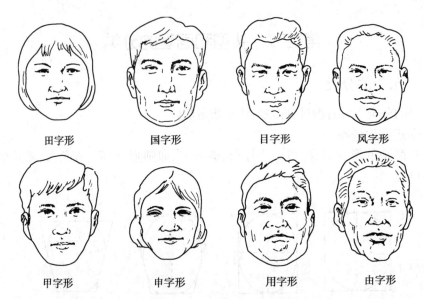

| | | | |
|---|---|---|---|
| 田字形 | 国字形 | 目字形 | 风字形 |
| 甲字形 | 申字形 | 用字形 | 由字形 |

图 13-12　面型（汉字八格法分类）

#### （二）几何图形分类法

常用的波契（R.Poch）分类法将面型归纳为 10 种（图 13-13）：①卵圆形脸，上宽下窄，类似甲字形脸；②椭圆形脸，上、下较窄，中部较宽，类似申字形脸；③倒卵圆形脸，下宽上窄，类似由字形脸；④圆形脸，脸的高和宽相近，类似田字形脸；⑤方形脸，高和宽相近，但额部发缘横平，颏较短，类似国字形脸；⑥长方形脸，脸较窄，额部发缘横平，颏短，类似目字形脸；⑦菱形脸，上、下均较窄，中部（颧部）较宽；⑧梯形脸，上窄下宽，额部发缘横平，额明显见宽；⑨倒梯形脸，上宽下窄，额部发缘横平，额明显宽阔；⑩五角形脸，额结节、下颌角和颏部均较突出。

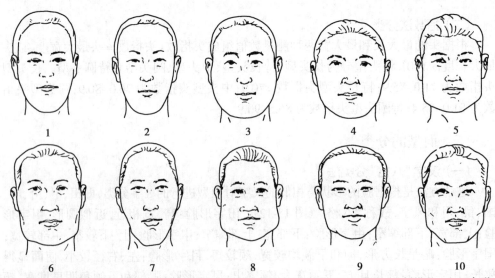

| 1 | 2 | 3 | 4 | 5 |
|---|---|---|---|---|
| 6 | 7 | 8 | 9 | 10 |

1.椭圆形　2.卵圆形　3.倒卵圆形　4.圆形　5.方形　6.长方形　7.菱形　8.梯形　9.倒梯形　10.五角形

图 13-13　面型（R.Poch 分类）

## 第三节 头面部容貌器官的美容解剖

### 一、眉

眉为面部的重要结构之一,起自眼睑内上缘,位于眶上缘的稍上方。眉是由硬而较粗的短毛排列而成。眉能分流额部流下的汗水和雨水,阻挡灰尘,起着天然屏障的作用,在面部表情及容貌的美学中具有重要地位。

(一) 眉的形态

眉呈弧形分布,由内向外可分为头、体、峰、尾四部(图 13-14)。眉头多为尖向内下方的三角形;眉体多数略呈微弧向上或呈横直线排列;眉峰位于眉的中、外 1/3 交界处,为眉的最高点;眉尾(眉梢)多呈细长状伸向外下方。一般情况下,儿童的眉毛短而稀,成人的密而黑;男性眉毛较宽较密,女性眉毛细而弯;老年男性的眉毛可长而白,老年女性的眉毛易脱落而变得稀疏。病理情况下,眉毛可部分或全部变白。常见的疾病有白化病、斑秃、伏格特 - 小柳综合征、白癜风等。肾上腺功能低下、麻风等可导致眉毛稀疏。

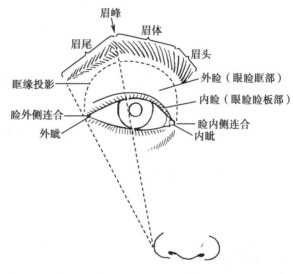

图 13-14 眉和眼睑

(二) 眉的分类

通常以眉的形态、位置、长短或眉的生长方向等来划分(图 13-15)。

1. 根据眉的形态分类

(1) 新月眉:新月状,常称美人眉。

(2) 大刀眉:形如红军刀。

(3) 剑眉:形似宝剑。

(4) 柳叶眉:形如垂柳叶。

(5) 卧蚕眉:卧蚕状,眉睫头稍隆起,眉睫峰不明显。

(6) 一字眉:眉头、体和尾在同一横线上。

(7) 八字眉:两眉梢明显低于眉头,两侧呈现"八"字。

(8) 垂球眉:眉梢处眉毛粗而长浓,呈球状集中于眉梢外下方,老年多见。

2. 根据眉的位置分类

(1) 向心眉:眉头较内眦更靠近正中线,眉毛也常较浓密。

(2) 离心眉:左、右眉头相距较远,眉头在内眦垂线的外侧。

(3) 连鬓眉:左、右眉头相连。

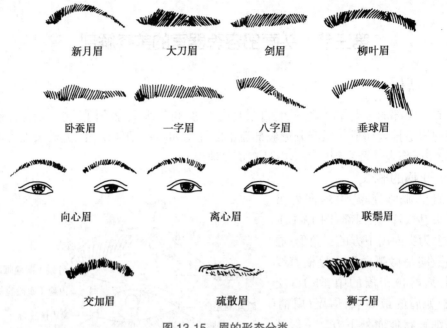

新月眉　　大刀眉　　剑眉　　柳叶眉

卧蚕眉　　一字眉　　八字眉　　垂球眉

向心眉　　　　离心眉　　　　联鬓眉

交加眉　　　　疏散眉　　　　狮子眉

图 13-15　眉的形态分类

3. 根据眉毛的生长方向分类

(1) 交加眉:眉毛主要向上方生长,内侧向内上方,外侧向外上方,二者相邻处相互交错生长。

(2) 疏散眉:上部眉毛较整齐向外侧横向生长,常较多;下部眉毛部分向外下,部分方向紊乱,并多疏淡。

(3) 狮子眉:较长,朝向下方或外下方生长,老年人多见。

4. 根据眉的长短分类

(1) 长眉:内外侧端均超过内外眦。

(2) 短眉:长度短于睑裂。

(三) 眉的层次结构

1. 皮肤层　眉部皮肤与头皮一样与浅筋膜紧密结合,含有丰富的汗腺、皮脂腺及大毛囊。

2. 皮下筋膜层　与浅面的皮肤及深面的肌肉紧密相连。

3. 肌肉层　由横弧形的眼轮匝肌,纵行的额肌和斜行的皱眉肌及降眉肌组成。来自额肌的纤维向下附着于眉部皮肤,并混入眼轮匝肌和皱眉肌纤维中。皱眉肌起始于眉脊的内端,为额肌、眼轮匝肌覆盖,其向上向外穿过浅部肌肉附着于眉中部皮肤。以上述肌肉为主的活动形成了眉部复杂的表情变化。

4. 肌下疏松组织层　此层疏松,当眉部活动时软组织的运动便在此层发生移动,手术中此层也易于分离。

5. 颅骨骨膜　为覆盖于额骨表面的骨膜,在眶上缘处向下延续为眶隔的后层。

## 二、眼

眼位于眼眶内,是居于颜面上部最显赫、最重要的成对感觉器官,在形体上鲜明地体现着每个人的个性特征(详见感觉器官)。本节主要描述眼睑。

(一) 眼睑的表面结构与形态

眼睑位于眼球的前方,为保护眼球的屏障。眼睑以睑裂为界分为上眼睑和下眼睑两部分。上眼睑较下眼睑宽大,其上界为眉,在自然闭眼时呈半圆形;下眼睑较上眼睑窄,其下界与面部颊区相接,两者间无明显分界线,自然闭眼时稍向前隆起(图 13-16)。

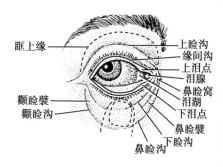

图 13-16　眼睑的外形

1. 睑缘　为上、下眼睑的游离缘,宽约 2mm,长约 25~30mm,可分为前缘和后缘,以睑缘灰线或缘间线为界。前缘以睑缘的皮肤为界,后缘锐利呈直角紧贴眼球,以内侧的睑结膜面为界。正常情况下,睑缘界限显著,如果后缘变为钝圆,为睑内翻。临床上缘间线常作为手术切口的标志,沿缘间线切开,可将眼睑襞分为前、后两叶。前叶含有皮肤、浅筋膜和肌肉;后叶包括睑板及睑结膜。睑缘前缘向前外方长有睫毛,睑缘后缘的正前方有睑板腺开口,睑板腺开口与睫毛根部之间为睑缘灰线。上、下睑缘近内眦部各有一乳头状隆起,中央为一小孔,分别叫上泪点和下泪点,是上、下泪小管的开口。

2. 睑裂　是由上、下睑缘围成的间隙。睑裂的大小、形态和位置因人或种族而异,并随年龄的变化而变化。我国成年人睑裂长约 27~30mm,平视时的宽度约 8~10mm,尽力睁眼时可达 12~14mm,闭眼时睑裂略呈内高外低的横向弯曲。睁眼时在水平线上,外眦多较内眦稍高。

3. 睫毛　位于睑缘前缘,在面部所处的地位非常突出,对衬托容貌美起着极为重要的作用,由 2~3 行短而弯曲的粗毛组成,平均寿命 3~5 个月,其数量上睑和下睑有所不同。上睑睫毛多而长,颜色浓、粗、密,向前上方弯曲生长;下睑睫毛少而短,颜色淡、细、疏,稍向前下方弯曲。

4. 眦角　上、下睑缘在鼻侧相汇,形成内眦,略呈钝圆。上、下睑缘在颞侧汇合,形成外眦,呈锐角状,正常状态下 30°~40°,极度睁眼时约 60°。闭眼时内眦向上,外眦向下;睁眼时外眦向上,约比内眦高 1.5~2mm。内眦与眼球之间的球结膜形成了结膜半月皱襞,并与内眦皮肤间围成一个低陷区,称泪湖。泪湖中近半月皱襞处隆起肉样结构,称泪阜。外眦部是鱼尾状皱纹易形成的区域。内、外眦之间的连线,称睑裂轴(横轴),代表了睑裂的长度。

5. 眼睑部的沟纹和皱襞

(1) 上睑重睑沟:距上睑约 4~8mm,与睑缘平行,是上睑提肌纤维穿过眼轮匝肌附着于皮下而成。睁眼时,由于上睑提肌收缩,将重睑沟以下皮肤与睑板向上方牵拉提举,而重睑沟以上皮肤则折叠,悬垂在前,形成了上睑皱襞,即重睑皱襞(双眼皮)。上睑提肌附着线位置越高,重睑沟越深,形成的重睑皱襞越宽,越明显。若重睑沟不显或阙如,上睑无皱襞形成,则称单睑。

(2) 鼻眦窝(内眦窝):为内眦与鼻根间形成的一个凹陷区,是内眦深部的内眦韧带附着于鼻眶骨所致,对容貌起重要作用,又称"黄金窝"。

(3) 上睑眶睑沟:为位于眉下(眶上缘下方)的凹陷。此沟在闭眼时稍浅或不明显,睁眼时变深。

(4) 内眦赘皮(内眦皱襞):是上睑向内眦部延续形成的遮盖内眦部垂直位的半月状皮肤皱褶,皆为双侧性。内眦赘皮在儿童时期因鼻低平而比较明显,随着年龄的增长、鼻梁的发育可渐渐消失。内眦赘皮的发生与种族差异有密切关系,在我国发生率约为53%。

(二) 眼睑的类型

眼睑的类型仅限于上睑(图 13-17)。主要有单睑、重睑和多重睑。单睑无上睑线和上睑皱襞,俗称单眼皮。重睑有1条上睑沟和1条重睑沟。多重睑有2条或2条以上的上睑皱襞。

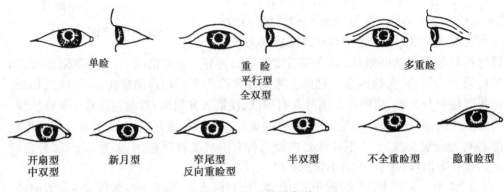

图 13-17 上睑的类型

(三) 眼睑的层次结构

眼睑由浅至深依次为皮肤、浅筋膜、肌肉层、肌下结缔组织和睑结膜(图 13-18)

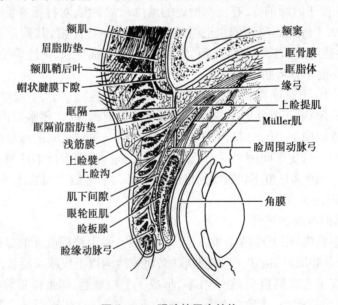

图 13-18 眼睑的层次结构

1. 皮肤 眼睑皮肤为人体最薄的皮肤之一,由表皮和真皮构成,厚约 0.3mm,易形成皱褶。表皮很少角化,真皮层内含特别丰富的弹性纤维,使眼睑可以延伸很长,有利于眼睑的活动灵巧。老年人弹性纤维变性,眼睑皮肤因弹性减退而松弛变长,出现皮肤松弛症。

2. 浅筋膜　该层组织特别疏松,而且缺乏脂肪,借纤维组织和深部的肌层相联系,易于推动。由于组织疏松,当局部炎症或肾炎时易形成水肿。

3. 肌层　主要由三部分组成,即眼轮匝肌、上睑提肌、米勒肌。

(1) 眼轮匝肌:位于皮下组织与睑板和眶隔之间,围绕睑裂分布,眨眼即是靠眼轮匝肌的收缩来完成的。眼轮匝肌可分为眶、睑二部。眶部眼轮匝肌位于眶缘表面呈环形,可随意收缩使睑裂紧闭;睑部眼轮匝肌因部位不同,又分为睑板前、眶隔前两部分。睑板前眼轮匝肌位于睑板浅面,在内段分为浅、深两头。浅头与睑板联合组成内眦韧带,止于泪前嵴;而深头达泪囊后方,止于泪后嵴,又称睑部眼轮匝肌泪囊部。眶隔前眼轮匝肌位于睑板前眼轮匝肌与眶部眼轮匝肌之间。眼轮匝肌受面神经支配,当面神经受损时可引起眼睑闭合不全、下睑外翻等。由于眼轮匝肌的走行方向与睑缘平行,故在眼睑行皮肤切口时应与眼轮匝肌方向一致(图 13-19)。

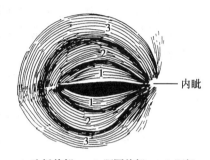

1. 睑板前部　2. 眶隔前部　3. 眶部

图 13-19　眼轮匝肌的分部

(2) 上睑提肌:为极薄的横纹肌,起自眶尖视神经孔处,经眶上壁和眼球之间前行至上睑,中央肌纤维呈扇形展开,穿过眼轮匝肌止于上睑皮下和上睑板下部,两侧形成肌腱,外侧附着于颧结节,内侧附于内眦韧带,另有一部分肌腱筋膜的深面和上直肌鞘膜融合,止于结膜的上穹窿部。此种分布使运动时可同时提起上眼睑皮肤、上睑板和睑结膜。若手术破坏了穹窿部的止点,就会引起上睑下垂。

(3) 米勒肌:为薄小的平滑肌,位于眶隔深层,附着于上睑板上缘,又称上睑板肌。米勒肌受交感神经支配,具有协助上睑提肌开大睑裂的作用,惊恐、愤怒时此肌收缩使睑裂明显开大,麻痹或受炎症侵袭时,可导致上睑呈轻度下垂状态。

4. 肌下结缔组织层　位于眼轮匝肌与结膜之间。可分为两层,即疏松结缔组织层和纤维层。

(1) 疏松结缔组织层:位于眼轮匝肌与睑板之间,在此层平面上,睑缘有一灰线,为选择手术切口的部位。

(2) 纤维层:含睑板和眶隔膜两个结构。

1) 睑板:为眼睑的支架,可分为前后两面、游离缘、附着缘及内外两端,由致密的结缔组织和丰富的弹力纤维及睑板腺构成,内衬结膜,外有肌纤维(图 13-20)。正常睑板前凸后凹,与眼球的凸面相适应,上睑板略大呈半月形,下睑板较小;游离缘形成睑

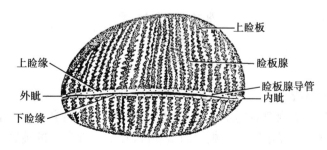

图 13-20　睑板和睑板腺

缘,附着缘较薄;内、外端与内、外眦韧带相连,固定于睑缘。睑板内含有发达的睑板腺与睑板垂直排列,开口于睑缘,分泌脂类物质可润滑睑缘,防止泪液外溢。若睑板腺堵塞或慢性肥大,可形成囊肿,称睑板腺囊肿(霰粒肿)。鉴于睑板腺排列与睑缘垂直,因此在睑板上切口时一般应与睑缘垂直。

2)眶隔膜:为两层纤维组织筋膜,起自上、下睑板前面,在上睑与上睑提肌腱膜混杂,止于眶缘,两端附着于内外眦韧带。上睑眶隔较下睑眶隔厚而紧张有力,为隔开眼睑和眼眶的重要结构。眶隔膜将眼睑与眼眶分开,隔开后形成一间隙,称眶隔后间隙,眶脂肪存在此处。当老年眶隔松弛时,眶内脂肪常由下睑特别是内侧区膨出,使下睑呈浮肿状态,即"眼袋"。

5. 睑结膜　为紧贴于上、下睑板内表面的透明薄膜,正常情况下光滑柔软不易剥离。

对于眼的类型,多是根据眼睑的形态、大小、方位和眼球突出的程度进行分类。黄种人的眼型见图 13-21。

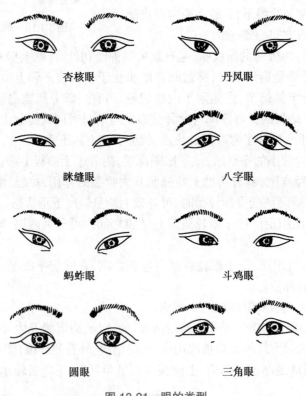

图 13-21　眼的类型

## 三、鼻

### (一) 鼻部的境界

外鼻上界为两眉内侧端的水平线,下界为鼻基底与上唇鼻底相交的水平线,两侧界为鼻唇沟。外鼻是显示人体容貌美的重要部位之一,在鼻部的美容手术中,外鼻占有重要地位。

（二）鼻部的层次结构

1. 鼻部的皮肤 鼻部皮肤的厚薄、移动性因部位而异。鼻根、鼻背部皮肤较薄而松弛,皮下组织较少,易于活动。鼻尖与鼻翼处皮肤较厚,富有皮脂腺和汗腺,易发生鼻疖和痤疮,其与深部皮下组织软骨膜连接紧密,不易移动。外鼻的皮肤在鼻孔周围向内移行为鼻前庭的皮肤,长有鼻毛。

2. 鼻部的支架结构 由骨、软骨和骨膜组成,构成外鼻的支架。

（1）骨性部:构成外鼻的上部,由一对鼻骨、上颌骨鼻额突及额骨鼻部构成。鼻骨左右成对,中线相接,上接额骨鼻突,两侧与上颌骨额突相连。鼻骨下缘、上颌骨额突内缘及上颌骨腭突游离缘共同构成梨状孔。

（2）软骨部:位于外鼻下部,包括鼻上软骨、鼻中隔软骨、鼻翼大软骨、鼻翼小软骨、鼻副软骨及犁鼻软骨,均为透明软骨,借致密结缔组织附着于梨状孔边缘。各软骨之间亦借结缔组织相连。

3. 鼻部的肌肉 属面肌,位于鼻部皮下,包括鼻肌、降鼻中隔肌和降眉间肌。肌纤维束细而不发达。主要用于扩、缩鼻孔,维持鼻翼张力,参与面部表情（图13-22）。

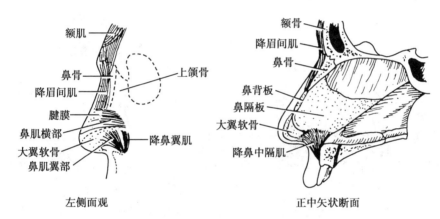

左侧面观          正中矢状断面

图 13-22　鼻部的肌肉

（三）鼻部的血液供应

鼻背、鼻根及鼻各侧面分布有眼动脉的鼻背动脉、面动脉的内眦动脉和上颌动脉的眶下动脉等分支,内眦动脉与鼻背动脉在鼻侧部相吻合,位置表浅。鼻翼和鼻中隔下部分布有面动脉的鼻翼支和上唇动脉的鼻中隔支,鼻中隔支位于人中的外侧,向上进入鼻中柱,在鼻尖处形成终末支,与对侧的终末支相吻合,支配鼻中隔前方。鼻部静脉与动脉伴行且无静脉瓣,回流静脉汇入海绵窦（图13-23）。

（四）鼻部的神经支配

鼻部肌肉运动均受面神经支配。鼻根、鼻背及鼻外侧面皮肤感觉由三叉神经的眼神经和上颌神经支配。鼻下半部皮肤由上颌神经的眶下神经鼻外侧支支配。来自眼支的筛前神经鼻外支分布于鼻中隔的前上部,以及鼻背下部、鼻尖、鼻翼皮肤（图13-24）。

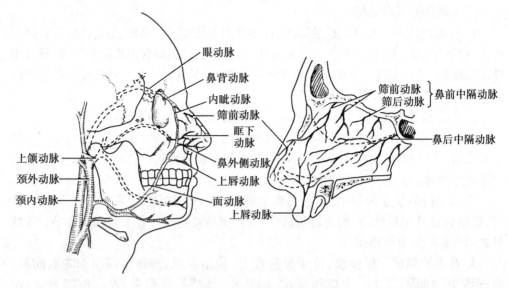

图 13-23 外鼻动脉

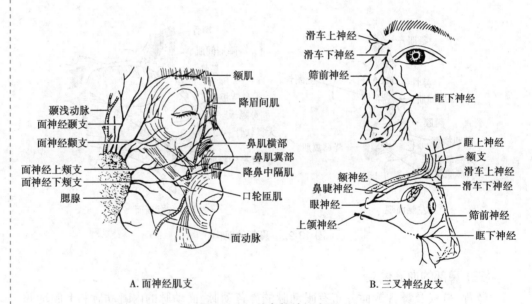

A. 面神经肌支        B. 三叉神经皮支

图 13-24 外鼻的神经支配

## 四、唇

### (一) 唇的表面形态和标志

口唇部系指上、下唇与口裂周围的面部组织,位于面下 1/3。口唇的上界为鼻底线;下界达颏唇沟;两侧以鼻唇沟为界与颊相邻。口唇分上唇、下唇,两唇之间的横行裂称口裂(俗称口)。口裂的两端为口角(图 13-25)。

1. 上唇的表面形态和标志    人类的上唇形态变化较大,形成标志明显,对唇形美影响大。上唇的表面有人中、唇缘弓、唇珠 3 个重要结构。

(1) 人中和人中嵴:上唇皮肤表面正中为人中,这是人类特有的结构。人中中央

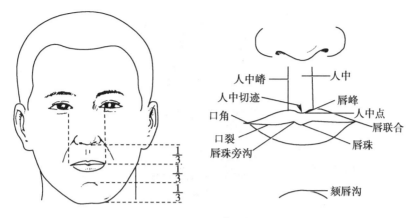

图 13-25　唇表面解剖

纵行的凹陷为人中凹。人中凹上接鼻小柱,下续唇谷;两侧隆起的边缘为人中嵴,也称人中柱;下方正是唇峰的最高点。人中嵴两侧为侧唇区,以鼻唇沟与颊毗邻。

(2) 唇缘弓:也称唇红线,是口唇皮肤和黏膜交界处呈现出的弓形曲线。上唇唇缘弓的曲线起伏弧度变化大,形成上唇的唇峰(唇弓峰)和唇谷(唇弓谷)。唇谷位于唇缘弓中央最低凹处,上续人中凹,下与唇珠相毗邻;唇峰是唇谷两侧的凸起部,位于唇弓与人中嵴交界处,构成唇缘弓的最高部。

(3) 唇珠:上唇唇缘弓与中央唇谷下前方有一结节状突起,婴幼儿更明显,称唇珠。唇珠两侧的红唇欠丰满,而成唇珠旁沟,此沟的存在,衬托唇珠更显突出。突而欲滴的唇珠,为唇形增添了美的魅力。

2. 下唇的表面形态和标志　下唇形态变化较小,形态结构也较上唇简单。下唇唇缘弓(唇红线)微隆起呈弧形,红唇部较上唇稍厚,突度比上唇稍小,高度比上唇略短。下唇与颏部之间形成一沟,称唇颏沟。此沟的存在与否、过浅或过深,都对容貌美有直接影响。

(二) 唇的层次结构

1. 皮肤　较厚,与浅层筋膜和面肌紧密结合。唇的皮肤具有表皮的全部特征,即含有汗腺、毛囊、皮脂腺。成年男子上、下唇皮肤上生有胡须,因此是疖的好发部位。唇红缘无汗腺和毛发,但约有半数的人有孤立的皮脂腺。

2. 浅筋膜　较疏松,炎症时常呈明显水肿。

3. 肌层　主要为口轮匝肌。此肌并非一个真正的括约肌,而是由几层不同方向的骨骼肌纤维与参入其中的面部肌肉共同构成。

4. 黏膜下层　内有上、下唇动脉及黏液腺。上、下唇动脉在平唇红缘处形成冠状的动脉环,距黏膜近而离皮肤远。

5. 黏膜　由非角质化的复层扁平上皮覆盖,并含有无数大小不等的混合唇腺。

(三) 唇的血管和神经

口唇的血液供应主要来自面动脉的分支上、下唇动脉,此外还有来自眼动脉的眶下动脉。上唇动脉较为粗大,沿途向上发出隔支和翼支,分布于鼻中隔的前下部和鼻翼(图13-26)。唇的静脉血主要经面静脉回流。唇部与眼静脉有广泛吻合,当面静脉回流受阻时,则逆流入海绵窦。唇的感觉神经来自上、下颌神经的分支,肌肉由面神经支配。

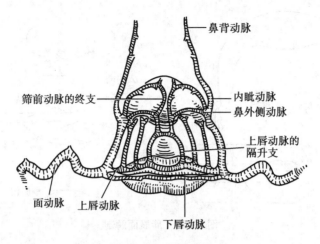

图 13-26 唇的动脉

## 五、颊

### (一) 颊部的境界
上界为颧骨与颧弓下缘;下界为下颌骨下缘;前界至鼻唇沟;后界达咬肌前缘。

### (二) 颊部的层次结构
颊是由皮肤、浅筋膜、颊脂垫、颊筋膜、颊肌、黏膜下层和黏膜构成(图 13-27)。

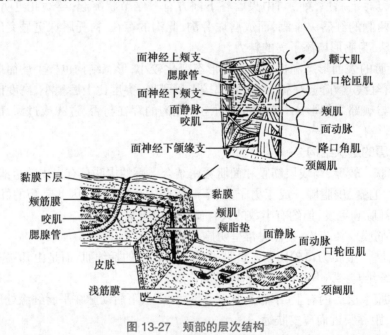

图 13-27 颊部的层次结构

1. **皮肤** 与唇的皮肤相似,真皮中有较粗大的弹性纤维,因此具有明显的弹性和延展性。

2. **浅筋膜** 皮下有较多脂肪,此层较疏松,内有面神经和三叉神经的上颌神经、下颌神经的分支,以及上颌动脉及其分支和面静脉。

3. **颊脂垫** 位于颊间隙内的一个较大的脂肪块,此脂肪块可分为 1 个体和 4 个突起。颊间隙位于颊肌和颊筋膜浅面。

4. 颊筋膜 覆盖于颊肌表面的深筋膜,将颊脂垫与颊肌隔开。

5. 颊肌 位于颊部深层,颊筋膜与黏膜下层之间,为横向的长方形扁肌,起自上、下颌骨3个磨牙牙槽突的外侧面,浅部肌纤维止于口角皮肤,深部肌纤维上、下部分直接融入上、下唇的口轮匝肌深部,中部肌纤维交叉,即中下部肌纤维连于上唇,中上部肌纤维连于下唇(图13-28)。平对上颌第2磨牙相对处的颊肌有腮腺管通过。

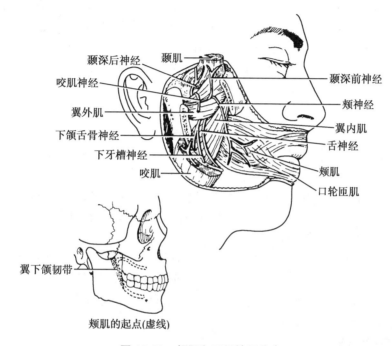

图13-28 颊肌和下颌神经分支

6. 黏膜下层 有较多弹性纤维,排列紧密,将颊黏膜连于颊肌上,当颊肌收缩时,黏膜可随颊肌移动,以防止颊黏膜形成皱褶。

7. 黏膜 黏膜内含有较多的黏液腺和混合腺,腺体开口于黏膜面,腮腺管开口处的黏膜突起,称腮腺管乳头。

（三）颊部的血管、淋巴和神经

1. 血管 颊部的血液供应主要来自上颌动脉的分支颊动脉。颊动脉自上颌动脉分出后,伴颊神经,在下颌支与颞肌下部的深面,向前行,至颞肌前缘下部穿出,在腮腺管处穿入颊肌处的上方,分支至颊肌。颊动脉可与面动脉的分支吻合。颊部的静脉汇合成上颌静脉,注入下颌后静脉。

2. 淋巴 颊淋巴结出现率为15.5%,多为1~2个,位于颊肌表面的面动、静脉之间,其输出管至下颌下淋巴结。

3. 神经 颊部的感觉神经来自三叉神经的上、下颌神经的分支,而运动神经则由面神经的颊支支配。

## 六、耳

耳又称前庭蜗器,通常分为外耳、中耳和内耳。外耳包括耳郭、外耳道及鼓膜。

耳郭是耳的美学主要表现,故作重点描述。

**(一) 耳郭的形态及表面标志**

耳郭位于头部两侧,眉与鼻翼之间,一般高约 60~65mm。耳郭主要由弹性软骨作支架,外覆皮肤而成,皮下组织很少,但血管、神经丰富(图 13-29)。耳郭有收集声波的作用。

耳郭的前外面凹凸不平,后内面凸隆。耳郭前外面的中部深凹,凹底有外耳门。耳郭的游离缘卷曲,称耳轮,以耳轮脚起自外耳门的上方。耳轮的前方有一与其相平行的弓状隆起,称对耳轮,向上分两脚,分别称对耳轮上脚和对耳轮下脚,两脚之间的凹陷称三角窝。耳轮与对耳轮之间的沟叫耳舟。在对耳轮前方的深凹称耳甲,被耳轮脚分为上方的耳甲艇和下方的耳甲腔。耳甲腔向内经外耳门通入外耳道。耳甲

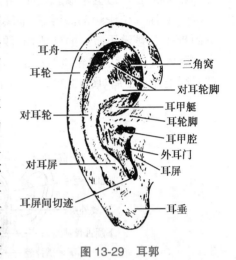

图 13-29 耳郭

腔的前方有一结节状凸起,称耳屏。在对耳轮下端有一结节状突起,称对耳屏。耳屏与对耳屏之间的切迹,称耳屏间切迹。耳郭下部小部分无软骨,含有结缔组织和脂肪,称耳垂,是临床常用的采血部位。

耳郭的外部形态为耳针取穴的标志。耳针医疗实践证明,人体各部位和人体各脏器在耳郭上都有一定的代表区。当人体某个内脏器官或某部位患病时,会在耳郭的一定部位出现反应,这些部位就是耳针治疗的刺激点,称耳穴。因此,了解耳郭的形态,对临床诊断和治疗疾病具有一定意义。

**(二) 耳郭的结构**

1. 耳郭的皮肤 耳郭的皮肤较薄,缺乏皮下组织,与软骨膜紧密附着,尤其在耳郭的前内侧面,粘连更为紧密,不易分离。耳郭后部皮肤较厚,而且有皮下脂肪组织和部分肌纤维,易于分离。

2. 耳郭的支架 耳郭除耳垂由脂肪和结缔组织构成外,其余部分以弹性软骨为支架,外覆软骨膜和皮肤。耳郭的软骨为形状大致与耳部外形相似的单块软骨,凹凸不平,薄而富有弹性(图 13-30)。韧带(耳郭前、上、后韧带)及耳郭外肌(耳前、上、后肌)固定于颞骨上,内侧与外耳道软骨连续。在耳屏软骨与耳轮脚处有致密结缔组织相连,在此手术切口可直达外耳道而不伤及软骨。耳部除耳外肌外,尚有退化的、起止于耳郭软骨本身的耳内肌。耳内肌和耳外肌有决定耳郭软骨形态和位置的作用。耳后肌的缺乏可形成"招风耳",耳上肌缺乏可致垂耳。

**(三) 耳郭的血管、淋巴和神经**

1. 血管 耳郭的动脉来自颈外动脉。颈外动脉发出两支:一支在腮腺深方发出颞浅动脉,途经耳前时发出上、中、下 3 组耳前支,分布于耳郭前外侧面前部;另一分支在耳垂下方向后上发出耳后动脉,紧贴耳根后部上行,沿途发出 3~4 支耳后支,分布于耳郭的后内侧面,并有穿支经耳郭软骨至前外侧面(图 13-31)。耳部的静脉与同名动脉伴行。

2. 淋巴 耳郭前外侧面的淋巴注入耳前淋巴结,其输出管注入颈深淋巴结;耳郭

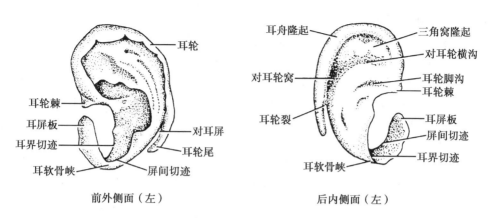

前外侧面（左）　　　　　　　　后内侧面（左）

图 13-30　耳郭的软骨

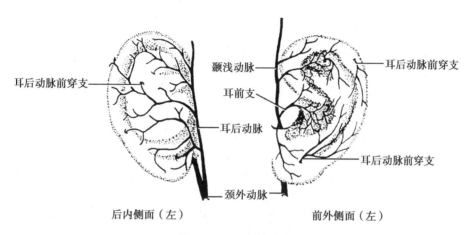

后内侧面（左）　　　　　　　前外侧面（左）

图 13-31　耳郭的动脉

中央及外耳道后部的淋巴汇入乳突尖淋巴结。

3. 神经　耳郭的神经包括运动和感觉神经。运动神经来自面神经,其颞支支配耳前肌、耳上肌和耳郭前外侧面的耳内肌,耳后支支配耳后肌和耳郭后内侧的耳内肌;感觉神经由来自颈丛的枕小神经、耳大神经和下颌神经分出的耳颞神经,司耳郭的感觉(图 13-32)。

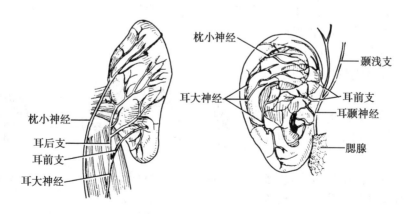

图 13-32　耳郭的感觉神经

### （四）耳郭的类型

根据耳郭的结构和形态,可分为上方的软骨部和下方的耳垂。两者在形态分类上各具自身的特点。

1. 耳郭软骨部的类型　根据耳郭结节、耳轮和整个耳郭的形态,可将耳郭软骨部分为以下各型(图13-33):

(1) Ⅰ型:又称猕猴型,特点是耳郭弯曲度较小,前外侧缘的耳轮不明显,耳舟亦浅阔;没有达尔文结节,该处耳郭边缘呈锐薄的外展状。

(2) Ⅱ型:又称长尾猴型,特点是耳轮较猕猴型延长,由耳轮脚延伸达耳郭结节处,但耳郭结节不明显,耳郭外侧边缘仍缺乏耳轮。

(3) Ⅲ型:又称尖耳尖(达尔文结节)型,明显特征是,耳郭结节明显而尖突。

(4) Ⅳ型:又称圆耳尖型,特点是耳郭结节大而圆。

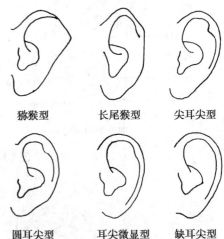

| 猕猴型 | 长尾猴型 | 尖耳尖型 |

| 圆耳尖型 | 耳尖微显型 | 缺耳尖型 |

图 13-33　耳郭软骨部的类型

(5) Ⅴ型:又称耳尖微突型,特点是耳郭结节细小,耳轮清晰。

(6) Ⅵ型:又称缺耳尖型,特点是无耳郭结节,耳轮完善。

2. 耳垂的类型　根据形态,耳垂常分为圆形、卵圆形和方形等类型(图13-34)。

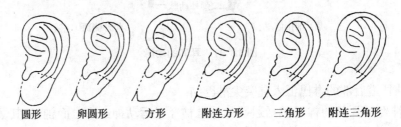

圆形　　卵圆形　　方形　　附连方形　　三角形　　附连三角形

图 13-34　耳垂的类型

(1) 圆形:耳垂下端呈圆弧下垂状,形似正圆的一部分。此种耳垂多较肥厚。

(2) 卵圆形:耳垂下端下垂,较圆形略尖。

(3) 方形:下端较整齐地下垂,下缘较横平,其与外侧缘和内侧缘之间均形成较明显的近似直角。

3. 耳郭的临床分型　耳郭的临床分型包括正常型和异常型。

(1) 正常型:耳郭的位置、形态和大小与常见多数情况相符(图13-35)。

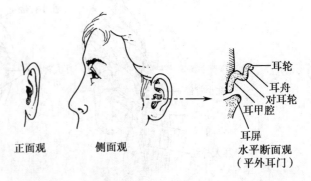

正面观　　　侧面观

耳轮
耳舟
对耳轮
耳甲腔
耳屏

水平断面观
(平外耳门)

图 13-35　正常型耳

（2）异常型

1）招风耳：主要表现为耳甲后壁与耳舟内侧壁之间的夹角（正常为 90° 左右）显著增大，当超过 150° 时对耳轮和对耳轮上脚扁平，对耳轮窝和三角窝亦变浅而不明显；若二者之间的夹角接近或等于 180° 时，对耳轮和对耳轮脚、对耳轮窝和三角窝均消失而处于同一平面，耳甲较深，耳甲后壁较厚，耳郭上部即呈扁平片状，后内侧面与颅侧面构成 90° 角，故招风耳又称扁平耳或外耳横突畸形（图 13-36）。招风耳是因胚胎时期耳甲软骨过度发育，对耳轮形成不全，同时缺乏耳后肌所致，为常见的先天性耳郭畸形，具有遗传倾向。

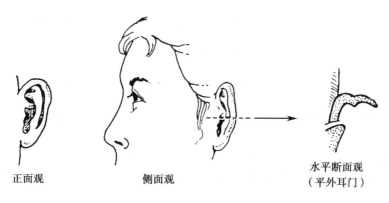

正面观　　　　　　侧面观　　　　　　　水平断面观
　　　　　　　　　　　　　　　　　　　（平外耳门）

图 13-36　招风耳

2）贝壳耳：主要的临床形态特点是缺乏正常发育的耳轮，大多伴有招风耳的对耳轮及其上脚的发育不良。因而，耳轮、耳舟、对耳轮及其上下脚和三角窝均不存在，耳郭呈一片平整扁薄的贝壳状，是一种较招风耳更为严重的先天性耳郭畸形，完全失去正常耳郭凸凹迂曲的立体形态结构而丧失美感（图 13-37）。

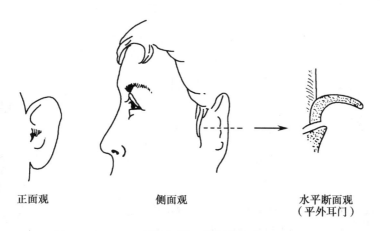

正面观　　　　　　侧面观　　　　　　　水平断面观
　　　　　　　　　　　　　　　　　　　（平外耳门）

图 13-37　贝壳耳

3）杯状耳：主要表现为耳郭上部耳轮和耳舟倾向前下方，对耳轮及其上脚发育不全，凸隆不明显，耳舟相对变得较短宽，耳郭上部的高度降低，是耳郭上 1/3 发育不良的先天性畸形（图 13-38）。

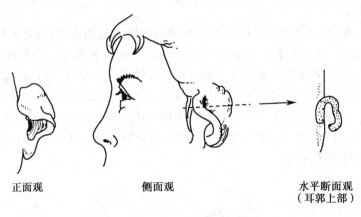

正面观　　　　　　侧面观　　　　　　水平断面观
　　　　　　　　　　　　　　　　　　　（耳郭上部）

图 13-38　杯状耳

4）隐耳：部分耳郭软骨被埋于颞部皮下，故颅耳角上移并变浅甚至消失（图 13-39），隔着颞部皮肤可扪及被埋入皮下的耳郭软骨，为耳郭上 1/3 先天性发育不良的表现。

5）猿耳：又称猩猩耳，主要表现为在耳郭上部边缘的某一部位耳轮发育不全，致使该处耳郭边缘呈现角状突起，对耳轮上脚亦发育不明显，故又称尖耳（图 13-40）。

案例分析

扫一扫
测一测

扫一扫
看彩图

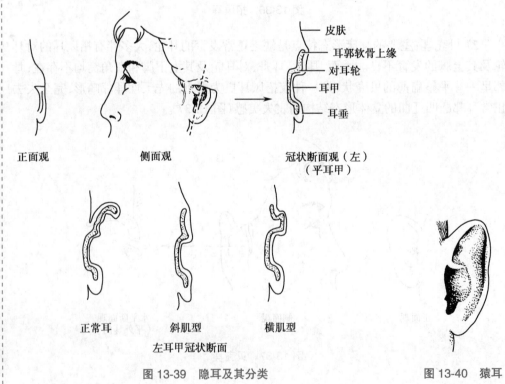

正面观　　　　　　侧面观　　　　　　冠状断面观（左）
　　　　　　　　　　　　　　　　　　　（平耳甲）

皮肤
耳郭软骨上缘
对耳轮
耳甲
耳垂

正常耳　　　　斜肌型　　　　横肌型
左耳甲冠状断面

图 13-39　隐耳及其分类　　　　　　　　图 13-40　猿耳

另外，还可见大耳、小耳、无耳、副耳，左、右不对称等畸形，或外伤后导致的菜花耳等。

（黄冰洁）

### 复习思考题

1. 颅顶软组织共分几层? 各层有何结构特点?
2. 颈部深筋膜分几层? 各有何特点?
3. 常见的面部动力性皱纹有哪些?
4. SMAS 形态学结构特点如何?
5. 叙述面部皮肤的特点。

# 第十四章

# 躯体美容解剖

 **学习要点**

　　胸壁的层次结构；乳房的形态、类型和结构，乳房的血管分布和淋巴回流；腹部的层次结构及腹部的分型；背腰部的层次结构；臀部的层次结构及类型；股三角、腘窝、腋窝、肘窝、手部的结构及其内容。

**临床案例**

　　患者，女，25岁。青春期后期就发现出汗后腋下有异味，2年里异味慢慢加深。出汗后，内衣呈黄色，异味加重。使用止汗用品，皮肤瘙痒、红肿，出现过敏现象。来院就诊，诊断为腋臭。

　　讨论：腋臭与腋窝的哪些结构有关？试述腋窝的组成及结构。

## 第一节　躯干的美容解剖

### 一、胸部的解剖结构

**（一）胸部的境界与分区**

　　1. 境界　胸部上界以颈静脉切迹、胸锁关节、锁骨上缘、肩峰和第 7 颈椎棘突的连线与颈部分界；下界以剑突、肋弓、第 11 肋前端、第 12 肋下缘和第 12 胸椎棘突的连线与腹部分界；上部两侧以三角肌前、后缘与上肢分界。由于膈向上膨隆，故胸部表面的界线并不代表胸腔的真正范围。肝、胸部上方有胸膜顶、肺尖和小儿胸腺突入颈根部而高出锁骨上方，故在颈根部针刺、手术、臂丛麻醉等应注意保护这些结构和器官。

　　2. 分区　每侧胸壁分胸前区、胸外侧区和胸背区。胸前区介于前正中线与腋前线之间；胸外侧区介于腋前、后线之间；胸背区介于腋后线与后正中线之间。

**（二）胸壁的层次结构**

　　1. 皮肤　胸部皮肤较薄，尤其是乳头和胸骨前面的皮肤。除胸骨前面的皮肤外，其他部位有较大的活动性。

　　2. 浅筋膜　胸部浅筋膜与颈部、腹部、上肢的浅筋膜相移行，其厚度与部位、性别、营养状况、年龄及个体发育情况有关,一般女性较男性厚,胸骨前面浅筋膜较薄,其余部位较厚。在浅筋膜内有浅血管、浅淋巴管、皮神经、脂肪组织及乳腺等(图 14-1)。

3. 深筋膜 分为浅层和深层。

(1) 浅层:覆盖胸大肌和前锯肌表面,向上附着于锁骨;向内附着于胸骨;向下与腹外斜肌筋膜相续;向后与胸背深筋膜相续(图 14-2)。

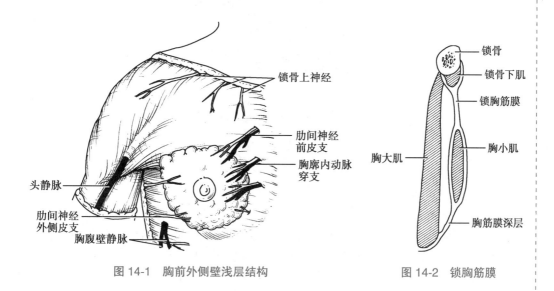

图 14-1 胸前外侧壁浅层结构

图 14-2 锁胸筋膜

(2) 深层:位于胸大肌深面并包绕锁骨下肌和胸小肌,并与浅层筋膜相续。位于喙突、锁骨下肌与胸小肌上缘之间的深层筋膜,称为锁胸筋膜,内有胸外侧神经及胸肩峰动脉的分支穿出,头静脉和淋巴管也经此穿入腋腔。在手术中分离锁胸筋膜时应注意保护胸外侧神经,以免引起胸大、小肌瘫痪。

4. 肌层 包括浅层的胸大肌,深层的胸小肌、前锯肌和锁骨下肌,以及肋间隙内的肋间外肌和肋间内肌(图 14-3,图 14-4)。

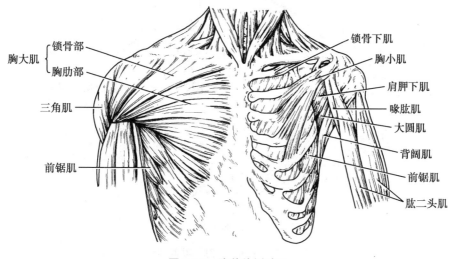

图 14-3 胸前外侧壁肌

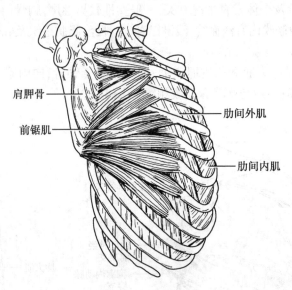

图 14-4　胸固有肌

5. 胸横肌　在胸骨体和肋软骨后面有薄层的胸横肌,起于胸骨体下部内面,呈扇形向上分 4 个肌齿止于第 3~6 肋软骨内面(图 14-5,图 14-6)。

6. 胸膜壁层　贴附于胸壁最内面、膈上面、纵隔侧面,并突至颈根部。

(三) 胸部的血管和神经

1. 胸部的动脉　由胸廓内动脉、肋间后动脉和胸肩峰动脉等发出分支,分布于胸前区、胸前外侧区的皮肤、浅层结构和乳房。

(1) 胸廓内动脉:由椎动脉起始处的相对侧发出,向下入胸腔,经第 1~6 肋软骨后面下降,沿途发出分支分布于胸前壁、心包、乳房和膈。

(2) 肋间后动脉:锁骨下动脉的分支肋间最上动脉分布于第 1、2 肋间;胸主动脉

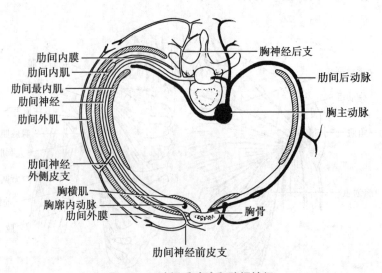

图 14-5　肋间后动脉和肋间神经

直接发出第3~11肋间后动脉和肋下动脉,分布于第3肋以下的胸壁和腹壁上部,并与胸廓内动脉的肋间分支吻合(图14-5)。

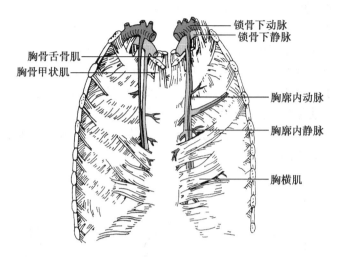

图14-6　胸廓内血管和胸横肌

（3）胸肩峰动脉:在胸小肌上缘发自腋动脉,分支分布于胸大肌、胸小肌、三角肌和肩关节。

2. 胸部的静脉　相互吻合成网,浅静脉注入胸腹壁静脉,深静脉与上述动脉伴行。注入奇静脉及头臂静脉。

3. 胸部的神经

（1）锁骨上神经:为颈丛皮支,放射状分布于肩部和胸前区上部皮肤。

（2）肋间神经:肋间神经在腋前线附近发出外侧皮支,分布于胸外侧区和胸前区外侧部的皮肤。近胸骨外侧缘处肋间神经发出前皮支,分布于胸前区内侧部的皮肤。第4~6肋间神经的外侧皮支和第2~4肋间神经的前皮支还分布于女性乳房。

（四）乳房

乳房在男性和儿童不发达,女性进入青春期后开始发育成熟,并随月经周期发生变化,妊娠期及哺乳期时乳房迅速发育增大,并有泌乳活动。

1. 乳房的位置和形态　乳房位于胸大肌和胸筋膜的表面,约在第2~6肋高度,胸骨旁线和腋中线之间。乳腺外侧部可不同程度地向上延伸至腋窝,称腋突,在腋窝形成一明显隆凸,此时需与相应部位的脂肪肿瘤及淋巴结肿大相区别。腋突的癌变在体检时常被忽略。

在乳腺后面的浅筋膜与胸大肌前面深筋膜之间,尚有一充填着少量疏松结缔组织的间隙,称乳房后间隙。临床可在此间隙或胸大肌后间隙内充填假体物质以达到丰胸目的。

乳房的大小、形状与年龄及女性的生理过程有很大关系。成年、未孕、未哺乳的女性,乳房呈半球形,中央的乳头约平对第4肋间隙或第5肋,乳头表面有15~20个输乳管的开口。乳头周围有环形色素沉着区,称乳晕。乳晕上有许多圆丘形小隆起,为乳晕腺,其分泌的脂状物可润滑乳头以防止其皲裂。乳晕的色泽随人的肤色和生理状态而异,少女呈蔷薇色,妊娠期可随色素沉着加深而变为深褐色。

在妊娠期及哺乳期,腺组织显著增生,血管和淋巴管扩张,使乳房体积变大,皮肤紧张,且乳头和乳晕色素沉着更加明显;停止哺乳以后,腺组织萎缩,乳房变小;经期时乳房也可有轻度胀大。

2. 乳房的类型　乳房的常见类型见图14-7。

3. 乳房的结构　乳房由皮肤、脂肪、乳腺和结缔组织构成。皮肤薄而细腻,深面为一层含脂肪的结缔组织,包绕在腺组织周围,称乳腺脂肪体。脂肪体含脂肪的多少是影响乳房大小的重要因素之一。再向深面为腺组织,并被脂肪体向深部发出的间隔分成15~20个乳腺叶,每个腺叶又由若干小叶组成。同一乳腺叶内的乳腺小叶排泄管汇合成一条输乳管,后者走向乳头,接近乳头时扩大为输乳管窦,然后缩细开口于乳头的输乳管口(图14-8)。

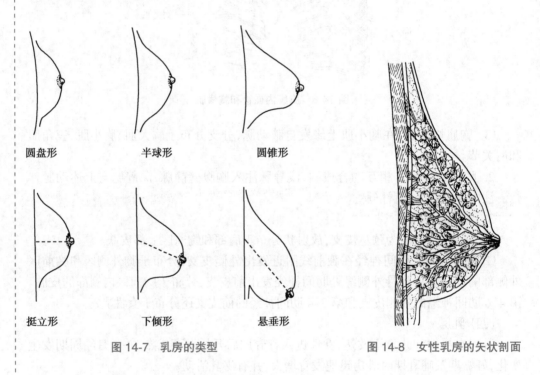

圆盘形　　　　半球形　　　　圆锥形

挺立形　　　　下倾形　　　　悬垂形

图 14-7　乳房的类型　　　　　　图 14-8　女性乳房的矢状剖面

输乳管以乳头为中心呈放射状排列,所以乳腺脓肿切开引流时宜行放射状切口以减少对输乳管和乳腺的损伤。

乳腺叶之间的结缔组织中有许多纤维束,一端连于皮肤及浅筋膜浅层,另一端连于胸肌筋膜,无伸展性,称乳房悬韧带(或 Cooper 韧带),对乳腺起固定和悬吊作用。当发生乳腺癌时,乳房悬韧带可因癌组织推挤或因癌组织侵犯而相对缩短,从而牵拉皮肤使其表面产生许多小凹陷,称"橘皮样变"。

4. 乳房的动脉　由胸廓内动脉、腋动脉的分支(胸外侧动脉、胸肩峰动脉、胸背动脉等)和上4条肋间后动脉发出穿支供应乳房(图14-9)。这些血液来源中,胸外侧动脉约占68%,胸廓内动脉占30%。

(1) 胸廓内动脉:为锁骨下动脉的分支,在壁胸膜和胸壁之间沿胸骨旁约1.25cm处下行,在胸骨旁相应的肋间隙发出穿支,向前穿过胸大肌分布于乳房内侧部。其穿支主要是上4个肋间穿支,尤以第1、2两个最为粗大,此动脉常贴第2肋上、下缘穿出,

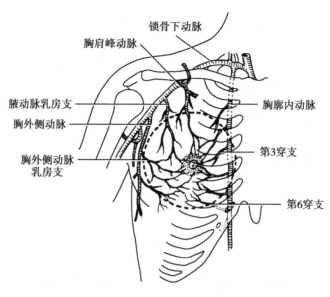

图 14-9 乳房的动脉供应

其他穿支则不甚恒定。

(2)腋动脉:腋动脉的许多分支均分布到乳房。

1)胸上动脉:较小,沿胸小肌上缘下行进入乳腺,并分布于胸壁,为腋动脉最小且走行不恒定的血管。

2)胸肩峰动脉:自腋动脉发出后向前穿锁胸筋膜,在胸大肌深面分为 2~4 支肌支和皮支,后者穿胸大肌至乳房外侧部上份,并趋向乳头汇聚。

3)胸外侧动脉:发出后穿胸锁筋膜,沿胸小肌下缘紧贴胸壁向内下行,沿途发出分支供应胸侧壁肌肉和乳房外侧份。

4)直接乳房支:起自腋动脉(出现率 15%)或肱动脉(出现率 37%),一般沿腋中线或腋前线行向下内,分布于乳房外侧份。

(3)肋间后动脉:主要由第 2~4 肋间后动脉发出一些细小的穿支,于胸廓内动脉穿支外侧约 2~3cm 范围内分布于乳房。肋间后动脉的外侧皮支也有细小的分支分布于乳房。

5. 乳房的静脉 乳房的静脉可通过深、浅两个系统回流。

(1)浅静脉:有横行和纵行两类,位于浅筋膜浅层的深面,互相吻合成网,并在乳晕部围绕乳头形成乳晕静脉环。横行静脉主要分布于乳腺内侧部,回流至胸廓内静脉;纵行静脉则主要向上回流至颈前静脉。

(2)深静脉:多与胸廓内动脉、腋动脉及肋间后动脉分支伴行。

6. 乳房的淋巴 女性乳房淋巴管丰富,分为浅、深两组。浅组位于皮下和皮内,深组位于乳腺小叶周围和输入管周围。两组之间广泛吻合(图 14-10)。

乳房外侧部和中央部的淋巴管主要注入腋淋巴结的胸肌淋巴结,这是乳房淋巴回流的主要途径。

乳房上部的淋巴管先注入尖淋巴结再注入腋淋巴结和锁骨上淋巴结。

乳房内侧部的淋巴管一部分注入胸骨旁淋巴结,另一部分与对侧乳房的淋巴管

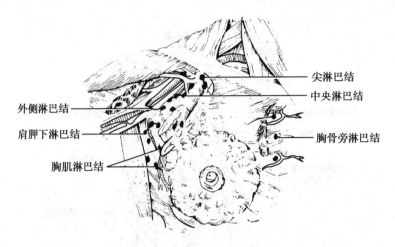

图 14-10 乳房的淋巴回流

吻合。但一侧乳癌转移到对侧的情况并不多见,除非是患侧淋巴回流受阻。

乳房内下部的淋巴管注入膈上淋巴结前组,并与腹前壁上部及膈下的淋巴管相吻合,从而间接地与肝上面的淋巴管相联系。

乳房深部的淋巴管经乳房后隙注入胸肌间淋巴结或尖淋巴结。胸肌间淋巴结位于胸大、小肌之间,乳腺癌时易受累。

7. 乳房的神经 分布于乳房的神经有交感神经和脊神经。

(1) 交感神经:发自脊髓 $T_2$~$T_6$ 节段侧角的交感神经节前纤维,经白交通支进入相应的交感干神经节换元,节后纤维通过第 2~6 对肋间神经外侧皮支分布于乳房,控制腺体的分泌和平滑肌的收缩。

(2) 脊神经:乳房上部的皮肤由第 3、4 颈神经前支管理,通过颈丛的锁骨上神经分布;外侧部皮肤由上位胸神经($T_3$~$T_6$)的外侧皮支分布;内侧部皮肤由相应的胸神经前皮支支配。

## 知识链接

### 隆乳术的应用解剖

目前隆乳术的方式方法颇多。临床证实,每个患者身体的具体状况各异,不能以一概全。硅胶假体隆胸是目前应用最广泛、也是大多女性能够接受的一种隆胸方法。①硅胶假体隆乳术的切口:常用的有乳房下皱襞切口、腋窝切口和乳晕切口。②乳房假体放置的位置:乳房假体可放置于乳房后间隙或胸大肌后间隙内。乳房后间隙为乳房基底部的胸浅筋膜深层与胸大肌表面的胸深筋膜之间的疏松结缔组织间隙。最初乳房假体置入此间隙,手术简单,损伤小,乳房位置、外观形态及手触摸感均很自然,乳房外观和形态理想,但硅胶囊假体易破,且纤维性挛缩发生率较高;胸大肌后间隙位于胸大肌与胸小肌之间,由两肌组成的肌腔隙为乳房假体的良好受床,现多将乳房假体置入此间隙,可减少假体破损和纤维挛缩的机会,但手术中损伤较大,且出血多。

## 二、腹部的解剖结构

### (一) 腹部的境界

腹部的上界是胸廓下口,下界是耻骨联合上缘、耻骨嵴、耻骨结节、腹股沟韧带、髂嵴至第 5 腰椎下缘的连线。腹壁两侧以腋后线为界,分为腹前外侧壁和腹后壁。

### (二) 腹前外侧壁的浅层结构

1. 皮肤　腹前外侧壁的皮肤薄而柔软,厚约 2~4mm,血供丰富。真皮内富含的弹力纤维和胶原纤维使皮肤富有弹性和伸展性,是美容整形术中良好的供皮区。特别是腹股沟附近的皮肤,移动性小,可供吻合的皮血管丰富,常在该区取皮或做皮瓣移植。取皮瓣或损伤后,对小的皮肤缺损,可直接将创缘拉拢缝合。

女性妊娠后,腹部高度膨胀,可在腹前外侧壁上出现妊娠纹或称红纹,过度肥胖者腹部也可见到此种现象。

腹前外侧壁皮肤的体位性、重力性皱纹线及 Langer 皮肤分裂线的走行基本一致,呈中部略向下凹的横行弧线,且越向腹下部,弧度越深。在行腹部美容切口时,皮肤切口要尽量与皱纹线的方向一致,或尽量减小交叉角度,以便缝合时对合切口和减小愈合后的瘢痕。

2. 浅筋膜　腹前外侧壁的浅筋膜主要由脂肪和疏松结缔组织组成。脐平面以上腹前外侧壁浅筋膜为一层,与胸部浅筋膜相连续;而在脐平面以下,则为浅、深两层,两层间有浅血管、神经和淋巴管通行。浅层为脂肪层,又称 Camper 筋膜,厚而疏松,含大量脂肪组织,肥胖者尤甚,与浅筋膜深层连结疏松,易于分离。脂肪层向上、向两侧与胸部和腹后壁浅筋膜相连续,向下与股部和会阴部浅筋膜相连续。深层为膜性层,又称 Scarpa 筋膜,薄而富含弹性纤维,与深筋膜借疏松结缔组织相连,有支持腹腔内脏器的作用。缝合浅筋膜时,只要缝线贯穿膜性层,就能获浅筋膜层的稳妥闭合。

3. 深筋膜　为一层薄弱且不完整的结缔组织膜,疏松,紧附于腹外斜肌腹直肌鞘前层和腹白线浅面,手术中常与肌层作为一层处理。

4. 肌层　包括中线两侧的腹直肌与外侧的腹外斜肌、腹内斜肌和腹横肌等(图 14-11)。

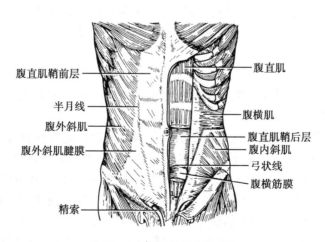

图 14-11　腹前外侧壁的肌肉

(1) 腹直肌:为上宽下窄的带形多腹肌,肌腹被 3~5 个腱划分隔。腱划与腹直肌鞘前层愈合,与腹直肌鞘后层无愈合,可自由移动。手术时,切开腹直肌前层后可向外侧牵拉腹直肌,暴露腹直肌鞘后层。但不要向内侧牵拉,以防损伤胸神经前支。

(2) 腹外斜肌:起于下 8 个肋骨外面,纤维行向内下,在腹直肌外侧缘处移行为腱膜,经腹直肌前方与对侧腹外斜肌腱膜在腹白线处结合,构成腹直肌鞘前层的一部分;腹外斜肌腱膜下缘卷曲增厚,连于髂前上棘与耻骨结节之间,形成腹股沟韧带。腹股沟韧带的内侧端一小部分腱膜由耻骨结节向下后外侧转折并附着于耻骨梳,其转折处形成腔隙韧带(陷窝韧带);附着于耻骨梳的部分称为耻骨梳韧带。这些韧带在腹股沟疝和股疝的修补术中有重要意义。在耻骨结节外上方,腹外斜肌腱膜上有一呈三角形的裂孔,称为腹股沟管浅环。

(3) 腹内斜肌:位于腹外斜肌深面,起于胸腰筋膜、髂嵴和腹股沟韧带外侧半,肌束呈扇形展开。后部肌束止于下 3 对肋,大部肌束至腹直肌外侧缘移行为腱膜,并分两层包裹腹直肌,止于腹白线。

(4) 腹横肌:位于腹内斜肌深面,起自下 6 个肋的内面、胸腰筋膜、髂嵴和腹股沟韧带的外侧 1/3,肌纤维横行向前内,于腹直肌外侧缘移行为腱膜,在腹内斜肌腱膜后方走向中线,与对侧腹横肌腱膜汇合于腹白线。腹横肌下缘呈弓形跨过精索或子宫圆韧带后续为腱膜,并与腹内斜肌腱膜下部结合,称为腹股沟镰,亦称联合腱。

(5) 腹横筋膜:位于肌层深面,为腹内筋膜的一部分,与腹横肌结合疏松,与腹直肌鞘后层紧密相连。腹横筋膜向上续于膈下筋膜,向下、后移行于盆筋膜和髂腰筋膜。腹横筋膜在腹股沟韧带中点上方1~2cm处伴随精索或子宫圆韧带向外突入腹股沟管,并形成该管的深环。

(6) 腹膜外筋膜:是位于腹横筋膜和腹膜壁层之间的疏松结缔组织,上腹部薄弱,向下则脂肪组织逐渐增多,将腹横筋膜与壁腹膜隔开,形成潜在的腹膜外间隙。间隙向后与腹膜后隙延续,向下与盆部的腹膜下间隙延续。

(7) 壁腹膜:为腹前外侧壁的最内层结构,向上移行为膈上腹膜,向下与盆腔腹膜相延续。在脐以下,腹膜形成 5 条皱襞:即脐正中襞位于中线,其内有脐正中韧带,为胎儿脐尿管闭锁形成;脐内侧襞位于脐正中襞两侧,内有胎儿期的脐动脉在出生后闭锁而成的脐内侧韧带;脐外侧襞位于最外侧,其内有腹壁下血管走行,又称腹壁下动脉襞。在脐外侧襞下端内、外侧,分别形成腹股沟内、外侧窝,其浅面分别有股环和腹股沟管深环,为腹壁的薄弱区。

(三) 腹股沟区

腹股沟区为下腹部两侧的三角形区域,其内侧界为腹直肌外侧缘;上界为髂前上棘至腹直肌外侧缘的水平线;下界为腹股沟韧带。

1. 腹股沟管　是腹前外侧壁下部肌肉筋膜之间形成的潜在裂隙,位于腹股沟韧带内侧半上方,由外上斜向内下,长约 4~5cm(图 14-12,图 14-13)。该管有两口、四壁。两口:外口,称腹股沟管浅环,位于耻骨结节外上方约 1cm 处,是腹外斜肌腱膜上的裂口;内口,称腹股沟管深环,位于腹股沟韧带中点上方一横指的地方,由腹横筋膜向外突出而成。四壁:上壁,为腹内斜肌和腹横肌的弓状下缘;下壁,为腹股沟韧带内侧半;前壁,内侧为腹外斜肌腱膜,外侧为腹内斜肌下部;后壁,外侧为腹横筋膜,内侧为腹股沟镰。在腹股沟管内,男性有精索、女性有子宫圆韧带等通过。腹腔内容物若经腹

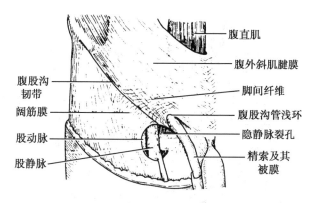

图 14-12 腹外斜肌腱膜

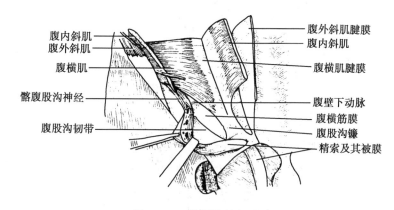

图 14-13 腹股沟管(深层)

股沟管突出至皮下,则形成腹股沟斜疝。

2. 腹股沟三角 是指由腹壁下动脉、腹直肌外侧缘和腹股沟韧带内侧半围成的三角区(图 14-14),又称 Hesselbach 三角,为腹壁的另一薄弱区。其深面有股环,腹内容物经此突出至皮下,称腹股沟直疝。

(四)腹前外侧壁的血管、神经和淋巴

1. 浅层结构 走行于浅筋膜中(图 14-15)。

(1)动脉:腹前壁来自腹壁上动脉、下动脉的分支;腹侧壁来自肋间后动脉和腰动脉的分支;下半部来自腹壁浅动脉和旋髂浅动脉。

1)腹壁浅动脉:起自股动脉,在腹股沟韧带中、内 1/3 交界处进入腹壁浅筋膜,向脐部上行。

2)旋髂浅动脉:起自股动脉,在腹壁浅筋膜浅、深两层之间行向髂前上棘。

3)阴部外动脉:起自股动脉,向上内走行并分为上、下两支,进入腹壁下部浅筋膜浅、深两层之间,分布于腹前壁下部。

(2)静脉:腹壁浅静脉位于脂肪层内,起于脐周静脉网,吻合广泛,在数目和口径上有很大的个体差异。浅筋膜内多与同名动脉走行一致,也有独立的静脉。以脐平面为界,可将腹壁浅静脉分为上、下两组,上组主要经胸廓内静脉、肋间静脉和胸腹壁静脉、胸外侧静脉回流至上腔静脉系;下组主要经腹壁浅静脉、旋髂浅静脉、阴部外静脉和腹壁下静脉等回流至股静脉或髂外静脉,进入下腔静脉系。

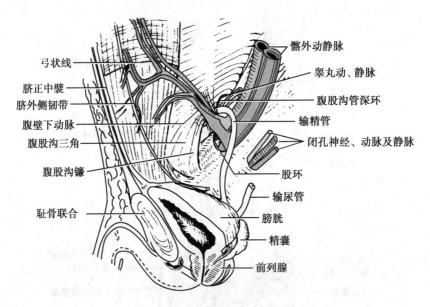

图 14-14 腹股沟三角（内面观）

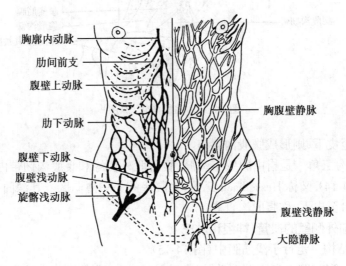

图 14-15 腹前外侧壁的血管

（3）神经：分布于腹前外侧壁的皮神经来自第 7~11 对肋间神经、肋下神经、髂腹下神经和髂腹股沟神经的皮支（图 14-16）。第 7~9 对肋间神经支配腹上区皮肤；第 10~11 对肋间神经支配腹中区皮肤；肋下神经和髂腹下神经、髂腹股沟神经分布于腹下区的皮肤，其中髂腹下神经支配腹股沟管浅环附近的皮肤，髂腹股沟神经支配耻骨区皮肤。

（4）淋巴：腹前外侧壁的上半部注入腋淋巴结；下半部注入腹股沟淋巴结。

2. 深层结构 在腹内斜肌与腹横肌之间或腹直肌与腹直肌鞘的后层之间（图 14-17）。

（1）动脉：腹前外侧壁的深动脉较为恒定，来源于 3 种动脉主干。①上部：来源于胸廓内动脉终末形成的腹壁上动脉和肌膈动脉；②外侧部：来源于主动脉发出的下位肋间后动脉、肋下动脉和 4 对腰动脉；③下部：来源于髂外动脉的分支腹壁下动脉和

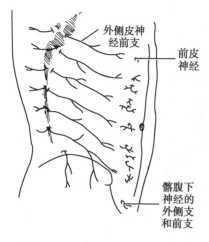

图 14-16　腹前外侧壁的皮神经

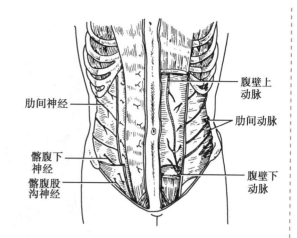

图 14-17　腹前外侧壁的深组动脉、神经

旋髂深动脉等。

（2）静脉：腹前外侧壁的深静脉与同名动脉伴行，均较恒定。腹壁上静脉经胸廓内静脉注入头臂静脉；腹壁下静脉和旋髂深静脉注入髂外静脉；腰静脉直接注入下腔静脉；肋间后静脉、肋下静脉注入奇静脉系。

（3）神经：包括第 7~11 对肋间神经、肋下神经和髂腹下神经、髂腹股沟神经，支配腹壁全部层次。

（4）淋巴：腹上区的淋巴注入肋间淋巴结；腹中区的淋巴注入腰淋巴结；腹下区的淋巴注入髂淋巴结。

（五）腹部的主要体表标志

1. 腹上窝　即剑胸结合下方的浅窝，位于腹前正中线上端。其两侧是肋弓，左、右肋弓之间的夹角，称胸骨下角；一侧肋弓与剑突的夹角，又称剑肋角。临床常经左剑肋角行心包穿刺（图 14-18）。

2. 脐　约与左、右髂嵴最高点连线位于同一水平，向后平对第 3、4 腰椎间盘，是胎儿脐带附着处，为腹壁薄弱区之一。

3. 半月线　为两侧腹直肌外侧缘在体表形成的标志。

4. 腹股沟　自髂前上棘至耻骨结节的浅沟，是腹部与盆部的分界，其深面有腹股沟管。

（六）腹部的分型

腹部常按膨隆程度分为 5 型（图 14-19）。

1. 舟状腹　腹前外侧壁薄而松软，皮下脂肪少，肌肉不发达，呈凹陷状，仰卧时更显。常见于营养不良或身体瘦弱者。

2. 扁平腹　腹前壁稍微隆起，皮肤富有弹性，皮下脂肪适量且分布较均匀，两侧腹直肌轮廓可见，脐呈凹陷状。在形态上最美观，常见于青年和肌肉发达者。

3. 蛙状腹　腹前外侧部整体明显膨隆，腹壁肥厚，皮下脂肪丰盛，腹部皮褶厚度男性大于 1.5cm，女性大于 2.0cm，不见腹肌轮廓，俗称"将军肚"。常见于一般肥胖者。

4. 悬垂腹　腹部皮肤松弛，皮下脂肪显著增厚，尤以下腹为甚。前腹明显膨隆，但腹下部前突更甚并有下垂之势。常见于显著肥胖者。

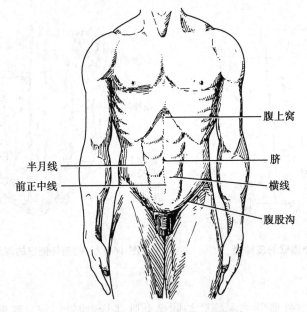

图 14-18　腹前外侧壁的皮肤标志

图中标注：腹上窝、脐、横线、腹股沟、半月线、前正中线

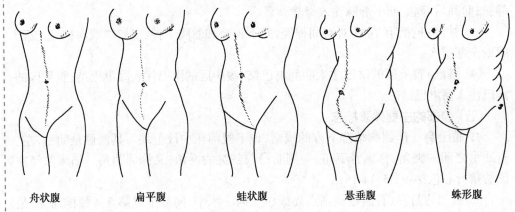

舟状腹　　扁平腹　　蛙状腹　　悬垂腹　　蛛形腹

图 14-19　腹部的分型

5. 蛛形腹　腹部极度向前并向两侧膨隆，形如蜘蛛肚。皮肤松弛，皮下脂肪大量堆积，腹部皮褶厚度男性大于2.8cm，女性大于4.0cm，腹围大于胸围，常见于肥胖病患者。

知识链接

### 腹壁去脂术与抽吸去脂术

　　腹壁去脂术是在腹直肌鞘上部广泛切除包括皮肤在内的皮下脂肪组织(皮肤脂肪切除术)。抽吸去脂术是指在皮肤上切一小口，插入一吸管，吸管末端接一负压源，借负压将身体皮下过多的脂肪吸除，以改善人体的外形，这是一种新的体形整容术。抽吸去脂术是当前国际上流行的一种体形整容术，操作比较简单，比脂肪切除术创伤小、痛苦少，术后瘢痕不明显。因具有这些优点，易被患者接受，但它仍不能替代传统的脂肪切除术。如多部位的广泛多脂肪伴有皮肤松垂者以及境界清楚的脂肪瘤等，仍以手术切除为宜。

## (七)脐部

脐为腹前壁正中线上的一个皮肤凹陷,约在第3、4腰椎间盘平面,其周围有白线中部腱膜组织形成的脐环作为支架,中央是脐带残端愈着后的瘢痕,外覆皮肤。以脐为界,人体上部与下部之比正好为5∶8。脐的结构由浅入深为皮肤、脐环、脐筋膜和前腹膜壁层(图14-20)。

根据在腹部的突出程度可分为:①凸型,多见于发育年龄的儿童和少年;②平型,多见于发育年龄的青少年;③凹型和强凹型,多见于成年人。

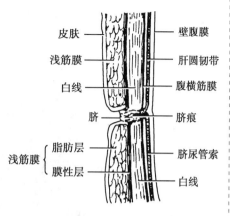

图14-20 脐正中矢状切面

根据脐表面的皱纹可分为:菊花型、车轮型、同心圆型、螺旋型、树枝型、无构造型、星艺型、线条型和圆孔型。其中以星艺型脐最常见。

根据脐的审美可分为:①理想型,特征是脐稍低于腹壁平面,呈凹陷状,周围边缘大致相等;②不理想型,主要是周缘不等或被较厚的襞所覆盖。

## 三、背腰部解剖结构

### (一)背腰部的境界

背腰部分为背部和腰部。背部上界为第7颈椎棘突至两侧肩峰的连线,下界为第12胸椎棘突、第12肋下缘至第11肋前端的连线;腰部上界即背部的下界,下界为两髂嵴后份至两髂后上棘的连线。

### (二)背腰部层次结构

背腰部层次结构基本相似,由浅入深有皮肤、浅筋膜、肌层、神经、血管等软组织及脊柱、椎管及其内容物等结构。

1. 皮肤 厚而致密,移动性小,富有毛囊和皮脂腺,是疖肿和皮脂腺囊肿的好发部位。

2. 浅筋膜 厚而致密,其中有较多的脂肪组织,并有许多结缔组织纤维束与深筋膜相连。腰区的浅筋膜含脂肪较多。

(1)皮神经:均来自脊神经的后支(图14-21)。来自胸神经和腰神经后支的分支,在棘突两侧浅出,分布至背腰部的皮肤,其中第12胸神经的后支分布至臀区皮肤。第1~3腰神经后支的外侧支组成臀上皮神经,在竖脊肌外侧浅出胸腰筋膜,越过髂嵴分布至臀区上部。在腰部急剧扭转时,该神经易受损伤,是导致腰腿痛的常见原因之一。

(2)浅动脉:背部主要来自肩胛背动脉、胸背动脉和肋间后动脉的分支等。腰部主要来自腰动脉的分支。

(3)浅静脉:各静脉与动脉伴行

3. 深筋膜 在胸背区薄弱,覆于竖脊肌表面,在腰部发达增厚称胸腰筋膜,并分为前、中、后3层(图14-22)。

(1)后层:覆于竖脊肌浅面,与下后锯肌和背阔肌腱膜相延续,向下附于髂嵴,向

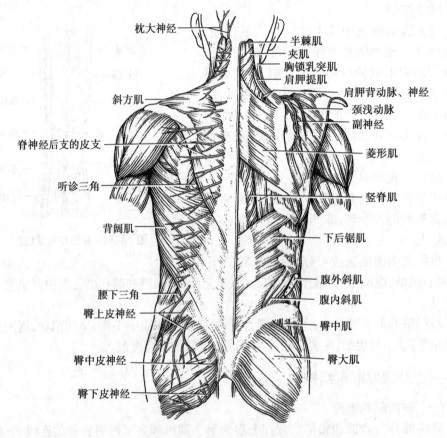

图 14-21 背浅层肌及皮神经

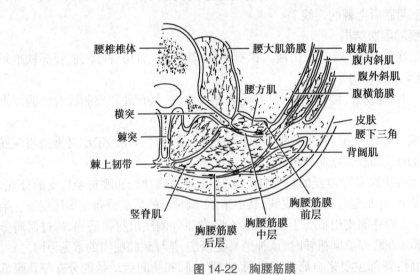

图 14-22 胸腰筋膜

上延续于项筋膜,外侧在竖脊肌外侧缘与中层愈合,形成竖脊肌鞘。

(2) 中层:位于竖脊肌与腰方肌之间,其内侧附于腰椎横突和横突间韧带,外侧于腰方肌外侧缘与前层愈合,形成腰方肌鞘,并作为腹横肌的起始部,向上附于第 12 肋下缘,向下附着于髂嵴。中层上部于第 12 肋与第 1 腰椎横突之间的部分增厚,形成腰肋韧带。在施行肾手术时,离断此韧带可增加第12肋的活动度,有利于显露肾。

(3)前层:居腰方肌前面(又称腰方肌筋膜),其内侧附于腰椎横突,向下附于髂嵴与髂腰韧带,上部增厚形成内、外侧弓状韧带。

在剧烈活动时,胸腰筋膜可被拉伤,尤以腰部的胸腰筋膜受损更为多见,是导致腰腿痛的常见原因之一。

4. 肌　由浅入深可分为3层(图14-21,图14-23)。第一层为斜方肌和背阔肌;第二层为肩胛提肌、菱形肌和上、下后锯肌等;第三层为夹肌、竖脊肌和横突棘肌等。

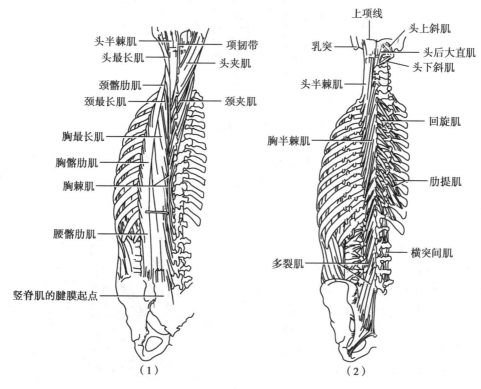

图 14-23　背深层肌

5. 深部血管和神经

(1)动脉:背部由肋间后动脉、肩胛背动脉和胸背动脉等供血;腰部由肋下动脉和腰动脉等供血。

(2)静脉:背腰部的深静脉与动脉伴行,并经椎静脉丛与椎管内外、颅内及盆部的深静脉相交通。

(3)神经:背腰部的神经主要来自副神经、胸背神经、肩胛背神经和31对脊神经的后支。(图14-24)。

腰神经后支及其发出的内、外侧支在行程中,分别穿骨纤维管、骨纤维孔或胸腰筋膜裂隙。由于以上孔道狭小,周围结构坚韧而缺乏弹性,加之腰部活动度大而易扭伤,或因受伤后的软组织机化或腰椎骨质增生等压迫通过的神经和血管,可导致腰腿疼痛。

(三)肌间三角

1. 听诊三角　位于斜方肌外下方,肩胛骨下角内侧的肌间隙。其内上界为斜

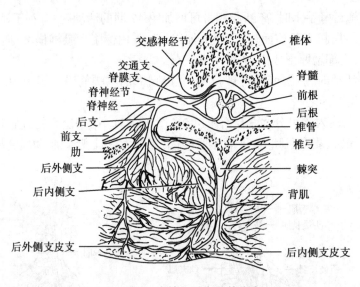

图 14-24　脊神经后支及其分支

方肌的外下缘,外侧界为肩胛骨的内侧缘,下界为背阔肌的上缘。该三角的深面为脂肪组织、深筋膜和第 6 肋间隙,表面为皮肤和浅筋膜,是背部听诊呼吸音最清楚的部位。

2. 腰上三角　位于背阔肌深面,第 12 肋的下方。内侧界为竖脊肌的外侧缘,外下界为腹内斜肌的后缘,上界为第 12 肋与下后锯肌的外下缘。三角底为腹横肌起始部的腱膜,其深面自上而下有 3 条神经与第 12 肋平行排列走行,分别是肋下神经、髂腹下神经和髂腹股沟神经(图 14-25)。腰上三角是腹后壁的薄弱区之一,是腰疝的好发部位,也是腹膜后隙脓肿易穿破的部位。腹膜外入路肾脏手术须经此三角,应注意保护上述 3 条神经。

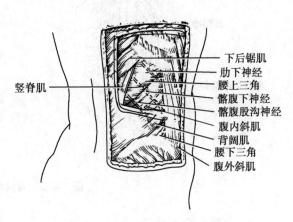

图 14-25　腰上三角和腰下三角

3. 腰下三角　位于腰区下部,腰上三角的外下方,由背阔肌前下缘、腹外斜肌后缘和髂嵴所围成。三角的底为腹内斜肌,表面仅被覆皮肤和浅筋膜。该三角是腹后壁又一薄弱区,也是腰疝和腹膜后隙脓肿溃破的发生部位。在右侧,三角前方与阑尾和盲肠相对应,故盲肠后位阑尾炎时,该三角会有明显压痛。

## 四、会阴部的解剖结构

会阴部也称会阴区或会阴(图 14-26)。会阴有广义和狭义之分。广义会阴为封闭骨盆下口全部软组织的总称,略呈菱形。其境界与骨盆下口一致,前界为耻骨联合下缘,后界为尾骨尖,两侧为耻骨下支、坐骨支、坐骨结节和骶结节韧带。两侧坐骨结节的连线,将会阴分为前方的尿生殖区与后方的肛区。临床上,常将肛门与外生殖器之间的狭小区域称为会阴,即狭义会阴,也称产科会阴。

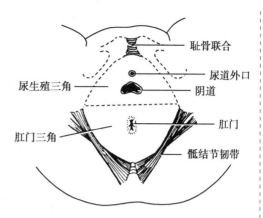

图 14-26　会阴的境界和分区

（一）尿生殖区

尿生殖区又称尿生殖三角,在男性有尿道通过,在女性有尿道及阴道通过。

1. 尿生殖区的层次结构

（1）皮肤:较薄,生有阴毛,含有大量汗腺和皮脂腺。

（2）浅筋膜:分为浅、深两层,浅层即脂肪层,深层即膜性层,又称会阴浅筋膜或 Colles 筋膜。会阴浅筋膜向前延续于阴囊肉膜、阴茎浅筋膜及腹前壁的浅筋膜深层（Scarpa 筋膜）,两侧附着于耻骨弓和坐骨结节下缘,并与尿生殖膈上、下筋膜及会阴浅横肌相互愈着。

（3）深筋膜:也分为浅、深两层,浅层为尿生殖膈下筋膜,深层为尿生殖膈上筋膜;这两层深筋膜均为三角形,几乎呈水平位展开,在两侧均附着于耻骨弓上,其后缘与会阴浅筋膜相愈着。

2. 筋膜间隙　尿生殖膈下筋膜和尿生殖膈上筋膜之间的浅筋膜形成了两个间隙。分别为会阴浅隙和会阴深隙。

（1）会阴浅隙:位于会阴浅筋膜和尿生殖膈下筋膜之间（图 14-27）。该间隙向前上方开放,与腹前壁 Scarpa 筋膜深面的间隙相通。会阴浅隙内有两侧的阴茎脚（阴蒂脚）,表面有坐骨海绵体肌,中部有尿道球（前庭球）及其表面的球海绵体肌（阴道括约肌）,后部有 1 对会阴浅横肌,此外还有阴部内血管和阴部神经的分支。

（2）会阴深隙:位于尿生殖膈下筋膜和尿生殖膈上筋膜之间（图 14-28）,为一封闭的间隙。其内除阴部内血管及阴部神经的分支外,在男性有会阴深横肌和 1 对尿道球腺及围绕尿道膜部的尿道括约肌;在女性除尿道外,还有阴道通过,围绕尿道和阴道的环形肌束为尿道阴道括约肌。

尿生殖膈上下筋膜和期间的会阴深横肌共同围成的三角形结构称尿生殖膈,与盆膈共同封闭小骨盆下口。

3. 狭义会阴　该部软组织略呈楔形,浅部较宽,深部与阴道后壁、直肠前壁逐渐接近而变窄。分娩时,应重点保护此区,以免造成撕裂（图 14-29）。

4. 会阴中心腱　会阴中心腱又称会阴体,是位于会阴中部的腱性组织,为会阴部许多肌（如会阴浅横肌、会阴深横肌、球海绵体肌）所附着处,具有加固盆底的作用。女性会阴中心腱更具有弹性。会阴中心腱是会阴部手术的重要标志。

（二）肛区

肛区又称肛门三角,有肛管和坐骨直肠窝等重要结构。

1. 肛管　肛管上续直肠,向后下方绕过尾骨尖,在会阴中心腱稍后方终于肛门。

2. 肛门　为肛管末端的开口,相当于尾骨尖下方 4cm 处,通常呈矢状位纵裂。由于肛门括约肌的紧缩,肛周的皮肤形成辐射状的皱襞,内含汗腺和皮脂腺。

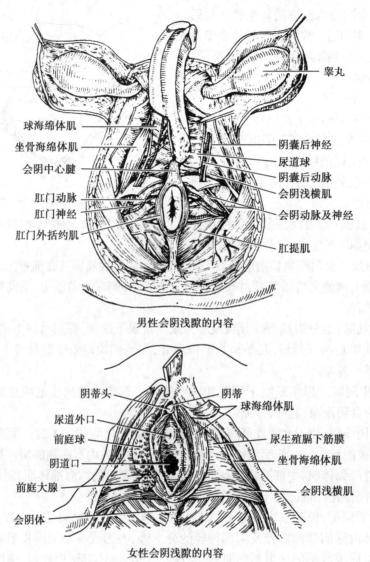

男性会阴浅隙的内容

女性会阴浅隙的内容

图 14-27 会阴浅隙的内容

（1）肛门内括约肌：为直肠壁的环行肌层在肛管处明显增厚形成，属于不随意肌，仅有协助排便的作用，无括约肛门的功能。

（2）肛门外括约肌：为环绕肛门内括约肌周围的横纹肌，按其纤维所在位置，又可分为皮下部、浅部及深部。

1）皮下部：位于肛管下端皮下，肌束呈环形，前方附着于会阴中心腱，后方附着于肛尾韧带。

2）浅部：位于皮下部深面，肌束围成椭圆形，前方附着会阴中心腱，后方附着于尾骨下部及肛尾韧带。

3）深部：位于浅部上方，环绕肛门内括约肌与直肠壁纵行肌层的外面。肛门外括约肌的浅、深部，耻骨直肠肌，肛门内括约肌以及直肠壁纵行肌层的下部，在肛管与直肠移行处的外围，共同构成强大的肌环，称肛直肠环。此环对括约肛门有重要作用，

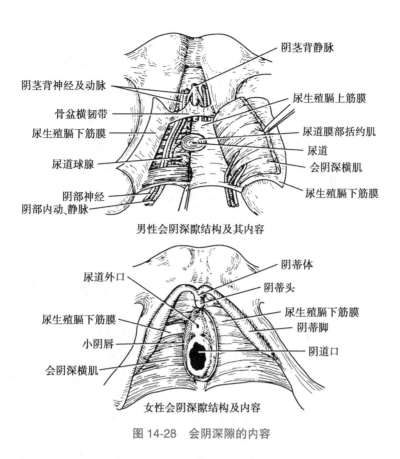

男性会阴深隙结构及其内容

女性会阴深隙结构及内容

图 14-28 会阴深隙的内容

手术时若不慎被切断,可引起大便失禁。

3. 坐骨肛门窝 位于肛管两侧,为尖朝上、底朝下的楔形凹陷(图 14-30)。窝的前界是会阴浅横肌与尿生殖膈的后缘,后界为骶结节韧带与臀大肌下缘,内侧壁为肛提肌、尾骨肌及盆膈下筋膜,外侧壁为闭孔内肌及其筋膜。窝内充以大量脂肪组织,具有弹性垫的作用,排便时允许肛门扩张。在坐骨结节上方 3cm 处,窝的外侧壁有一筋膜鞘称阴部管,管内有阴部内血管和阴部神经通过。

临床上做阴部神经阻滞时,可在坐骨结节与肛门连线中点进针,朝向坐骨棘下方做扇形

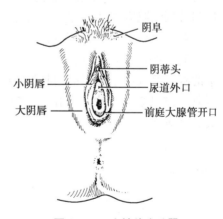

图 14-29 女性外生殖器

浸润。坐骨肛门窝为脓肿好发部位之一,脓肿扩散时,可穿破肛提肌形成骨盆脓肿,或穿过肛管及皮肤形成肛瘘。

4. 肛区的血管、神经和淋巴

(1) 肛区的动脉:主要为阴部内动脉。该动脉起自髂内动脉,与臀下动脉一起在梨状肌下孔经坐骨大孔出盆腔,绕坐骨棘外面,穿坐骨小孔进入坐骨肛门窝,至尿生殖三角后缘分为会阴动脉和阴茎背动脉(女性为阴蒂背动脉)。在阴部管后端分出

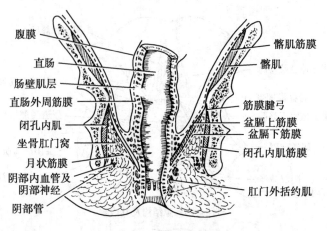

图 14-30　坐骨肛门窝

1~4 支肛动脉,穿筋膜向内横行于坐骨肛门窝的脂肪组织中,分布于肛管及肛门外括约肌等肛门周围组织,并与直肠下动脉相吻合。

(2) 肛区的静脉:齿状线以下的直肠下静脉丛向下入肛静脉。肛静脉与同名动脉伴行注入阴部内静脉。阴部内静脉亦与同名动脉伴行,最后与臀下静脉汇合注入髂内静脉。齿状线以上的直肠内静脉丛向上注入直肠上静脉,直肠上静脉与同名动脉伴行,注入肠系膜下静脉。

(3) 肛区的神经:由阴部神经再分出肛神经、会阴神经及阴茎背(或阴蒂背)神经。肛神经与肛动、静脉伴行,横过坐骨肛门窝至肛门外括约肌,支配其运动,并分支布于肛管及肛门周围皮肤,管理其感觉。若在坐骨肛门窝手术中不慎伤及肛神经,将引起肛门外括约肌瘫痪,导致大便失禁。

(4) 肛区的淋巴:肛门附近的皮下有丰富的淋巴管丛,其输出管与会阴区的淋巴管一起,注入腹股沟浅淋巴结群。直肠下段的淋巴管注入髂内淋巴结。在齿状线以下的淋巴管及位于肛门括约肌和肛门周围皮下的淋巴管网,注入腹股沟淋巴结,然后至髂外淋巴结。因此,肛门附近皮肤发炎感染,将引起腹股沟淋巴结群肿大、压痛等炎症反应。

### 知识链接

**会阴撕裂修补术**

　　会阴撕裂是指肛门和外生殖器之间的软组织受到严重创伤,导致会阴局部膨起变薄出现一条可见的裂痕,严重甚至会撕裂到肛门。会阴裂伤按照裂伤程度的轻重分为 3 度:①Ⅰ度,会阴部皮肤及黏膜、阴唇系带、前庭黏膜、阴道黏膜等处有撕裂但未累及肌层者;②Ⅱ度,除上述组织的撕裂外,还累及骨盆底的肌肉和筋膜,如球海绵体肌,会阴深、浅横肌及肛提肌等,但肛门括约肌是完整的;③Ⅲ度:指肛门括约肌全部或部分撕裂,甚至直肠下段前壁亦可被撕裂者。修补时间应在胎盘娩出后,患者的一般情况允许,及时行会阴撕裂修补术。撕裂的组织层次零乱,缝合前必须认清组织层次。按撕裂的大小及深浅,将组织对合整齐,分层缝合。

## 第二节 四肢的美容解剖

### 一、上肢

#### (一)上肢的境界与分部

1. 境界 上肢与颈部、胸部和背部相接。与颈部的分界线是锁骨外侧 1/3 及肩峰至第 7 颈椎棘突的连线；与胸、背部的分界为三角肌前、后缘上份与腋前、后襞下缘中点的连线。

2. 分部 按部位可将上肢分为肩、臂、肘、前臂、腕和手部。

#### (二)上肢各部的局部结构

1. 肩部 分为腋区、三角肌区和肩胛区。在臂上部内侧面和胸侧壁之间的区域，当上肢外展时，形成向上穹隆状皮肤凹陷，其深面为四棱锥形的腔隙称腋窝。

(1) 腋窝的结构：腋窝的皮肤较薄，成人生有腋毛，并有大量的皮脂腺和大汗腺。少数人的大汗腺变异，分泌臭汗液，临床上称腋臭（或"狐臭"）。

(2) 腋窝的境界：腋窝由一顶、一底和四壁构成。

1) 顶：是腋腔的上口，通向颈根部，由第 1 肋外缘、锁骨中 1/3 段和肩胛骨上缘围成。有臂丛神经通过。

2) 底：朝下外，由皮肤、浅筋膜和腋筋膜覆盖。

3) 四壁：腋腔的四壁即前壁、后壁、内侧壁及外侧壁。①前壁：由胸大肌、胸小肌、锁骨下肌和锁胸筋膜构成。锁胸筋膜是位于胸小肌、锁骨下肌和喙突之间的胸部深筋膜，有头静脉、胸肩峰动脉和胸外侧神经穿过（图 14-31）。②后壁：由肩胛下肌、大圆肌、背阔肌和肩胛骨构成。后壁上有三边孔和四边孔。三边孔和四边孔有共同的上、下界，上界为小圆肌和肩胛下肌，下界为大圆肌和背阔肌；肱三头肌长头为三边孔的外侧界、四边孔的内侧界；四边孔的外侧界为肱骨外科颈。三边孔内有旋肩胛动脉，四边孔内有腋神经和旋肱后动脉通过（图 14-32）。③外侧壁：由肱骨近段、喙肱肌和肱二头肌长、短头构成。④内侧壁：由上 4 位肋骨、前锯肌和肋间肌构成。

(3) 腋窝的内容：主要有腋动脉及其分支、腋静脉及其属支、臂丛及其分支、腋淋巴结群和疏松结缔组织等（图 14-33）。

2. 臂部 位于肩部和肘部之间，以臂部屈肌和伸肌之间形成内侧和外侧肌隔将臂部分为臂前区和臂后区。

(1) 臂前区

1) 浅层结构：皮肤薄，移动性大。在肱二头肌的外侧沟下份，有头静脉和前臂外侧皮神经。在肱二头肌的内侧沟下段，有贵要静脉和前臂内侧皮神经。

2) 深层结构：主要是深筋膜、肌间隔及血管束。①深筋膜及肌间隔：深筋膜在臂部屈肌和伸肌之间形成臂内、外侧肌间隔。前方为前鞘，包绕肱二头肌、喙肱肌、肱肌、肱血管、肌皮神经、正中神经和尺神经等。后方为后鞘，包绕肱三头肌、肱深血管、桡神经和尺神经等结构。②血管束：肱动脉主干沿途发出的肱深动脉与桡神经伴行，于臂中、上 1/3 交界处入肱肌管，至臂后区；尺侧上副动脉伴尺神经，穿臂内侧肌间隔至臂后区；尺侧下副动脉分为前后两支，分别与尺侧前后返动脉吻合。

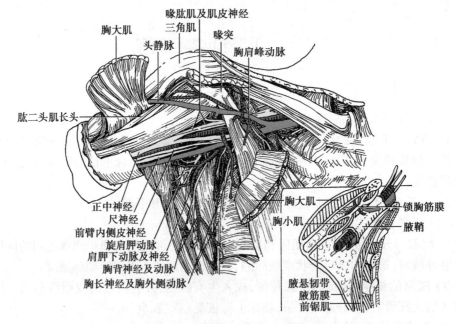

图 14-31　腋窝前壁的层次及内容

图中标注：胸大肌　头静脉　三角肌　喙肱肌及肌皮神经　喙突　胸肩峰动脉　肱二头肌长头　正中神经　尺神经　前臂内侧皮神经　旋肩胛动脉　肩胛下动脉及神经　胸背神经及动脉　胸长神经及胸外侧动脉　胸大肌　胸小肌　锁胸筋膜　腋鞘　腋悬韧带　腋筋膜　前锯肌

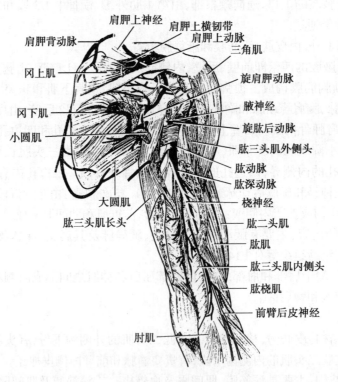

图 14-32　腋窝后壁

图中标注：肩胛背动脉　肩胛上神经　肩胛上横韧带　肩胛上动脉　三角肌　冈上肌　旋肩胛动脉　冈下肌　腋神经　小圆肌　旋肱后动脉　肱三头肌外侧头　肱动脉　肱深动脉　桡神经　肱二头肌　肱肌　肱三头肌内侧头　肱桡肌　前臂后皮神经　大圆肌　肱三头肌长头　肘肌

（2）臂后区

1）浅层结构：皮肤厚，浅筋膜致密，4 条皮神经支配该区皮肤。①臂外侧上皮神经：分布于三角肌区和臂外侧区皮肤；②臂外侧下皮神经：分布于臂外侧下份；③臂后皮神经：分布于臂后区皮肤；④前壁后皮神经：分布于肘关节前外侧面及肱骨外上髁后

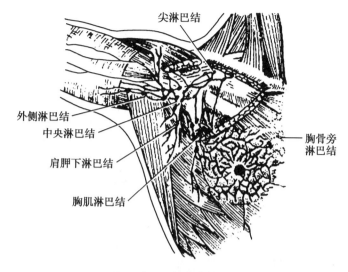

图 14-33　腋、乳房淋巴结

方至前臂后区及腕背侧皮肤。

2）深层结构：深筋膜较厚，有桡神经血管束。桡神经在大圆肌止点处斜向外下，从上内方向外下方通过桡神经管至肱骨外侧，与肱深动脉伴行，进入肱肌和肱桡肌之间。尺神经与尺侧上副动脉伴行，于臂中份以下，行于内侧肌间隔后方，经尺神经沟入前臂。

3．肘部　介于臂和前臂之间，其上下界为通过肱骨内外上髁连线上下各两横指的水平线，又以通过肱骨内、外上髁的垂线划分为肘前区和肘后区。肘前区位于肘关节前方，包括浅层结构、深层结构和肘窝。

（1）肘前区浅层结构

1）皮肤与浅筋膜：皮肤薄而柔软，浅筋膜疏松。

2）浅静脉：头静脉和贵要静脉分别走行于肱二头肌腱的外侧和内侧。两条浅静脉之间主要有两种吻合形式：一种是自头静脉向上内吻合于贵要静脉，称肘正中静脉；另一种是前臂正中静脉，呈"Y"字形分别吻合于头静脉和贵要静脉（图 14-34）。

3）皮神经：前臂内侧皮神经与贵要静脉伴行，前臂外侧皮神经居头静脉的后方，在肱二头肌腱的外侧穿出深筋膜。

（2）肘前区深层结构：肘前区的深筋膜上接臂筋膜，下连前臂筋膜，由于有肱二头肌腱膜在该处加强而使筋膜增厚。肱二头肌腱膜起自肱二头肌的内侧缘，斜向下至前臂筋膜并与之融合，其深面有肱血管和正中神经通过。该腱膜与肱二头肌腱移行处，是触摸肱动脉搏动和测量血压的听诊部位。

（3）肘窝：是肘前区略呈三角形的浅窝，尖朝向远侧，底位于近侧（图 14-34）。①境界：上界为肱骨内、外上髁的连线，下外侧界为肱桡肌，下内侧界为旋前圆肌，顶由浅入深依次为皮肤、浅筋膜、深筋膜和肱二头肌腱膜，底为肱肌和旋后肌。②内容：以肱二头肌腱为标志，在其外侧主要有前臂外侧皮神经和桡神经；在其内侧主要有肱动脉、肱静脉和正中神经。肱骨髁上骨折时，骨折断端移位，可压迫或损伤肱动、静脉和正中神经，造成前臂缺血性挛缩和感觉障碍。

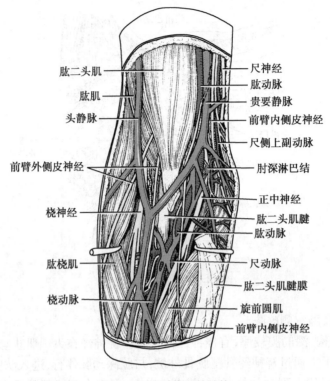

肱二头肌

肱肌

头静脉

前臂外侧皮神经

桡神经

肱桡肌

桡动脉

尺神经

肱动脉

贵要静脉

前臂内侧皮神经

尺侧上副动脉

肘深淋巴结

正中神经

肱二头肌腱

肱动脉

尺动脉

肱二头肌腱膜

旋前圆肌

前臂内侧皮神经

图 14-34 肘前区的结构

4. 前臂部 前臂部介于肘部和腕部之间,分为前臂前区和前臂后区。

前臂前区是指位于尺骨、桡骨和前臂骨间膜之前的部分,皮肤较薄,移动度很大,浅筋膜中有头静脉、贵要静脉、前臂正中静脉和前臂内外侧皮神经;深层主要有前臂前群肌、血管和神经等。前臂后区指尺骨、桡骨和前臂骨间膜以后的部分,皮肤较厚,浅筋膜内有头静脉、贵要静脉的属支和前臂后皮神经;深层主要有前臂后群肌、骨间后血管神经束等。

5. 腕部 介于前臂和手之间。上界为桡骨、尺骨茎突上方 1.0cm 处的环形线;下界为经过豌豆骨的下方并与上界相平行的环形线。腕部分为腕前区和腕后区。主要介绍腕前区。

(1) 屈肌支持带:又称腕横韧带,由手掌筋膜在腕前部增厚而成。其外侧端附着于大多角骨和手舟骨,内侧端附着于豌豆骨和钩骨。

(2) 腕管:由屈肌支持带和腕骨沟共同围成。管内有指浅、深屈肌腱及屈肌总腱鞘、拇长屈肌腱及其腱鞘和正中神经通过。正中神经在腕管内变扁平,紧贴屈肌支持带桡侧端的深面,当受屈肌支持带压迫或腕骨骨折时均可引起腕管综合征(图 14-35)。腕管综合征主要表现为鱼际肌肌力减弱,拇指、食指和中指麻木、疼痛等症状。

(3) 手掌筋膜间隙:位于掌中隔深部,内有疏松结缔组织充填,包括桡侧的鱼际间隙和尺侧的掌中间隙两部分。掌中隔由掌腱膜的桡侧缘向深部发出,斜向尺侧附着于第 3 掌骨前缘(图 14-36)。

1) 掌中间隙:位于手心的内侧半,位于第 3~5 指屈肌腱和屈肌总腱鞘与骨间肌及其筋膜之间。外侧界为掌中隔;内侧界为内侧肌间隔。该间隙感染时,炎症可向近侧

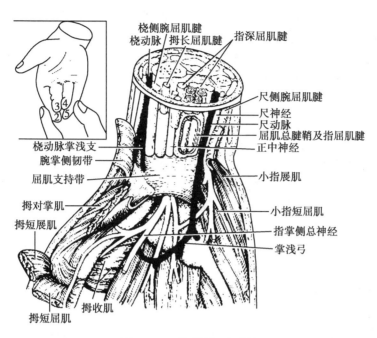

图 14-35 腕前区深层结构

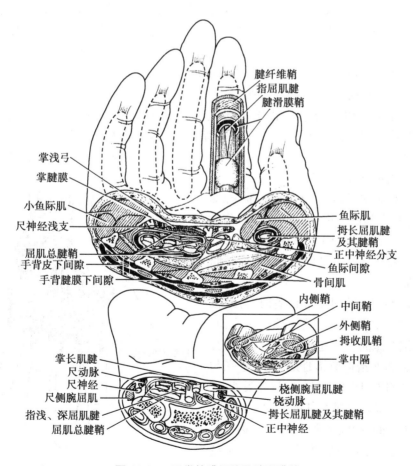

图 14-36 手掌筋膜间隙及腱滑膜鞘

经腕管蔓延至前臂屈肌后间隙,向远侧经第 2~4 蚓状肌鞘蔓延至指背。

2) 鱼际间隙:又称拇收肌间隙,位于手心的外侧半,是掌中隔、外侧肌间隔和拇收肌及其筋膜之间的疏松结缔组织间隙。此间隙的近侧经腕管通前臂屈肌后间隙,远侧经第 1 蚓状肌鞘通食指指背。

(4) 手掌侧腱滑膜鞘:经过腕管进入手掌的屈指肌腱,被两个腱鞘包绕,即拇长屈肌腱鞘和屈肌总腱鞘。拇长屈肌腱鞘,又称桡侧囊,居桡侧,包绕拇长屈肌腱;屈肌总腱鞘,又称尺侧囊,居尺侧,包绕指浅、深屈肌腱。

上述两腱鞘近侧在桡骨茎突上方约 2cm 处起始;远侧,拇长屈肌腱鞘与拇指腱鞘相续,屈肌总腱鞘与小指腱鞘相续,但与第 2~4 指腱鞘不相续。因此,小指或拇指感染发生化脓性腱鞘炎时,可分别波及屈肌总腱鞘或拇长屈肌腱鞘。

6. 手部　手是人类劳动的器官,在人的日常生活、工作中占有非常重要的地位。手休息时,手指和桡腕关节的屈、伸以及拇指的外展和内收等肌力,均处于平衡和稳定状态。主要表现为桡腕关节背伸 30°,第 2~5 手指呈半握拳状,拇指稍向外展,指尖接近食指的远侧指间关节。手可分为手掌、手背和手指三部分。

(1) 皮肤和浅筋膜

1) 手掌的皮肤和浅筋膜:手掌的皮肤厚而致密,有较厚的角质层,富有汗腺,无毛发和皮脂腺。因此,手掌面的皮肤不会长疖肿和皮脂腺囊肿。手掌的浅筋膜有较厚的脂肪垫,并有许多垂直的纤维束,浅面连于皮肤,深面连于掌腱膜,致使手掌的皮肤移动性不大,这有利于手把握工具,便于劳动。然而当手掌感染时,脓液多局限于一处,肿胀不甚明显,脓肿不易破溃,易向深部扩散。切开引流时,需将纤维束切断才能引流通畅。手术切口一般应与手掌皮纹平行,这样可减少瘢痕牵缩,从而保证手的功能。

2) 手背的皮肤和浅筋膜:手背的皮肤薄,柔软而富有弹性,易移动,有毛发和皮脂腺。在握拳或抓物时,手背皮肤紧张,伸指时也不会过松。当手背皮肤缺损行植皮手术时,特别是游离植皮,须估计握拳时所需的最大缺损面积,否则术后会由于植皮范围小而影响握拳运动。手背的浅筋膜较少,薄而疏松,使皮肤的移动性大,但在外力作用时易出现撕脱性损伤。

(2) 手掌深筋膜:可分为三部分,即内、外部和中间部。内、外部较薄弱,分别覆盖小鱼际和鱼际;中间部浅层增厚形成掌腱膜;深层覆盖于骨间肌前面,称骨间掌侧筋膜。

掌腱膜呈三角形,厚而坚韧,为纵横交织的纤维腱性结构,纵行纤维在浅面,横行纤维在深面。其远端展开分为 4 束分别止于第 2~5 指近节指骨底两侧,近端与掌长肌腱相连(图 14-37)。在掌骨头处,掌腱膜深层的横行纤维与其远端发出的 4 束纵行纤维之间,围成 3 个纤维间隙,称指蹼间隙;其内含有大量脂肪、手指血管、神经和蚓状肌腱,是手掌、手背和手指的掌、背

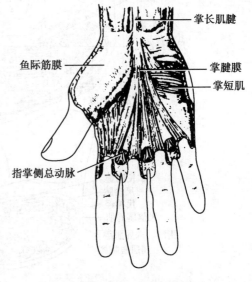

图 14-37　掌腱膜

侧之间的通道。掌腱膜有协助屈指之功能,当外伤或炎症时,可引起挛缩而影响手指的运动。

(3) 手部的畸形

1) 多指畸形:是最常见的先天性畸形,常伴有并指畸形,好发于拇指和小指。赘生指形态和结构呈多样性,与正常指的联系可以是软组织蒂相连或与骨、关节相连,有时与主指并行发育,难辨主次。治疗方法主要以手术切除赘生指、保留正指为原则。

2) 并指畸形:又称蹼状指,是极为常见的先天性畸形之一。从指根并至尖端的为完全性并指;未达到指尖的是不完全性并指。仅有皮肤软组织相关连的是单纯性并指;有骨和软骨相融合并连的是复杂性并指。相并的两指生长速度不同步时会造成指间关节的侧弯和屈曲等继发畸形,所以此类并指应尽早施行手术。矫正并指的目的在于重建满意的指蹼形状和避免手指继发屈曲挛缩。

3) 巨指畸形:是少见的先天性畸形,表现为手指的所有结构包括皮肤、皮下组织、肌腱、血管、神经和骨骼等均发生肥大,以致引起关节活动度受限,常伴有神经异常,因外形如香蕉,故称"香蕉指"。病因不明,无明显家族史,多发生在手指桡侧正中神经分布区,发生在小指的极少见。

4) 裂手畸形:典型的裂手是中指及其掌骨缺如,而边缘手指尚属正常,在手的中间形成"V"形裂隙。裂隙程度可有差别,有时并发其他畸形。各种裂手畸形者应在3岁以前完成手术治疗,治疗主要对分裂间隙的合并,以改善外观增进功能。

5) 先天性手环状缩窄:表现为手指局部(或兼有他处)软组织的环状或半环状的凹陷,乃由先天性环状瘢痕组织所引起。需手术切除缩窄环,多应用"Z"字形成形术修复创面,扩大周径,解除环状压迫,消除障碍,改进功能,改善外观。环状缩窄形成压迫影响血液循环时,远端出现肿胀,应立即手术松解,矫正畸形。

除上述提到较常见的先天性畸形外,事实上手部先天性畸形还有很多,是非常复杂的疾病,而且往往一个患儿同时患有多种畸形,有时因认识不足或处理不当给患儿带来不必要的痛苦和不良后果,因此必须及时治疗。

6) 手部烧伤后的畸形:是指手部烧伤后出现的一系列畸形。包括手背瘢痕增生挛缩畸形,手掌瘢痕屈曲挛缩畸形、爪形手畸形、歪扭畸形,拳状手畸形。其临床表现呈现多样性,严重者可丧失手部功能。该病很常见,占各部烧伤后畸形的首位,有统计达74%左右。手的背侧皮肤较薄弱,故烧伤多较深,常和面部同时发生,或为全身多部位或大面积烧伤的一部分。治疗上应高度重视早期治疗,以力争保存手功能。晚期治疗视具体情况行组织移植术,争取最大限度地恢复手的劳动功能。

## 二、下肢

(一) 境界与分部

1. 境界　前方以腹股沟韧带与腹部分界,后方以髂嵴与腰、骶部分界。

2. 分部　可分为臀部、股部、膝部、小腿部、踝部和足部。

(二) 下肢各部分层结构

1. 臀部　臀部上界为髂嵴,下界为臀沟,内侧界为髂后上棘至尾骨尖的连线,外侧界为髂前上棘至股骨大转子的连线。

(1) 层次结构:由浅入深分为皮肤、浅筋膜、深筋膜和肌层4层。

1）皮肤：臀部皮肤厚，有发达的皮脂腺和汗腺。

2）浅筋膜：富含脂肪，其厚度有较大的个体差异，且不同部位亦有差别。近髂嵴处和臀下部脂肪较多，厚约 2~4cm，形成厚厚的脂肪垫；在髂前上棘后区较薄，厚约 0.8cm；骶骨后面及髂后上棘附近很薄，长期卧床此处受压易形成压疮。

3）深筋膜：又称臀筋膜，上部附着于髂嵴，分两层包绕臀大肌，其内侧部附于骶骨背面，外下部与大腿阔筋膜相延续。臀筋膜损伤是腰腿疼痛的病因之一，称臀筋膜综合征。

4）肌层：臀肌分 3 层，浅层为臀大肌和阔筋膜张肌，中层有臀中肌和梨状肌，深层为臀小肌和闭孔内肌。臀肌之间有大量血管和神经穿行。①成人臀大肌厚 1~3cm，小儿较薄。臀大肌连同其表面的皮肤，常作为肌皮瓣游离移植或移位，可行乳房再造、修补褥疮等。②梨状肌位于臀大肌深面和臀中肌的下方，起自骶骨盆面，肌纤维向外出坐骨大孔（将坐骨大孔分为梨状肌上孔和梨状肌下孔）。

梨状肌上孔穿行的结构（图 14-38）主要为臀上动、静脉及臀上神经。臀上动脉起自髂内动脉后干，自梨状肌上孔穿至臀部，分布于臀中肌和臀小肌等处。臀上静脉与臀上动脉伴行注入髂内静脉。臀上神经分布于臀中肌和臀小肌。

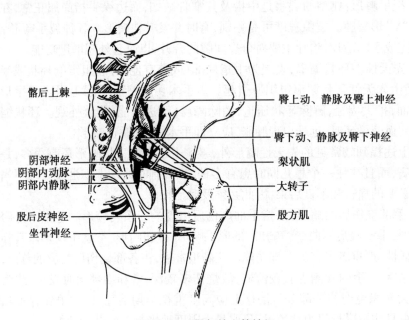

图 14-38 臀部的血管神经

梨状肌下孔（图 14-38）由内向外穿行的结构依次为阴部内血管及阴部神经，臀下动、静脉和臀下神经，股后皮神经及坐骨神经。臀下动、静脉及神经伴行，分布于臀大肌。

（2）女性臀部的分型：人体正立时，整个臀部呈方形，两侧臀窝显著。女性两髂后上嵴交角为 90°，夹角越小，后翘越明显。臀部形态及其丰厚圆滑度主要取决于脂肪堆积、分布。

1）按臀部后翘的情况可以分为：①后翘型，臀部向后翘，腰臀曲线加大，属美臀型；②平直型，臀部与腰的曲线显得平直；③下垂型，有此臀者多系肥胖者，臀向下悬垂（图 14-39）。

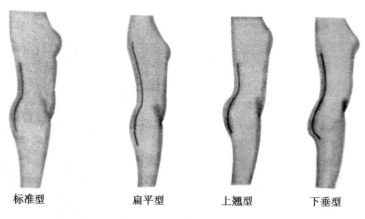

| 标准型 | 扁平型 | 上翘型 | 下垂型 |

图 14-39 女性臀部的分型

2）臀部的形态按脂肪堆积情况,可以分为:①标准型,整个臀部脂肪分布均匀、适中;②桶腰型,臀部的脂肪在腰部分布很多,使腰围和臀围差不多而曲线变小、变直,成桶状;③马裤型,臀部周围的脂肪向大转子部位堆积,挤在中部,有马裤之称;④后伸型,臀部脂肪在臀裂两端,臀部向后伸展而往下坠。

2. 股部 上界在前方以腹股沟韧带与腹部分界,后方以臀沟与臀部分界,内侧以股沟与会阴分界,下界为经髌骨上缘两横指处的环线。由股骨内、外上髁各做一纵线,此二线分股前区和股后区。主要介绍股前区。

（1）肌腔隙和血管腔隙:腹股沟韧带和髋骨前缘之间的间隙,是股部与腹盆部的通道。该间隙被由腹股沟韧带连至髂耻隆起的髂耻弓分为两部分。内侧部分称血管腔隙,有股动脉、股静脉通过,股静脉内侧为股环;外侧部分称肌腔隙,有髂腰肌和股神经通过（图 14-40）。

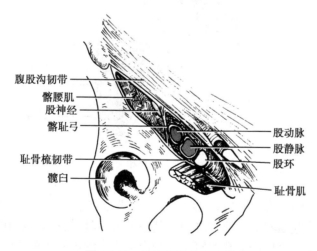

| 腹股沟韧带 | | 股动脉 |
| 髂腰肌 | | 股静脉 |
| 股神经 | | 股环 |
| 髂耻弓 | | |
| 耻骨梳韧带 | | 耻骨肌 |
| 髋臼 | | |

图 14-40 肌腔隙和血管腔隙

（2）股三角:其上界为腹股沟韧带,外下界为缝匠肌内侧缘,内侧界为长收肌内侧缘。股三角的前壁为阔筋膜;股三角后壁凹陷由髂腰肌、耻骨肌及长收肌组成（图 14-41）。

股三角的内容,由外侧向内侧依次有股神经、股动脉和股静脉以及它们的分支。股动脉和股静脉的上端被由腹横筋膜和耻骨肌筋膜所形成的股鞘所包绕。股鞘的外侧份为股动脉,中份为股静脉,内侧份为股管。

(3) 股管:股管为股鞘内股静脉内侧的一个漏斗状腔隙,长约 1.5cm。股管上口为股环,与腹腔相通(图 14-42)。股环的前界为腹股沟韧带,后界为耻骨梳韧带,内侧为腔隙韧带,外侧为股环。股管下端为盲端,位于隐静脉裂孔的深面。与腹腔之间只隔着很薄的腹横筋膜和腹膜,腹腔内容物容易经股环、股管突出于裂孔,称股疝。由于股环的前、后、内侧三面均为坚强的韧带,因此,疝内容物突出不易还纳,从而形成嵌顿性股疝。值得注意的是,股环内侧在腔隙韧带的游离缘有动脉和闭孔动脉的吻合支。有时此吻合支异常粗大,甚至代替了正常的闭孔动脉,称为异常闭孔动脉,出现率约为 18.0%。手术修补股疝,特别是切开腔隙韧带时,应予以注意,避免误伤,造成大出血。

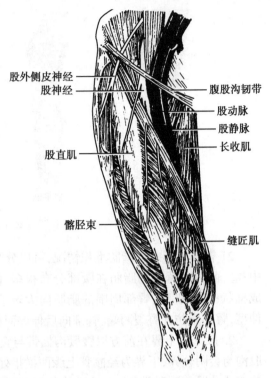

图 14-41 股三角

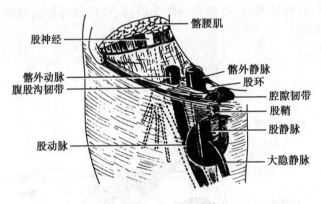

图 14-42 股鞘和股管

(4) 收肌管:是大腿中 1/3 段内侧面的一个肌筋膜管,长约 15~17cm。该管位于缝匠肌的深面、大收肌和股内侧肌之间。其前壁为一腱膜,称大收肌腱板。收肌管向上通股三角,向下经收肌腱裂孔通腘窝。管内由浅入深依次排列有隐神经、股动脉和静脉。

3. 膝部 是从髌骨上缘上方 2 横指到胫骨粗隆高度的范围,分为膝前区和膝后区。主要介绍膝后区。

(1) 浅层结构:皮肤薄而松弛,浅筋膜中小隐静脉穿深筋膜注入腘静脉。

(2) 深层结构:主要是腘窝及其内容。腘窝位于膝关节后方,呈菱形。上外侧界为股二头肌,上内侧界为半腱肌和半膜肌,下外、下内侧界分别为腓肠肌的两个头,窝底主要为膝关节囊的后壁和腘肌(图 14-43)。

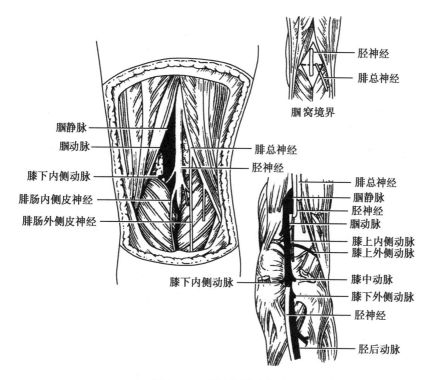

图 14-43　腘窝及其内容

在腘窝内的脂肪组织中,由浅入深依次排列有胫神经、腘静脉和腘动脉。腘动脉、腘静脉被包在一个血管鞘中,由于腘动脉上段与股骨后面紧邻,当股骨髁上骨折时,远端向后移位,极易损伤腘动脉。

4. 小腿部　小腿上界为平胫骨粗隆的环形线,下界为平内外踝基部的环形线。经内、外踝最突出点的垂线将小腿部分为小腿前区和小腿后区。

(1) 小腿前区

1) 浅层结构:皮肤移动性小,血液供应差,损伤后创口愈合较慢。浅筋膜疏松且含少量脂肪,弹性差,轻度水肿时,在内踝上方指压检查显压痕。浅静脉为大隐静脉及其属支,在小腿上部,隐神经居静脉的后方,在小腿下部则绕过静脉至其前方。腓浅神经于小腿外侧中、下 1/3 交界处穿出深筋膜至皮下。

2) 深层结构:小腿前区的深筋膜较致密。在胫侧,它与胫骨内侧面的骨膜相融合。在腓侧,深筋膜发出前、后两个肌间隔,附着于腓骨前、后缘的骨膜。小腿的前、后肌间隔、胫、腓骨及其间的骨间膜与小腿前区的深筋膜,共同围成外侧骨筋膜鞘和前骨筋膜鞘。①外侧骨筋膜鞘,内容有小腿外侧群肌和腓浅神经等;②前骨筋膜鞘,内容有小腿前群肌,胫前动、静脉及腓深神经等。

(2) 小腿后区

1) 浅层结构:小腿后区皮肤质地良好、血供丰富及部位隐蔽,适合较大面积的游离皮瓣移植。浅筋膜较大腿部薄,内有小隐静脉,腓肠内、外侧皮神经及腓肠神经等。

2) 深层结构:小腿后部深筋膜较致密,内侧附着于胫骨内侧缘,外侧向深部伸入,形成后肌间隔,附着于腓骨后缘,与胫、腓骨及其骨间膜共同围成骨性筋膜鞘,包绕小腿后群肌,胫后血管和胫神经。

后骨筋膜鞘:小腿后骨筋膜鞘分成浅、深两部。浅部容纳小腿后群肌浅层,向下逐渐缩窄,仅包绕跟腱及脂肪组织。深部容纳小腿后群深层肌及腘肌,在小腿上份,自外向内分别有姆长屈肌、胫骨后肌及趾长屈肌。在内踝后上方,趾长屈肌腱越过胫骨后肌腱的浅面斜向其外侧,二者形成"腱交叉"。

血管神经束:①胫后动脉,为腘动脉的直接延续。在腘肌下缘分出后,向下行于小腿屈肌浅、深两层之间,经内踝后方,通过屈肌支持带深面转入足底,分为足底内侧动脉和足底外侧动脉2个终支。胫后动脉主要营养胫骨和小腿后群肌。另外,胫后动脉还发出腓动脉和内踝后动脉。②胫后静脉,有2条,伴同名动脉上行至腘窝下缘与胫前静脉合成腘静脉。③胫神经,为坐骨神经的2个终支之一,行经比目鱼肌腱的深面,伴胫后动脉下行于小腿浅、深层肌之间。经内踝后方,屈肌支持带的深面,至足底分为足底内侧神经和足底外侧神经。胫神经除发出腓肠内侧皮神经外,还发出肌支支配小腿后群肌,以及营养膝关节的关节支。

5. 踝部与足部　踝部上界为平内、外踝基部的环形线;下界为由内、外踝尖通过足背和足跟的连线。踝部分为前、后两区。踝部向远端延续为足部,足部分为足背和足底。

(1) 踝前区与足背

1) 浅层结构:踝前区与足背的皮肤薄,移动性大。浅筋膜较疏松,浅静脉及皮神经等穿行其内。浅静脉有足背静脉弓及其属支,内、外侧端两侧缘分别与大隐静脉、小隐静脉相续。分布于足背内侧的皮神经为隐神经,外侧者为腓肠神经延续的足背外侧皮神经,两者之间的部分有腓浅神经至足背的皮支(足背中间神经)。第1、2趾相对面的背侧皮肤为腓深神经的皮支分布。

2) 深层结构:踝部的深筋膜增厚形成支持带,并向深部发出纤维隔,附着于骨面,形成骨纤维性管,此管具有约束肌腱和保护深部血管、神经的作用。

(2) 踝后区和足底:踝后区的上界为内、外踝尖在后面的连线,下界为足跟的下缘。

1) 浅层结构:皮肤移动性大,浅筋膜较疏松,跟腱两侧脂肪多,足跟处的皮肤角化层较厚。此区中线深面有跟腱,跟腱向下附着于跟骨结节。跟腱与内、外踝之间各有一浅沟,内侧沟深部是小腿屈肌腱及小腿后区的血管、神经进入足底的通道;外侧沟皮下有小隐静脉及其深部的腓骨长、短肌等穿行。在跟腱与皮肤之间有跟皮下囊,在跟腱与跟骨之间有跟腱囊。

足底皮肤坚厚致密,移动性差,足外侧缘特别增厚。浅筋膜内致密的纤维束将皮肤与足底深筋膜紧密相连。

2) 深层结构:足底深筋膜可分浅、深两层,浅层覆盖在足底肌表面,中间部增厚称足底腱膜,两侧较薄;深层覆盖在骨间肌的跖侧,与跖骨骨膜愈合,又称骨间跖侧筋膜。小腿后区的胫后动脉及胫神经穿踝管至足底,分别分出足底内侧动脉、足底外侧动脉和足底内侧神经、足底外侧神经。

3) 踝管:位于内踝后下方,为起于内踝止于跟骨结节的屈肌支持带与跟骨之间的管道(图 14-44)。其内被 3 个纤维隔分为 4 个骨纤维管,自前向后依次通过的结构有胫骨后肌腱、趾长屈肌腱、胫后动静脉及胫神经、蹞长屈肌腱。上述各肌腱均被有腱鞘。踝管是小腿后区通向足底的重要路径,小腿和足底的感染,可经踝管相互蔓延。距小腿关节内后方的外伤出血也可压迫踝管内容物,引起踝管综合征。

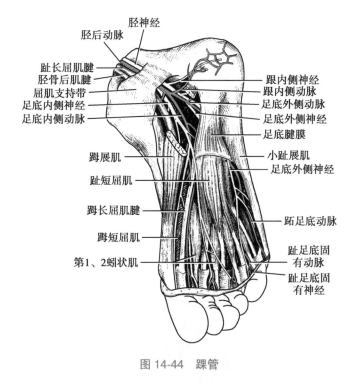

图 14-44 踝管

(时炳钦)

## 复习思考题

1. 叙述女性乳房的位置、形态结构特点。
2. 叙述女性乳房后隙的位置和意义。
3. 简述胸腰筋膜的位置、分层及特点。
4. 何谓会阴浅隙和会阴深隙?隙内有何内容?
5. 肘窝、腕管、股三角、收肌管、腘窝、踝管的位置、境界及内容如何?

# 附 录

实验指导

教学大纲

复习思考题答案要
点与模拟试卷

# 主要参考书目

1. 王向义.美容局部解剖学[M].2版.北京:人民卫生出版社,2010.

2. 邢新.皮瓣移植实例彩色图谱[M].2版.沈阳:辽宁科学技术出版社,2011.

3. 杨海旺.美容解剖学与组织学[M].2版.北京:人民卫生出版社,2014.

4. 盖一峰,高晓勤.人体解剖学[M].3版.北京:人民卫生出版社,2014.

5. 刘荣志,组织学与胚胎学[M].郑州:郑州大学出版社,2018.

6. 吴建清,徐冶.人体解剖学与组织胚胎学[M].8版.北京:人民卫生出版社,2018.

7. 李继承,曾园山.组织学与胚胎学[M].9版.北京:人民卫生出版社,2018.

8. 丁文龙,刘学政.系统解剖学[M].9版.北京:人民卫生出版社,2018.

9. 崔慧先,李瑞锡.局部解剖学[M].9版.北京:人民卫生出版社,2018.

10. 王向义.美容人体解剖学[M].北京:人民卫生出版社,2010.